本书由澳门志愿者总会委托撰写，并受澳门志愿者总会部分资助

社会心理服务

心理援助志愿者手册

陈彩琦　主编　　郑丹娜　副主编

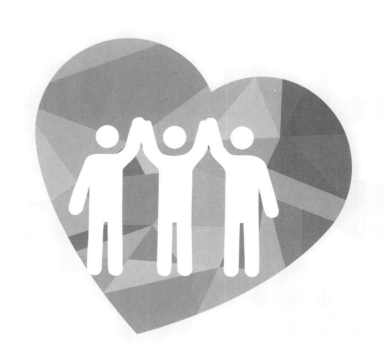

暨南大学出版社
JINAN UNIVERSITY PRESS

中国·广州

图书在版编目（CIP）数据

心理援助志愿者手册/陈彩琦主编；郑丹娜副主编. —广州：暨南大学出版社，2022.6
ISBN 978 - 7 - 5668 - 3430 - 0

Ⅰ.①心⋯ Ⅱ.①陈⋯ ②郑⋯ Ⅲ.①心理咨询—咨询服务—手册
Ⅳ.①R395.6 - 62

中国版本图书馆 CIP 数据核字（2022）第 090744 号

心理援助志愿者手册
XINLI YUANZHU ZHIYUANZHE SHOUCE
主　　编：陈彩琦
副主编：郑丹娜

- -

出 版 人：张晋升
责任编辑：黄　颖
责任校对：张学颖　王燕丽　黄亦秋　黄晓佳
责任印制：周一丹　郑玉婷

出版发行：暨南大学出版社（511443）
电　　话：总编室（8620）37332601
　　　　　营销部（8620）37332680　37332681　37332682　37332683
传　　真：（8620）37332661（办公室）　37332684（营销部）
网　　址：http：//www.jnupress.com
排　　版：广州市天河星辰文化发展部照排中心
印　　刷：佛山市浩文彩色印刷有限公司
开　　本：787mm×1092mm　1/16
印　　张：15.75
字　　数：280 千
版　　次：2022 年 6 月第 1 版
印　　次：2022 年 6 月第 1 次
定　　价：69.80 元

序

我们撰写本书的直接动因是受澳门志愿者总会委托，编写一本规范志愿者心理援助的培训教材，目的在于提高志愿者自身素质和服务成效。心理援助志愿服务是专业性极强的工作，需要既专业又实用的手册作为参考。近年来，随着社会心理服务体系建设的兴起，本书的出版变得格外有意义。

党的十九大报告指出，要"加强社会心理服务体系建设，培育自尊自信、理性平和、积极向上的社会心态"。建设"平安中国"和"健康中国"是新时代社会治理的基本要求。深化平安建设、完善公共安全体系离不开心理学的参与。实现健康中国，为人民群众提供全方位的健康服务也需要心理学的贡献。加强社会心理服务体系建设，不仅需要心理学专家的理论指导和实践推动，也需要大量一线社会心理志愿者的参与。例如，在新冠肺炎疫情暴发后，我国心理学工作者开展了广泛的心理援助工作，为医护人员、医病患者、封控区群众等重点人群提供了专业的心理健康支持服务，对避免恐慌焦虑、稳定社会情绪起到了重要作用。

为贯彻落实习近平总书记在 2016 年全国卫生与健康大会上的讲话要求，落实"十三五"规划纲要和《"健康中国2030"规划纲要》等重要文件，国家卫生计生委、中宣部、中央综治办、民政部等 22 个部门共同印发了《关于加强心理健康服务的指导意见》（国卫疾控发〔2016〕77 号）（以下简称《意见》）。《意见》提出要重视和发挥社会组织和社会工作者在心理危机干预和心理援助工作中的作用，在突发事件善后和恢复重建过程中，要依托各地心理援助专业机构、社会工作服务机构、志愿服务组织和心理援助热线，对高危人群持续开展心理援助服务。《意见》明确要积极配备和使用社会工作者，回应重点人群心理健康服务需求。要通过培训专兼职社会工作者和心理工作者、引入社会力量等多种途径，为空巢、丧偶、失能、失智、留守老年人、妇女、儿童、残疾人等特殊家庭提供心理辅导，为弱势群体和经历重大生活变故群体提供心理健康服务。本书的出版，可以为社会工作者和志愿者开展上述工作提供专业而实用的帮助。

　　本书从现实需要出发，针对典型的心理志愿服务主题编写了深入浅出的内容，旨在让志愿者面对不同类型的受助者时，清楚自己应该怎样去明确问题的性质，应该采取怎样的解决对策。

　　本书包含社会关怀、校园互助、扶困助学、灾变援助四个模块，涉及学习问题、情绪问题、交往问题、危机干预、灾后心理等 25 个主题。内容架构以案例引入心理问题，先对背景进行解析，说明心理问题的典型性和发生率等，接着针对问题的心理学原理进行解析，说明引起问题的主要原因，然后提供相应的心理援助方法，包括个体辅导对策、团体辅导对策、社会支持对策以及心理自助对策。解决办法包括志愿者能做的、受助者自身能做的、社会能给予的帮助，从多方面提供对策，以此帮助受助者解决问题。

　　本书的撰写由多人合作完成，具体分工如下。陈彩琦拟定书稿写作框架、思路、原则，对全书进行了统稿、修改，并担任多个主题的撰写工作。主题 1 由陈彩琦、翁宇涵撰写；主题 2 由何莹、翁宇涵撰写；主题 3 由陈诗泳、黄明珠、郑丹娜撰写；主题 4 由翁宇涵、陈诗泳、周悦撰写；主题 5 由陈凌、陈诗泳、周悦撰写；主题 6 由杨茂梅、郑丹娜撰写；主题 7 由陈凌、欧迎、胡诗茵撰写；主题 8 由王昌玲、温雪晴、陈凌、郑丹娜撰写；主题 9 由王昌玲、农莹、陈凌撰写；主题 10 由黄铭红、陈晓雪、郑丹娜撰写；主题 11 由陈晓雪、陈凌、郑丹娜撰写；主题 12 由胡诗茵、郑丹娜、陈凌撰写；主题 13 由栗一凡、陈诗泳、郑丹娜撰写；主题 14 由郑丹娜、张雅撰写；主题 15 由郑丹娜、晋源源撰写；主题 16 由刘丽萍、郑丹娜、梁国青撰写；主题 17 由杨茂梅、周悦撰写；主题 18 由翁宇涵、陈彩琦、曾州、郑丹娜撰写；主题 19 由文燕婷、翁宇涵、王永春撰写；主题 20 由文燕婷、翁宇涵、王永春撰写；主题 21 由陈晓雪、潘咏铃、郑丹娜撰写；主题 22 由陈晓雪、郑丹娜、曾皓茚撰写；主题 23 由陈梦碟、文燕婷、郑丹娜撰写；主题 24 由陈彩琦、陈梦碟、郑丹娜撰写；主题 25 由郑丹娜撰写。

　　本书的出版得到了多方的支持和帮助，这里致以衷心的感谢！特别感谢澳门志愿者总会在项目立项上的支持！感谢暨南大学出版社众多工作人员在书稿出版上的辛勤付出！此外，本书在撰写过程中参考了很多文献，对这些文献的作者深表感谢！本书服务对象主要包括社会心理服务志愿者、社会工作者，以及广大心理学爱好者。囿于视野，本书必然存在挂一漏万之处，敬请读者批评指正。

陈彩琦

2022 年 5 月 26 日

目 录
CONTENTS

扶困助学篇

灾变援助篇

绪论　志愿者心理援助概论

　　志愿服务是指自发自愿地促进他人、群体、社会进步和发展的行为，即志愿者组织利用自己的时间、技能、资源，为他人、群体、社会提供无偿的、热忱的援助行为。志愿服务的精神包括奉献、友爱、互助、进步；服务九大原则包括自愿性、公益唯一性、非牺牲、量力而行、对服务对象的尊重和平等、效率、安全性、非商业化、尊重宽容和包容；服务范围包括扶贫开发、社区建设、环境保护、大型赛会、应急救助、海外服务等。

　　随着灾后心理援助进入人们的视野，人们的心理需求越来越受到重视，心理援助开始被纳入志愿服务的范围之内。然而，由于心理援助是个新课题，相关的知识与技能文献不多。本书将对心理援助进行系统的分类，并介绍相应的案例和对应的心理援助对策。

一、志愿者心理援助的内涵

　　心理援助指的是志愿者帮助受助者减轻因危机事件而产生的心理压力，形成有效的应对方式，帮助其尽快恢复正常的心理状态，投入到正常的生活中；同时，鉴别在危机事件中遭受严重心理伤害的受助者，将其转介到专业的机构或者医院，进行专业、有效的治疗，恢复正常生活。[①]

　　心理援助的内涵十分广泛，心理危机干预是其中的一个重要部分。心理危机干预是指对处于心理危机的个人及时给予适当心理援助，使当事人摆脱障碍的过程。按照服务的对象和事件类型的不同，心理援助可以分为自然灾害后的心理援助、事故灾难后的心理援助、公共卫生相关的心理援助和社会安全事件相关的心理援助。本书主要从个体辅导对策、团体辅导对策、社会支持对策、心理自助对策四个方面，详细介绍每个专题对应的心理援助方法，

---

① 曾宁波. 地震灾区学校心理援助机制初探 ［J］. 中国特殊教育，2008（6）：69 - 72.

其中心理自助对策主要指的是志愿者可以教给受助者的自助小技巧，旨在通过受助者自身的心理建设，巩固心理援助的效果，增强心理素质，提高生活幸福感。

志愿服务心理援助即从心理层面出发，自发自愿地服务有需要的人群。志愿者的服务范围非常广泛，从社区建设到海外服务，遍布社会各个角落。在志愿者给不同群体提供服务的过程中，心理援助可以为受助群体提供心理上的专业帮助。本书的志愿心理服务范围不仅仅局限于心理危机干预，社会关怀、校园互助和扶贫助学也纳入体系，力求发挥心理援助最大的力量。

二、志愿者心理援助的对象和原则

心理援助对象是指已经出现心理问题或心理危机的人，或者具有心理问题高发风险的人，以及未来的某个时期可能会出现心理问题的人。心理援助的对象以存在心理困惑和心理障碍的人群为主体，包括社会各个组织和情境下的人群，具体有社区居民、校园学生、受灾人群、老弱病残等社会弱势群体。凡是存在一定心理问题的人，都可以接受志愿心理服务。心理援助的目的在于解决这些人群的心理困扰，改变不合理认知，树立合理信念，提升心理健康水平和适应能力。

在援助这些有心理需求的对象的时候，我们需要遵循一定的工作原则，保证援助方向的正确性，并提供评价的标准性。一是依靠科学理论和技术，将科学精神和人文精神统一起来；二是坚持实用性和可操作性，不做无用功；三是尊重受助者的文化背景，结合当地民俗，尊重当地文化；四是分类型分阶段开展援助工作，有的放矢、循序渐进。

在向受助者提供心理援助时，我们还需要遵循特定的心理学原则，具体包括以下内容：

（1）自愿性原则：志愿者必须是出于自愿或在自由意志基础之上参与；

（2）积极性原则：志愿者拥有为受助者提供服务的热情和主观能动性；

（3）无偿性原则：志愿者的服务不以获得盈利或者任何好处为目的；

（4）专业性原则：志愿者拥有心理学专业学位或者接受过相关培训，具有理论基础和实践技能；

（5）伦理性原则：志愿者对受助者的个人信息予以保密，尊重受助者的价值，并自愿帮助其成长；

（6）尊重性原则：志愿者应该尊重援助对象，尊重援助对象的人格、隐私权，对于在志愿服务过程中援助对象透露的事情，要做到保密、不泄露。

（7）无条件关注原则：志愿者不对受助者作任何评价和要求，并对受助者表示无条件的温暖和接纳，使受助者觉得自己是一个有价值的人。

这些原则就像志愿服务中的灯塔，遵循这些原则可以让志愿服务这艘轮船行驶在正确的方向上，对于受助者和社会都大有裨益。

三、志愿者心理援助的方法

志愿者心理援助使用心理学知识帮助受助者改变，促其成长，主要有以下几种方式：

1. 心理问题的评估与诊断

心理问题的评估与诊断是心理援助工作的起始，在志愿服务中，只有确认了受助者的问题类型，志愿者才能有效地展开援助行动。

评估是对受助者进行整体、全面的了解，一般可以从自我功能评估、境遇问题评估、来访动机评估、紧急状况和危机评估、处理方法评估等五方面进行。诊断则需要专业人员根据精神医学的分类标准对心理障碍进行归类，主要根据为美国精神医学学会出版的《精神障碍诊断与统计手册》、国际健康组织出版的《国际疾病分类诊断指导手册》，以及我国出版的《中国精神疾病诊断标准》和《心理卫生评定量表手册》。社区人群最常见的心理问题包括神经症、青少年发展和适应问题、行为异常问题、急性境遇适应问题、边缘性人格问题及精神分裂症等。需要特别注意的是，只有精神科医生才有资格作出最终的心理诊断。

2. 个体心理咨询

心理咨询是由专业人员即心理咨询师运用心理学相关知识，遵循心理学原则，通过各种技术和方法，帮助受助者解决心理问题的一项专业性工作。与团体心理咨询相比，个体心理咨询是一对一的，针对性更强。

个体心理咨询主要的分类有：儿童、青少年成长和发展中遇到的各类心理问题；人际关系不良导致的心理问题；突发性事件引起的应激性心理问题；个人发展与前程问题咨询；神经症、性心理障碍、人格障碍等。

3. 团体心理辅导

团体心理辅导是以团体的形式进行的心理辅导，在辅导过程中，个体通过与他人的交往，加深对自我的认知、探寻自我的多面性，同时构建新的认知与行为方式，改善人际交往模式。[①] 团体心理辅导与个体心理咨询最大的区别在于，受助者对问题的认识和解决是在团体中通过交流、相互作用与影响来实现的。团体心理辅导的特点在于感染力强、效率高、省时省力，特别适用于人际关系适应不良的人，但也存在深层次问题难以暴露、个人差异难以得到全面关注、隐私可能泄露等问题。

根据功能的不同，可以将心理团体分为"成长性"心理团体和"治疗性"心理团体。"成长性"心理团体指在团体辅导过程中，成员能够在活动中加深对自我的认知，通过探索自我、接纳自我，构建正向的行为与思考模式，这种模式通常在学校的心理辅导中运用较多；"治疗性"心理团体指深入地分析成员的内心，通过活动重塑成员的人格，构建新的行为模式，这种模式通常运用在医院或者社会服务机构中。

4. 心理热线

心理热线和心理咨询一样，都是由具有心理学知识的专业人员为受助者提供正确的知识、信息和方法，舒缓受助者紧张焦虑的情绪，使其获得一定的心理支持的心理援助方法。热线的设立使得受助者寻求心理援助变得非常方便，这是心理热线最大的特点。简便和可得性强使得心理热线在心理援助领域发挥了重要的作用。

四、志愿者的心理特点：志愿服务动机

学术界对志愿者及其服务动机作了详尽的研究和探讨，下面是比较重要的相关理论：

1. 利他主义

利己主义是指只顾自己利益，将自身利益置于他人利益和集体利益之上的思想。与利己主义相反，利他主义是指为他人利益牺牲自身利益，将他人利益置于自身利益之上的思想。《简明不列颠百科全书》这样写道："利他主义，一种将他人之善作为道德行为目标的伦理学的行为理论。这个词是实证主义创始人奥古斯特·孔德在 19 世纪创造的。"法国哲学家和伦理学家孔德

---

① 张媛媛，刘之旺，禹海航. 心理咨询师心理健康团体心理辅导干预效果评价［J］.中国公共卫生，2013，29（9）：1395－1396.

首次将利他主义纳入道德理论范畴，后又被英国的斯宾塞等使用。

利他主义是指以服从他人利益为标准的生活习惯，是个体在特定的时间和空间条件下以牺牲自己的适应性来增加、促进和提高其他个体适应性的表现。伦纳德·佩柯夫认为利他主义是毫无底线地服务他人，为了他人利益甚至牺牲自己的利益、快乐和价值。18 世纪的英国道德哲学家赫起逊认为，道德之追求并不出于追求者的利害计较或自爱，不出于他自己利益的任何动机，利他主义就是道德之一。孔德指出，只有完全无私地追求奉献，不考虑自身需求的行为才是善的、道德的，而只要有利己的目的，行为就是恶的、不道德的。

随着西方思想史的发展，利他主义分化出了仁爱利他主义和利己利他主义。莎夫茨伯利和赫起逊等人提出了资产阶级的仁爱利他主义与利己主义对抗。他们认为，人都有公众道德和公众情感，即仁爱之心、怜悯、感激等感情；认为人性本善，人天生具有互助合作、促进公众利益的爱好倾向。赫起逊认为，自爱之情是不道德的，只有完全出于公众福利、纯粹的对他人的仁爱之情才是合乎道德的。仁爱利他主义缓和了当时的阶级矛盾，促进了当时资本主义的发展进程。

2. 需要层次理论

美国心理学家亚伯拉罕·马斯洛提出人有五种基本需求：生理需求、安全需求、社交需求、尊重需求和自我实现需求。五种需求像阶梯一样从低到高排列。低层次的需求如果没有得到满足，就会支配人的行为，比如未满足的生存需求驱使人进食、休息等。当它得到适当满足之后，高层次的需求，例如人际交往、社会奉献、审美求知等行为才会引起人们的注意。只有当志愿者的基本需求得到满足时，他们才会主动地帮助他人、奉献自己。

3. 激励保健理论

美国心理学家赫茨伯格提出著名的双因素理论，即激励保健理论。该理论认为能引发人们工作动机的有保健因素和激励因素。保健因素是指工作内容之外的因素，如员工关系、公司福利、安全保障、工作条件等。当保健因素无法满足员工的需要时，员工便会产生不满的情绪；当保健因素处于理想的水平时，员工并不会有满意感。激励因素是指由工作本身或工作内容引起的心理状态，如成就感、认可与尊重、挑战性、自我成长等。这类因素的实现会使员工产生较大的满足感，激发更多的工作动力。

4. 目标设置理论

美国心理学家洛克和休斯认为，人们对工作目标的指向性，可以增强工作动力，激励人们努力工作。目标指人们设定的、预计取得的、符合自己需求的标准。目标具有激励作用，能把人的需求转化为动机，使人调整行动的方向和强度，朝目标方向努力。人们更愿意为自己参与设定目标的工作付出努力。把目标设定在有一定难度但努力之后可以取得的水平上，会比简单的或者过于困难的目标更具有吸引力和激励作用。应用目标设置理论的条件有两个：①员工知道工作的目标并知道如何实现目标；②员工接受这样的工作目标，愿意付出行动。

以上理论一定程度上可以解释人们从事志愿服务的动机，随着社会主义核心价值观的内化和实践，爱国、敬业、诚信、友善的精神推动越来越多的志愿者投入到志愿服务队伍中。

社会关怀篇

主题 1 残疾人、慢性病患者和绝症患者的心理援助策略

【案例导入】

　　许先生，43 岁，已婚，育有一女，家住农村。一年前，许先生因车祸而失去左腿，平时靠轮椅艰难行动。出事前他在外地打工，承担了家里大部分的费用支出，妻子负责照顾父母和孩子。家庭虽然不富裕，但一家人也其乐融融。自出事以后，许先生不能出门工作，也不想出门交际。他自卑心理严重，言行犹豫徘徊，性格逐渐内向，开始封闭自我。近三个月来，许先生情绪低落、失眠、烦躁，不想走出家门，害怕自己被周围人冷落。不管会不会遭遇他人异样的眼光，他在公共场所都会感到不安和不自信，内心十分困扰。为此，他心情很不好，和家人在一起时常因一点小事而莫名其妙发生争吵；经常找家人麻烦，看孩子不顺眼；不愿意同别人接触，有时甚至觉得活着没意义，想要自杀，但一想到妻子和女儿对自己那么关心，又不忍心这么做。许先生的家人听村里人说残联给缺肢残疾人免费安装假肢，就给他报了名。其家人本以为许先生装了假肢以后，生活上比以前方便了，精神状态会有些许好转，但没想到许先生的情况好像越来越严重了。

一、问题背景

（一）残疾人

　　《残疾人权利公约》将残疾人定义为在肢体、语言、精神、智力等存在障

碍，并且障碍影响到正常生活的人。[①] 至 2010 年末，我国残疾人总数增长至 8 500 万以上，占全国总人口的 6.34%。[②] 2022 年 5 月《人民日报》报道的数据依然是 8 500 万以上。由于自身的残障，已达到工作年龄的残疾人往往面临着社会、经济和文化上的诸多障碍，在教育、技能开发、就业和医疗卫生服务方面不能像其他人一样平等参与。残疾人在社会中处于弱势地位，是需要帮助的群体之一。

（二）慢性病

慢性病是慢性非传染性疾病的简称，主要包括以心脑血管疾病（高血压、冠心病、脑卒中等）、糖尿病、恶性肿瘤、慢性阻塞性肺部疾病（慢性气管炎、肺气肿等）、内分泌系统、神经系统问题等。[③] 这类疾病病因复杂、病程长，且难以自愈。[④] 近年来，慢性疾病已经成为全世界人类的"头号杀手"，每年导致 4 100 万人死亡，合计占全球总死亡人数的 71%。[⑤] 在我国，慢性病造成的死亡人数已经达到总死亡人数的 86.6%，远高于世界平均水平。[⑥]

（三）绝症

绝症是指当时医学还无法治愈的危及生命的疾病。有些疾病在以前是绝症，出现治疗方法后就不再是绝症，所以绝症这个词具有时效性。运动神经元症（渐冻人症）、癌症、艾滋病、白血病、类风湿关节炎被世界卫生组织列为世界五大疑难杂症，目前无法治愈。

[①] 联合国. 残疾人权利公约 [EB/OL]. (2006 - 12 - 13) [2021 - 11 - 20]. https：//www. un. org/chinese/disabilities/convention/convention. htm.

[②] 中国残疾人联合会. 2010 年末全国残疾人总数及各类、不同残疾等级人数 [EB/OL]. (2021 - 02 - 20) [2021 - 11 - 20]. https：//www. cdpf. org. cn//zwgk/zccx/cjrgk/15e9ac67d7124f3fb4a23b 7e2ac739aa. htm.

[③] 沈干，吴泽兵. 关注慢性病的流行与管理 [J]. 中国临床保健杂志，2019，22 (4)：435 - 439.

[④] 王佳，常敬涵，刘雨鑫，等. 老年慢性病住院患者多重用药的影响因素研究 [J]. 中国医院药学杂志，2021，41 (6)：606 - 611，658.

[⑤] 世界卫生组织. 非传染性疾病 [EB/OL]. (2018 - 06 - 01) [2021 - 11 - 20]. https：//www. who. int/zh/news-room/fact-sheets/detail/noncommunicable-diseases.

[⑥] 赖辉兵. 广东省云浮市云城区慢性病综合防控示范区建设研究 [D]. 广西：广西师范大学，2021.

二、心理解析

（一）残疾人的心理特点

身体的残疾导致了残疾人具有以下特殊的心理特点：

1. 自卑和孤独感

由于生理缺陷，残疾人在学习、生活和就业方面遇到诸多困难。除了由于自己身体与他人不一样而产生的自卑，生活中各方面的不便利，与正常人的差异所导致的被嘲笑、冷漠对待甚至侮辱，更加重了他们的自卑心理。[①] 同时，残疾人生理的缺陷，还导致他们活动受限，无法像正常人一样进行交往，因此普遍缺少朋友，尤其是缺少生理上健全的朋友，久而久之就会产生孤独感。由于长期与小群体内的残疾朋友相处，残疾人在面对正常人时常常表现出自卑心理，以沉默或逃避来面对与正常人的交往。这种自卑与孤独感通常随着年龄的增长而逐渐增强。

2. 敏感多疑

残疾状态会导致残疾人将注意力过度集中在别人对自己的态度上，同时对他人的评价极为敏感。他人对自己带有贬义的、不恰当甚至是无意的称呼，都会引起他们的反感。当感到自尊心受挫的时候，残疾人会当即流露出愤怒的情绪或以"保护自己"为出发点加以报复。

3. 抱怨心理

残疾人常常会感到命运不公，抱怨父母、抱怨身边人、抱怨命运。

4. 情绪不稳定

残疾人对外界的情绪反应强烈，而且有时还会让人捉摸不透，很容易与人发生冲突。

5. 逆反心理

残疾人存在一些身体缺陷，加上社会上存在不公正的现象，因此容易把自己受到的区别对待（尤其是负面的），从归罪于"命不好"迁移到归罪于社会。他们会开始对社会的现象和制度持不信任的态度，不公平的对待更加

---

① 黄凌谊，张翔. 心理干预对提高残疾人心理健康水平的作用［J］. 中国民康医学，2011（23）：2968－2969.

验证了他们的看法，从而更易产生逆反心理。逆反心理一旦产生，会使得他们容易误解他人、片面地看待社会现象。

6. 自尊和同情

残疾人在生活中常常受到负面评价，因此他们的自尊心比较强，更加希望他人、群体、社会能够认可和尊重他们。对于同处残疾人群体的其他人，他们又会表现出深切的同情。

残疾人的心理问题会带来诸多其他方面的问题，如家人或监护人经济及精神上的压力、家庭不和睦等，因此对残疾人的心理问题进行干预非常有必要。

（二）慢性病患者的心理特点

慢性病主要会对心、肾、肝等重要脏器造成损害，严重时可致伤残，从而影响患者劳动能力和生活质量；慢性病的医疗费用高昂，这也增加了社会及家庭的经济负担。不仅如此，慢性病患者多伴有诸多心理问题，常见如下：

1. 注意力过分内倾

正常人在日常学习、工作和社交生活中，感知觉常常朝向外界，关注身边的人和事物。然而，当人患病后，注意力会不自觉地朝向自身，感受自己的身体异常、放大自己的情绪等。慢性病患者尤其如此，在漫长的病程中，他们对自身的变化更加敏感，总是想着自己的病，因此对其他事物关注减少，常常被人误解为自私、冷漠。[1]

2. 情绪低落而不稳定

生病给人带来不舒适的感受，会使人情绪低落。慢性病患者长期与病理症状相处，情绪较正常人更低落。由于慢性病难以自愈，慢性病患者长年处于治疗和疾病的状态，不安全感比较强，因此表现得更易怒、暴躁。由于慢性病患者的劳动效率和能力比较低，闲暇时间多，因而更容易胡思乱想，造成情绪不稳定。

3. 被动且依赖性强

由于慢性病患者身体遭受苦痛，心里也不好受，他们的亲人会持续地关怀、照顾他们，甚至偏心于他们。这使得他们变得越来越被动，习惯于接受别人的好意。

---

① 谷峰. 心理患"感冒" 公安局长自杀 [J]. 家庭医学（上半月），2004（18）：20－21.

4. 多疑而敏感

慢性病患者常常对自己的疾病感到束手无策，因此容易变得多疑而敏感，总觉得别人隐瞒病情不告诉自己，私下偷偷谈论自己的疾病。病情没有好转时，他们甚至会怀疑医护人员专业能力不够，诊断和治疗有误。

5. 紧张、焦虑、恐惧、失眠

许多慢性病患者住院期间会感到紧张，尤其是听说与自己病情相似的其他患者死亡时，会产生恐惧心理。由于对疼痛、手术、死亡等的恐惧，患者的心理状态会变得很差，常常焦虑、失眠。这些状况对康复极为不利，会削弱患者的主观能动性，使患者变得更加悲观、被动，机体免疫力降低。

（三）绝症患者的心理特点

身患绝症的患者面对命运的改变，内心往往难以接受，进而产生一系列的心理问题。虽然他们的生命长度相对有限，但是志愿者也应该本着助人的精神，帮助他们度过一个有意义且珍贵的晚期。绝症患者主要的心理特征如下：

1. 恐惧与悲伤

一旦被确诊患有绝症，患者就意识到死亡在向自己靠近，于是不可避免地产生恐惧和悲伤的情绪。死亡是人类最深沉而根本的恐惧之源，绝症患者被迫面对死亡，没有过多的时间给予他们做心理准备。一想到自己即将离开，他们会留恋亲人朋友、未竟之业、世间尚未体验的种种事物。生命的有限使他们失去掌控感和可能性，在恐惧的同时，他们会感受到深深的无力和悲伤。

2. 悲观与失望

绝症难以治愈，因此患者不仅要忍受病痛，还要承受精神折磨。绝症患者往往很快地意识到病情的严重性，认为自己将不久于人世，因而便陷入了极度的悲痛与失望之中。他们变得情绪沮丧、忧心忡忡、寝食不安，甚至产生敌对情绪。对绝症的恐惧和认知使他们认为无论如何治疗，自己的最终结果都是死亡，导致他们不配合治疗，丧失信心。

3. 抑郁与孤独

随着病情恶化，绝症患者变得极度虚弱，心情也越来越沉重。他们觉得自己的情况变得无法掌控以及难以预料，很可能这一刻还在与亲人说话，下一刻就停止了呼吸。当身体状况日益恶化，他们会认为治疗无望，死亡已经不远。在抑郁、悲伤、失望等多种情绪的交织中，他们更加不愿谈及自己的情况，因而变得精神抑郁、情绪低落、沉默寡言、孤独无助。

4. 痛苦与绝望

绝症进入末期时，患者的病情日益恶化，死亡步步逼近。此时，他们在精神和肉体上都经受着常人难以想象的痛苦。他们对治疗的信心已经被消磨得所剩无几，认为不会有任何的转机，自己做不了任何事情。绝望的患者会消极地等待死亡的降临，甚至会产生中断治疗、自杀以结束痛苦的想法。

5. 冲动与愤怒

从患病开始，患者的不良情绪会逐渐增多，最终叠加形成冲动和愤怒的情绪。他们很难正确、冷静地对待治疗，而且也不能很好地控制自己的情绪，因而容易以冲动、愤怒的情绪对待周围的人或事物。

绝症患者的心理相对复杂，心理特点往往呈现多样性。不同性格、不同文化素养的绝症患者心理反应类型不同，同一患者在疾病不同阶段心理反应也不同。患者心理反应通常分为五期：怀疑否认期、恐惧愤怒期、合作协议期、悲伤抑郁期、接受升华期。在不同时期，志愿者应该采用不同的方式给予心理援助。

三、援助方法

（一）个体辅导对策

残疾人、慢性病患者和绝症患者都面临着身体或生理上的异常。对于这些无法选择的不正常表现，他们常常表现出否认、回避的行为，对他人的态度进行消极的解读，从而导致了系列心理问题。针对这些问题，最主要的是帮助他们接受事实，减少悲观倾向导致的对他人的误解，体会独属于自己的幸福感。合理情绪疗法（Rational-emotive Therapy，RET）可以用于对这类群体的心理辅导。该疗法将认知心理治疗、行为疗法和人本主义心理学相结合，在建立与受助者良好帮助关系的基础上，寻找受助者情绪障碍背后的不合理信念，用新的、积极的、合理的信念代替这些不合理的信念。这一疗法被广泛应用于心理咨询实践中[①]，其基本理论是 ABC 理论。在该理论中，A 指诱发事件，即引起个体情绪或行为的事件；B 指个体经历诱发事件后的信念，

---

① 刘爽. 浅谈认知心理学在心理咨询领域的应用［J］. 心理月刊，2019，14（21）：52.

即个体对诱发事件的看法、解释和评价；C 指诱发事件发生后，个体的情绪反应及行为结果。引起人的情绪及行为反应 C 的直接原因是人们对诱发事件所持的信念 B，而非诱发事件 A。通过对个体不合理的信念即 B 进行修正，个体情绪及行为反应即 C 能够改善。

个体辅导通常分为四个阶段：首先是心理诊断阶段，对受助者的心理状态进行评估，并作出初步诊断；其次是领悟阶段，使受助者理解情绪的直接来源是个人信念而非事件本身；再次是修通阶段，帮助受助者修正不合理信念，建立合理健康的信念；最后是再教育阶段，强化新的信念。

下面通过许先生的心理辅导案例说明如何利用合理情绪疗法消除残障人士的一些心理问题。

1. 心理诊断阶段①

正式进行该阶段前先让许先生填写 90 项症状清单（SCL – 90）、焦虑自评量表（SAS）、抑郁自评量表（SDS）。正式的心理诊断阶段开始后，首先通过谈话收集许先生的资料，综合所收集到的资料和量表结果，形成初步诊断。应注意，在谈话过程中需要通过言语和非言语行为表现尊重、理解、共情、积极关注等态度，建立良好的咨访关系，形成安全、信任的氛围。

在第一次的面谈中，志愿者了解到，许先生无法接受因为事故失去一条腿不能像正常人一样走路的现实，即使假肢可以帮助他更好地活动，但他觉得无济于事，毕竟"那条腿只是假的"。许先生也曾尝试着让自己站在旁观者的角度去劝那个失去一条腿的自己，他发现道理都明白，但是怎么劝自己都没有效果，他认为自己身上不该发生这种事。这时志愿者告诉许先生，许多已经发生的事情是不能改变的，既然事情已经发生，首先要勇敢地面对和接受，我们无法改变这个世界，却可以改变自己。许先生表示接纳志愿者提出的这种观点，不过他坦诚自己是家里的顶梁柱，家里的大事基本上都是他做主，而且他这个人很能吃苦，在外地打工时每月拿到的工资都比一般人高，发生这样的事以后再也不能挣钱了。许先生的家庭过去一直靠他来支撑，但现在他感到将来有许多的不确定性，并对此充满恐惧。"假如自己腿好好的，那现在……"说到这里许先生沉默了。许先生现在不想走出家门，他怕看到别人异样的眼光，心里不安，也没自信。

———————

① 汪冬梅，解永红 . 一例认知偏差的心理咨询案例报告［J］. 社会心理科学，2012，27（5）：93 – 96，100.

初步诊断发现，左腿缺失使许先生感到自卑、情绪不稳定，与身边的亲人相处时容易被激恼。他觉得心情压抑，晚上入睡困难，不想与人交往。他不想工作，但又想挣钱让家人过上好日子，因而心理压力很大。不过，许先生有一定的自知力，能够认识到自己的状态需要调节，希望能够通过心理辅导解决问题。从许先生的表述中我们了解到，车祸导致他左腿缺失，因而无法工作，生活秩序被突然打乱。同时，他是一个比较争强好胜、自尊心强的人，接受不了现实的打击，感到非常自责和挫败。许先生表示，目前亟须解决的是他的情绪和睡眠问题，希望能够尽快恢复正常生活。

初步了解和诊断后，志愿者与许先生共同制定了咨询目标：近期缓解自卑、暴躁、压抑的情绪状况，改善睡眠质量，增强信心，努力恢复正常生活。接下来，志愿者向许先生解释了合理情绪疗法的理论基础，让他理解并接受这种理论。同时志愿者制定了长期的咨询目标：通过系列心理辅导改善认知方式，建立合理信念；增强心理承受能力，提高处理挫折的能力；促进心理健康发展，达到人格完善。志愿者从与许先生的谈话中提取出了以下不合理的想法：第一，许先生认为自己是家里的顶梁柱，家人要靠他养活，所以自己不能出事；第二，许先生对自己的要求高，认为发生车祸都是自己的问题；第三，许先生认为自己给外界留下的印象一直很好，因而很难接受这次车祸使他失去一条腿的现实，认为自己以后什么事情都不能做了，成了一个废人。志愿者将这些从对话中提取出来的不正确的想法告诉了许先生，他表示自己确实是这么想的。

最后，志愿者和许先生讨论并布置了家庭作业：建立 RET 自助表，要求许先生在出现不良情绪反应时，列出事件 A 和结果 C。然后从表中列出的十几种常见的不合理信念 B 中找出符合自己情况的内容，同时写出表中未列出的其他不合理信念。

2. 领悟阶段

志愿者通过进一步解说理论，引导许先生切实体会到他的情绪问题并不是出于突发事件，而是由于他现在所持有的不合理信念。在此阶段，志愿者进一步明确其不合理信念。

许先生表示自己仍然无法接受身体残缺的事实，志愿者劝导许先生突发事件导致身体残缺是一件意外的、不幸的事情，没有人希望发生这样的事，这是一种合理的反应和想法，任何人经历这些都会有不愉快、悲伤、自卑等情绪。但因此不想走出来、认为自己没有变好的可能，迁怒身边的人，就是一种不合理的信念。因为一个人的身体残疾就判定他什么也不能做,这正是不合理信念中"以偏概全"的体现。

许先生认为他现在所遭遇的状况简直不能再糟糕了,志愿者告诉许先生,现在有好多重度残疾人卧床不起,常年看不到太阳,孤身一人,他们的情况更糟。至少他现在装上假肢后还可以行走,还能做简单的事情,拥有健康的身体,还有关心他的父母、妻子及女儿。失去的既然已失去,就不用再介怀,现在要做的是珍惜所拥有的。许先生慢慢理解到,是自己消极的想法造成了他现在这种压抑的心情,从而使他觉得现状糟糕至极,但事实却并非如此。许先生明白了如果多从其他角度去看待问题,自己可能就不会这么压抑的道理。

在这一阶段,志愿者给许先生布置家庭作业,请他继续填写 RET 自助表,除了需要列出事件 A、不合理信念 B 和结果 C 以外,还要写出自己认为合理的信念。

3. 修通阶段

通过上一阶段家庭作业的练习和巩固,在此阶段,志愿者与许先生就信念进行探讨,就不合理信念进行辩论,找寻合理信念进行替代。通过练习和巩固合理信念,修正或放弃原有的不合理信念,从根源上直接缓解负面情绪。

许先生认为别人不能接受他,志愿者指出,并非别人不能接受他,而是他自己没有接受自己。许先生表示会试着接受现实,因为家人还需要他,他还能做一些力所能及的事情。志愿者告诉许先生,也许经过这次经历,他可以变成更加理性、包容的人,许先生对此表示认同。

同样,这一阶段也由对应的家庭作业来巩固心理辅导的结果,志愿者要求许先生继续完成 RET 自助表,重点要求他用合理信念对自己的不合理信念 B 进行驳斥。

4. 再教育阶段

再教育阶段是对心理辅导结果的复习和巩固阶段,帮助许先生进一步摆脱不合理信念及不合理的思维方式,强化合理信念,尝试着用合理的思维方式更好地面对以后可能遇到的问题。这一阶段的家庭作业要求许先生记录自己的情绪和行为,在出现负面情绪时思考是否出现了不合理的信念,并独立地纠正不合理信念,思考如何用合理的信念来放松自己、自我鼓励和解决问题。

这样进行反复几轮实际验证后,许先生的一些表层错误观念不攻自破。

渐渐地，其深层理念也得到修正，思维方式更积极了，负面情绪也得到改善。

（二）团体辅导对策

对残疾人、慢性病患者和绝症患者等特殊群体的团体辅导主要通过组织同质性的团体进行，每次由同类患者组成10人左右的小组，由志愿者担任团体领导者。在团体领导者的指引下，讨论病情，交流经验，相互鼓励。有时可以请励志的残障名人、慢性病患者或"抗癌明星"等绝症的康复者与团体成员交流。[①] 团体辅导主要是利用"团体的情感支持""正性体验的感染"与"负性认知的克服"起效。[②] 正常人对患者的安慰，通常会被患者认为是"站着说话不腰疼"，而同类患者常觉得更亲近，经验也更有说服力。因而，同类患者间的相互鼓励更能起效，以情感支持传递温暖，以成功经验传播希望，从而减轻消极情绪，缓解"束手无策"的负性认知。

下面介绍一组针对残疾人心理特征展开的团体辅导方案设计。

1. 总目标

通过团体辅导的方式，舒缓团体成员的负面情绪，指导他们体会生活中的温暖和善意，以积极的态度拥抱生命。

2. 活动内容与方式

（1）初始阶段：情绪与生活。

目的：打消团体成员不必要的顾虑，营造一种信任、安全和温暖的团体氛围，在团体之间形成凝聚力和亲密感。

这一团辅是心理治疗的基础，对于整体活动的开展有重要的意义。残疾人往往因为自身的特殊性易形成自卑心理，即使内心渴望与人交往，也不敢并害怕作出尝试，有封闭自我的倾向。在团体辅导的初始阶段，他们的心理是担心、焦虑和怀疑的。

首先，以5分钟的"捉蜻蜓"活动作为热身。捉蜻蜓的方式就是伸展双臂，左手是张开手掌掌心向下，右手是握拳头伸出大拇指，右手顶住右边人的左手掌心。团体成员都把大拇指顶住右边人的左手掌心，最后喊出口号"一、二、三"，左手抓左边人的大拇指，右手逃离右边人的手掌。

---

① 曹晓娜，吕兰芳，徐晓英，等. 癌症义工"现身说法"在住院癌症心理障碍患者中的实施体会 [J]. 护理学报，2011（11A）：70 – 72.

② 胡佩诚，申玉玲，李郁莉，等. 糖尿病集体心理治疗的临床观察 [J]. 中国临床心理学杂志，1996，4（4）：229 – 231.

其次，进行20分钟"你说，我说，大家说"的活动，由团体领导者引出团体活动主题，让团体成员在交流中发现共性，缓解压力，寻得团队支持。在这一活动中，团体领导者可以引导团体成员就"生活中常有的情绪是什么""我管理情绪的方法有哪些""如何提高情绪管理能力"三个问题进行交流。团体领导者需要作适当记录并总结。

（2）工作阶段：了解自己，接纳自己。

目的：减轻残疾人自我封闭、社会适应能力低的不良影响，提高日常生活的交往技能。

根据班杜拉提出的社会学习理论，人在学习过程中有主观能动性，人与环境会相互作用。在这一阶段，团体成员通过观察、体验、模仿学习积极的行为模式，在团体互动中不断强化有效的行为、认知和情感的体验。

首先，进行20分钟的"比一比"活动，调动团体成员的积极性，增加团体成员之间的亲密度和熟悉感。在活动中，团体成员分为不同的小组，每组大约5人。团体领导者呈现题目给每组的其中一位成员，该成员通过动作提示其他成员，其他成员的任务则是猜出题目词汇。活动以每组猜中题目词汇的时间长短算输赢。

其次，进行20分钟的"我是谁"活动，引导团体成员正确地认识自己和评价自己，在正确认识自己的基础之上展望未来。团体领导者组织团体成员用5分钟的时间写出20个"我是一个……的人"的句子，可以从各个方面描述自己。例如：我是一个短头发的女生；我是一个爱笑的人；我是一个活泼可爱的人；我是一个喜欢唱歌的人……完成后进行小组讨论，评选出最有创意的、最幽默的、最真情实感的、最自恋的等描述，并和大家分享。

最后，以30分钟的"天生我材"活动结束这一阶段，协助团体成员发掘自己的优点，增强自信，学会欣赏自己、欣赏他人。由团体领导者引导大家填写练习表（见表1），每位团体成员再依次分享自己的答案。分享结束后，团体领导者引导团体成员探讨以下问题：①你是否同意"每人都有长处"这一观点，为什么？②你做了一件事，例如，"帮助一个盲人安全过马路"或"考到理想成绩"等，你会欣赏自己的行为吗？为什么？③你做了一件事，例如，"迟到了一个重要约会"或"考试时，完全不懂怎么答题"，你会怎样看待自己呢？为什么？最后进行总结升华：每个人都会有优点和缺点，会有做得好的和做得不好的事情。我们可以扬长避短，及时反思，改善缺点，发扬优点。

表 1 "天生我材"练习表①

1. 我最欣赏自己的外表是	
2. 我最欣赏自己的性格是	
3. 我最欣赏自己对家人的态度是	
4. 我最欣赏自己对朋友的态度是	
5. 我最欣赏自己的求学态度是	
6. 我最欣赏的一次学业成绩是	
7. 我最欣赏自己的做事态度是	

（3）工作阶段：人际你、我、他。

目的：进一步改善残疾人的社会适应能力，从而提高其心理健康水平。

首先，进行 20 分钟"电波传递"活动，帮助团体成员学会交往技巧，提高交际能力。团体领导者引导所有成员手拉手围成一个圈，让其中一位成员用左手捏一下左侧同伴的右手，并将捏手信号称为"电波"。接收到"电波"的成员要迅速把"电波"传给下一个成员，持续进行，直到"电波"返回起点。团体领导者用秒表记录"电波"传递一轮所需时间。接下来，让团体成员重复几次，鼓励他们提高速度。在团体成员熟悉规则以后，可以变更传递"电波"的方向，也可以让成员闭上眼睛、背对背站立等。②

其次，进行 30 分钟的"我演你猜"活动，帮助团体成员提高表达能力和沟通技巧。团体领导者引导一名成员抽取一张情绪卡片，并表演给其他成员看，其他成员则根据表演进行猜测，表演者不能说话，最后由团体领导者评价大家的猜测是否正确。③

（4）结束阶段：相亲相爱一家人。

在团体辅导的最后阶段，团体领导者要鼓励团体成员把在团体内部产生的积极变化迁移到实际生活中去。每次团辅结束后，都让团体成员大声喊出"我真棒""我学会了……"，以巩固活动的效果。在最后一次团辅中，团体领导者通过"一句真心话"活动，让团体成员表达自己在团体内的成长和改

---

① 豆丁网. 心理辅导团体小游戏：促进成员自我探索的练习［EB/OL］.（2012 – 07 – 08）［2021 – 11 – 21］. https：//www. docin. com/p – 437383615. html.

② 百度文库. 学会感恩，和谐人际：西南大学心理健康教育与服务中心［EB/OL］.（2019 – 11 – 05）［2021 – 11 – 21］. https：//wenku. baidu. com/view/ba1220eca9114431b90d6c85ec3a87c241288a44. html.

③ 李春芳. 中职生情绪调节能力的发展及其干预研究［D］. 石家庄：河北师范大学，2017.

变，接受同伴的支持和鼓励，促使自己保持信心，继续练习并在生活中不断成长。

结束阶段可开展10分钟的《感恩的心》活动，培养团体成员对生活和他人的感激之情，用乐观积极的态度面对人生。所有团体成员手牵手围成一圈，团体领导者提示大家深呼吸：吸气，将所有的力量吸进，使自己更坚强；呼气，把烦恼、沉重的情绪吐出，及时释放。[1] 通过一次次深呼吸，放松肌肉，舒缓情绪。

最后，让团体成员分享活动结束的感受。

（三）社会支持对策

第一，家人是残疾人、慢性病患者和绝症患者的最坚强支撑，受助者尤其需要家人的情感支持和鼓励，感受外界的关心与爱意。另外，家人要给予受助者足够的尊重。受助者常常心情烦躁、脾气易激惹，家人在此时要给予受助者足够的理解，并且耐心对待受助者，切忌"以暴制暴"。家人要多陪伴在受助者身边，同时帮助其培养一些健康的兴趣爱好，这样当家人不在身边时，受助者也不会感到无聊、空虚。

第二，社会也可以给予他们一些支持，很多情况下，受助者的担忧主要是由经济因素引起的。治疗需要支付高昂的医疗费，因此有些受助者会觉得拖累、愧对家人，有些受助者则因为自己生病丧失劳动力使家庭陷入经济困境而忧心忡忡。这种情况下，政府机构或社会组织若能给予受助者经济上的资助，将在很大程度上缓解受助者的情绪问题。例如，一位受助者被确诊得了癌症，女儿还在读书，正是用钱的时候，受助者很忧虑，根本无法安心接受治疗，心情抑郁，睡不着觉。在政府部门为其解决了女儿的读书问题后，受助者便安心接受治疗，抑郁程度明显降低。

（四）心理自助对策

除了家人、社会的帮助，残疾人、慢性病患者和绝症患者也可以自主调节负面情绪，心理自助对策如下：

1. 寻找生活意义

生活意义疗法侧重于引导受助者发现生命的意义，明确生活目标，以积

---

① 百度文库. 学会感恩，和谐人际：西南大学心理健康教育与服务中心［EB/OL］.（2019 – 11 – 05）［2021 – 11 – 21］. https：//wenku. baidu. com/view/ba1220eca9114431b90d6c85ec3a87c241288a44. html.

极的态度面对生活。受助者可以通过帮助家人做力所能及的事情、到社区做志愿者等方式，提升生活价值和意义感，从而减轻心理负担。

2. 想象疗法

受助者可以通过想象将自己所处的境况在脑海中具象化，操纵想象中的自己克服困难、解决问题。如癌症患者可以将癌症具体想象为一个顽固的对手，白细胞在英勇地作战，努力使瘤体缩小。①

3. 正念练习

正念练习强调体验当下、接受此时此刻的感受而不作评判。受助者可以通过练习正念，平复情绪，接受现状，以更平和的态度面对生活。

---

① 曹晓娜，吕兰芳，徐晓英，等．癌症义工"现身说法"在住院癌症心理障碍患者中的实施体会［J］．护理学报，2011（11A）：70－72.

主题 2　老年人衰老和死亡恐惧的心理援助策略

【案例导入】

67 岁的覃奶奶有两个女儿和一个儿子，大女儿和儿子在外地工作，很少回家，只有小儿与她生活在同一个城市。平时只有小女儿来看望她，但也只是带一些吃的和钱过来，和覃奶奶并没有什么沟通。日复一日，覃奶奶和儿女们的距离越来越远，她经常会感觉很寂寞。因为缺乏亲人的温暖，谈及儿女时，覃奶奶常常落泪。覃奶奶退休后生活变得很清闲，每天都有大段时间不知道该做什么，因此感到十分空虚。不久前覃奶奶住进了养老院，她只有几个固定的牌友，和室友的关系一般。最近，覃奶奶的情绪很低落，她认为自己年纪太大了，儿女不关心，也没有朋友，不能做什么有用的事了，因而生活态度越来越消极。所幸覃奶奶的身体还算健康，只有轻微的高血压。但是，随着岁月的流逝，她感受到身体机能在逐渐下降。尤其是近来，她发现自己食量在减少，因为缺乏锻炼，身体素质明显下降。在养老院期间，覃奶奶曾目睹周围的老人去世，内心更加伤感。

一、问题背景

2021 年 5 月 11 日公布的第七次全国人口普查主要数据显示：我国的人口老龄化进一步加深。至 2020 年 11 月，我国 60 岁以上人口达到 26 402 万人，占总人口的 18.7%，上升了 5.44 个百分点，65 岁以上的人口更是达到 19 064

万人①。随着人们生活水平提高，科学及医疗能力增强，人们的寿命延长，我国的老年人口逐渐增多。

衰老是世间万物无法抗拒的自然规律，老年人的视力、听力会出现衰退，动作反应逐渐迟缓，免疫力变差，更容易生病；同时，记忆力变差、睡眠不稳、敏感性降低。另外，老年人会变得固执、爱唠叨，希望得到周围人的尊重、重视和关心，而且老年人在患病后自尊、自怜心理也会增强。老年人对于生理和心理的变化，常常感到焦虑、担忧，这又使得他们的心理问题加重，进而影响身体状况，从而陷入死循环。如果人们步入老年后，不会为之感到不安，而是合理地安排自己的生活，调整饮食，规律作息，锻炼身体，是可以继续保持年轻的心态和健康的体魄的。

如果老年人的视力、听力下降，或者因腿脚不方便而影响行动能力时，他们的正常生活会受到较大的影响，因而会觉得烦躁、难过。倘若子女又奔波在外，居家老年人和外界的交流减少，就更容易产生孤独、抑郁等感受。而这些由身体衰老引起的生活自理和社交的困难，是老年人最常见且难以解决的心理问题。此外，目睹昔日的伙伴陆续离开这个世界，老年人更会产生一种迟暮之感，认为自己也离死亡不远了，一些老年人甚至会产生对死亡的恐惧感。

有研究者对死亡恐惧发生的原因进行了研究，将死亡恐惧分成三类，即指向"我"的死亡恐惧、指向"他人"的死亡恐惧以及指向"死亡"本身的恐惧。② 第一种死亡恐惧指向"我"本人，是自身对生命的留念和不舍，不想与亲人好友分离、不想失去事业和财富，还有很多心愿未完成，而死亡将使得这些快乐和欲望、所拥有的物质和情感统统不复存在，因此令人感到恐惧。第二种死亡恐惧指向"他人"，是担心自己的死亡给他人带来负面影响，不想让亲人因思念而过度痛苦，担忧自己对家人有未完成的责任。第三种死亡恐惧指向"死亡"本身，是对死亡这一现象的恐惧感，包括濒死的孤独病痛、死后身体样貌丑陋、对死后世界的未知等恐惧。老年人产生死亡恐惧的原因主要有：认为自己虚度了人生、尚有心愿未完成、不舍所拥有的一切。

由于衰老以及临近死亡，大多数老年人出现了许多心理问题，这不仅严

---

① 国家统计局. 第七次全国人口普查主要数据情况［R/OL］.（2021 - 05 - 11）［2021 - 11 - 21］. http：//www. stats. gov. cn/tjsj/zxfb/202105/t20210510_ 1817176. html.

② 倪婉红. 大学生临终关怀志愿者死亡恐惧研究：以"幽谷守望"服务项目为例［D］.上海：华东理工大学，2012.

重影响老年人的身心健康，还有碍于家庭的和睦、社会的和谐。可见，志愿者对老年人的心理支持确实十分重要。

二、心理解析

人到老年，机体逐渐老化，行动不便导致社交减少，各种变化多多少少会导致一些心理问题产生。老年人的心理问题主要有：

1. 孤独感

人步入老年后，儿女也经长大，退休以后的生活变得轻松休闲。停止工作、儿女又有了自己的生活，加上行动不便、身体变得虚弱，老年人的社交圈逐渐缩小，和他人的沟通也逐渐减少了。当儿女组建了自己的家庭，和父母的沟通就变少了。如果老年人没有自己的兴趣爱好，又减少了与外界的接触和信息交流，生活容易变得无聊、空虚，因而产生孤独感。

2. 失落感

如果老年人对即将到来的闲散生活没有做好心理准备，就很容易体会不到生活的乐趣和意义，因此变得失落。再者，老年人退休后产生的这些消极心理，大多表现为内向性，许多不愉快的体验与感受都憋在心里不愿向别人表露，也就更容易封闭在负面体验中。

3. 怀旧心理

当生活变得无聊，老年人往往容易沉溺于回忆，追忆过去的青春美好，更加怀念以前的人、事、物，变得怀旧。

4. 情绪改变

由于可以倾诉、交流的对象减少，老年人的情绪不容易发泄，积攒在心，增加了焦虑和抑郁的隐患。常见的情绪变化有乖戾、暴躁、易激动，对事物挑三拣四、意见颇多。由于孤独感和怀旧心理，有时他们又显得情绪低落，会时常唉声叹气。

5. 疑病症状

身体的老化以器官老化为主，感官老化使得老年人感知觉不灵敏，内脏老化又使得老年人病症变多。由于老年人对衰老带来的身体状况变差认识不足，对死亡又有所顾忌担忧，因此在面对身体健康相关的问题时，他们总是觉得自己可能患了重病，又担心卧床不起没人照顾、给儿女带来经济和生活上的压力等，导致终日忧心忡忡。身边朋友得重病或是离世更是加重了他们的恐惧和焦虑，担心迟早有一天自己也会和他们一样。

6. 衰亡感

许多老年人在退休后，原来的岗位被更有能力的年轻人担任，从而产生一种"牺牲感"，感觉时日不再，有末日来临之感，恐惧死亡。

7. 精神病性症状

由于感官衰老，感知觉功能减弱，老年人又总是担心自己被骗、被偷，有时显得高度敏感、一惊一乍。

三、援助方法

（一）个体辅导对策

老年人所面临的心理问题大多不是出于错误信念，而是因为生活中的无聊、孤寂、身体状况下降、儿女不在身边等问题。因此，对老年人的心理辅导重点并非纠正他们的思维习惯，而是从陪伴开始，慢慢引导他们寻找能充实生活的事情，拓展他们的社交圈，帮助他们树立积极的生活态度，更好地面对老年生活。下面通过覃奶奶的案例来具体说明，如何利用个体心理辅导解决老年人由于衰老而引起的一些心理问题。

面对覃奶奶的问题，志愿者主要的辅导目标是把覃奶奶的身体调理好，使她有一个健康的生活状态；帮助覃奶奶寻找能激发她对生活产生热情的爱好，而不只是利用打牌来打发时间；增进覃奶奶与儿女们的感情，排解内心的孤单寂寞。

第一步，了解受助者基本情况并与之建立信任。第一次与老年人接触可以通过拉家常来了解其基本情况，如果急于说出自己的目的（例如，我们看你最近情绪低落，所以前来帮助你），或者询问老年人现在存在什么问题（例如，养老院的工作人员反映你最近情绪低落，是什么让你心情不好），很可能会引起老年人的反感。让受助者信任志愿者是非常重要的，只有得到了受助者的信任，计划中的步骤才能顺利地进行下去。

最开始接触覃奶奶时，志愿者先与覃奶奶聊天，之后陪她下了会儿跳棋，由此熟悉起来。在大概了解覃奶奶儿女的情况后，志愿者先从自身的家庭开始说起，聊起自己的爸妈工作忙，自己时常一人在家。然后覃奶奶也跟志愿者说起了她的家庭状况。志愿者了解到，覃奶奶早年是经营鞋子和服装的个体户，结婚晚，儿女们长大后各自有家庭和工作，只有小女儿经常来看她，但也只是带点吃的和钱，并没有给予特别多的关心，因此她常感到孤单和失落。在交谈的过程中，覃奶奶两度落泪。为了安抚她的情绪，志愿者拥抱了她，并劝导她要积极面对生活，表示自己以后会经常来看望她，随后覃奶奶留了手机号码给志愿者。

第二步，了解受助者存在的问题。在对受助者的情况有一定的了解后，可以在进一步的谈话中引导受助者说出当前的困扰，谈话过程要注意言辞自然不生硬。

了解到覃奶奶喜欢吃芒果和马拉糕的情况后，志愿者去看望她的时候给她带了一些，她很开心。志愿者了解到覃奶奶的主要问题是缺少家人的关心，内心孤单寂寞；随着年龄的增长，对自己的认可度越来越低，对待生活的态度不积极。在和覃奶奶聊天的过程中，志愿者发现她表现出了对手工的兴趣，通过进一步了解才知道覃奶奶年轻的时候手很巧，会做衣服和包包。覃奶奶在聊天过程中还对志愿者的包包研究了一番，包括造型和车工，表现出她对手工的热爱，这或许是一个突破点。

第三步，解决受助者的问题。在了解受助者的困扰之后，志愿者可以在谈话中通过言语劝导受助者，如果条件允许，志愿者可以联系受助者的家人，说明情况后寻求其家人的支持。

由于偶然发现了覃奶奶对手工的喜爱，志愿者再次去看望覃奶奶时就带了十字绣，想让覃奶奶学一下。覃奶奶很聪明，一学就上手了，并且对此很感兴趣，十分认真地绣着。覃奶奶边绣边和志愿者聊天。志愿者劝导覃奶奶："奶奶您绣得多好，一学就会了，我都学了半天才会呢，所以啊奶奶，您是很棒的，比好多人都强。"覃奶奶笑了，她的自信心在逐渐恢复。志愿者继续说："小女儿前天过来看您啦，是不是带来了好多好吃的，还带您出去玩了？您看，她多孝顺。她工作忙，您要理解一下，大女儿和儿子在外地，咱们给他们打个电话吧！"覃奶奶答应了，给大女儿和儿子各打了一个电话。虽然覃奶奶用的是志愿者听不懂的方言交流，但看得出来她很开心。挂断电话后，覃奶奶告诉志愿者，说他们很快就会过来看望她。这天，覃奶奶脸上一直都挂着笑容。

最后，需要巩固心理辅导的成果。志愿服务取得了一定成效后，可以减少去探望的次数，不要让受助者过分依赖志愿者。

通过志愿者数次探望，覃奶奶的身体慢慢恢复健康；与家人的关系得到改善；找到了自己的兴趣爱好。不良情绪得到了很大改善，逐渐恢复自信。

（二）团体辅导对策

志愿者可以根据老年人的生理、心理特征以及现实应对中存在的问题来设计团体辅导方案。下面以养老机构老年人幸福感提升的团体辅导为例来进行说明。该例关注老年人对身体老化、疾病、死亡的态度和感受的改变，帮助老年人更好地认识自己，矫正不良认知，学会恰当表达、管理自己的情绪，学习良好的人际交往技能，体验与人交往的乐趣，学会合理安排自己的日常生活，进而达到使老年人从容面对衰老、死亡，提高幸福感体验的目的。以下为具体活动安排。

1. 相知相识

目的：使团体成员了解活动的目的和意义，加强相互间的了解和沟通，相互认识并形成团体。

先邀请团体成员作一分钟自我介绍，其他成员可以就自己好奇的内容依次提问以深入了解。在自我介绍环节结束后，请团体成员介绍一位自己印象最深刻的成员。

2. 我老了吗

目的：通过讨论了解团体成员对于衰老的看法和担忧，从科学解释和真实例子着手讲解衰老后各方面的变化，使团体成员接受事实，减少担忧和焦虑。

首先，通过讲解帮助团体成员更好地认识"老"。团体领导者先向大家提问："'老'是什么样的？"待大家讨论并发表看法后，团体领导者分享自己认为的"老"的样子，包括身体、心理、生活各个方面的变化。

其次，共同讨论同龄人的老年生活，团体领导者可以通过举例来讲解一些现实中的老年人生活。在这一阶段，要注意避免团体成员互相倒苦水，使现场气氛变得低落、沉重。

最后，团体领导者从生理、心理等方面给出科学定义及解释，提示衰老是人类生命长河的正常阶段。

休息十分钟后，进入下一个环节。

3. 死亡是什么样的

目的：引导团体成员积极地看待死亡，改变以往的认知，积极地计划未来的生活。

首先由团体领导者引导团体成员依次发表自己对"死亡"的看法。团体领导者作总结发言，说明死亡是不可避免的，是所有人的最终归宿，要积极地看待死亡。

其次，在团体成员理解死亡是正常的、必然的人生归宿的道理以后，团体领导者引导他们认识到应该有计划地安排自己的生活，快乐地度过剩下的时间，而不是惶恐度日。

最后，组织团体成员讨论现在对于"死亡"的看法，并一起计划接下来的生活可以做些什么、想要做些什么。

4. 乐观精神的培养

目的：使团体成员以更积极、乐观的方式看待生活。

首先，要求团体成员重写一段自己过去不愉快的经历，重点不在于使当时的事件结果发生扭转，而是力求从积极的角度看待已经发生的事情，用更积极的归因方式进行处理。这是一种尊重现实状况的积极重构技术，引导团体成员包容过去。

其次，要求团体成员在重写的案例中罗列自己现在所拥有的优势，以强调现在的资源和能力，避免自卑或无价值感。

最后，进行小组讨论，交流在遇到困难时归因于外界和归因于自己的区别。

5. 我的老年生活

目的：引导团体成员热爱生活，提高生活满意度。

首先，团体领导者带领团体成员依次用一个词形容自己对生活的感受。如果感受是正面的，请该成员详细谈谈这种感受是什么样的、来自什么；如果感受是消极的，则说说可以做些什么改变。

其次，由团体领导者作演讲，讲述老有所为的故事。演讲结束后，团体成员共同讨论自己对故事主角的看法。

最后，向团体成员解释，老年人凭借自己这一辈子的积累，拥有许多年轻人无法体会、获得的经验和独特的能力，也有独属于自己的价值。倡导团体成员的思维方式由"社会能给我什么"转变为"我能为社会做什么"。

6. 我这一辈子

目的：通过回顾过去的经历，促进自我认知的整合。同时，引导成员积极看到自己的价值，提升自信心，减少孤独感。

首先，将团体成员分成若干小组，选出小组长，由小组长带领组员进行组内故事分享。团体成员在所属的小组内轮流讲述自己过去发生的事，每个人讲三件最遗憾的事情、三件最有成就感的事情。

故事分享结束后，团体领导者带领团体成员进行冥想练习，使大家的情绪和心态调节到相对平和的状态，同时让他们慢慢接受自己，不论是遗憾还是成就，都以开放的姿态去接受。

7. 做情绪的主人

目的：使团体成员认识到负面消极的情绪处理方式的危害，学习如何掌控负面情绪、纠正负面的认知和行为习惯。

首先，引导团体成员回忆一件最让自己感到愤怒的事情并进行分享，从中挑选出引起最多共鸣的一件事情。

其次，组织团体成员讨论，在这件事中为什么会生气？在愤怒的时候最想要得到的是什么？自己的愤怒是否可以使自己的需要得到满足？

再次，引导团体成员意识到愤怒并不能解决问题，想办法表达和满足自己的需求才是更好的选择。同时，介绍腹式深呼吸方法给大家，让他们慢慢掌握更好的调节情绪的方法。

最后，组织团体成员共同分享、讨论本次活动的所思所感和收获。

8. 笑迎未来

目的：总结团体活动，回顾自己的变化和收获，鼓励团体成员今后能更积极地面对生活。

首先，团体领导者带领大家回顾七次活动的内容和收获。其次，组织团体成员依次分享参与活动的体会，并分享自己最喜欢的一个活动及原因。最后，请团体成员发表自己的祝福和建议，并发放纪念品。①

（三）社会支持对策

1. 家庭方面

老年人是需要被关爱的群体，对于老年人来说，他们最需要的就是儿女的关爱。老年人产生的许多问题大多是空虚、孤独导致的，这不仅会引发老年人的担忧、焦虑，也会因为胡思乱想而导致老年人出现心理问题。因此，亲情的陪伴和温暖可以缓解许多问题，家庭成员可以更多地关注老年人的生

---

① 陈文婷. 城市养老院老人主观幸福感现状及团体辅导研究［D］. 呼和浩特：内蒙古师范大学，2010.

活，多陪伴他们，给予他们一定的帮助。家庭成员要做到敬老、悦老。在进行经济赡养的同时，更应注重精神赡养。在经历了大半辈子后，许多老年人的世俗欲望会有所减弱，他们更多的需求是物质生活基本满足以后的情谊温暖。然而，这也是现今老年人最难得到的。生活节奏变快、工作压力增大、年轻人往大城市迁移、互联网的便捷，使得空巢老人越来越多，即便与儿女住在一起，老年人也存在长时间不能与儿女相伴、信息隔阂增大等问题。这些现象将会导致老年人感到空虚、孤独，甚至影响他们的身心健康。所以，儿女应该更主动地关注老年人的精神生活，多与他们交谈，给予积极的鼓励和引导。许多人认为很难对老年人进行精神赡养，甚至对于一些家庭条件优渥的人而言，精神赡养比经济赡养难上千百倍。其实并非如此。老年人的要求并不高，只是希望有人陪伴。一两句关心的话语、空闲周末的促膝长谈、节日的团聚，都能够给他们带来温暖。

如果子女工作很忙没有时间照看父母，把父母送进养老院也不失为一种权宜之计，但是不能因此忽视老年人的感受。子女在满足父母物质上的需求之外，更多的是要给予亲情上的温暖，让他们能够感受到精神上的支持。

2. 社区方面

社区可以组织开展老年活动，让老年人生活更充实，同时扩大他们的社交圈，以减轻孤独感和寂寞感。而且，老年人可以在社区举办的老年活动中认识与自己有相同兴趣爱好的朋友，健康的交友有利于老年人的身心发展。

（四）心理自助对策

1. 老年人要发挥自身积极作用

首先，老年人应该意识到死亡是世间所有生命的归宿，陷入恐惧、焦虑的情绪并不能延缓或阻止死亡的到来，因此，老年人应调整好心态。

充实晚年生活是老年人克服衰老以及死亡恐惧的重要途径。在面对必定会降临的死亡时，只有立足现在、充实晚年生活，才是对生命的珍视。老年人应该对生命负责、充实生活，做力所能及的事情以提升生命的意义。学习对老年人来说是充实晚年生活的重要途径之一，当老年人的生活变得充实、愉快、有意义时，他们在面对衰老以及死亡时或许就会更加从容。①

---

① 王叶熙，康红芹.老年人对死亡的恐惧及其应对 [J].湖北大学成人教育学院学报，2011，29（3）：57-60.

2. 鼓励老年人继续保持密切的社会关系

鼓励老年人走出家门，接触新环境。老年人可以多参加社会活动，交朋友，这样既充实了晚年生活，也舒缓了情绪压力。老年人可以积极参加社区活动，结交左邻右舍、年纪相仿的人；也可以投入志愿活动，结交好友；或是参加老年大学，结交同学伙伴。交友的方式有许多种，重点在于老年人需要打破止步不前的想法，以开放的心态迈入新的社交圈。

3. 多参加体育锻炼

许多研究表明，经常进行体育锻炼的老年人不仅可以保持身体健康、延缓衰老，还可以提高心理健康水平。体育锻炼可以使老年人生活更充实，减少因空虚、无聊产生的心理问题；同时，体育锻炼能促进多巴胺的分泌，有利于改善情绪。体育锻炼甚至可以改善老年人的人际关系，许多素不相识的老年人在晨练或其他锻炼过程中相识，并因共同的兴趣爱好而成为朋友，他们可相约在固定的时间和场所碰头，然后一起打太极拳、登山、钓鱼等。因为有同龄人的陪伴，参加体育锻炼的老年人的孤独感明显较低。与其他老年人的友好相处使他们心情愉快，精神饱满，生活舒畅，生理健康和心理健康也能得到协调发展。

主题 3　单亲家庭子女的心理援助策略

【案例导入】

马莉，14 岁，某中学初二学生，生活在单亲家庭。在马莉上小学时，父母协议离婚，马莉归父亲抚养。马莉对父母感情颇深，父母离异对她的打击很大。她接受不了父母离异这一不幸的事实，经常跑到母亲家寻求安慰，现在在父亲家和母亲家之间徘徊。

马莉聪明、好动，能积极参加班级里大部分集体活动。老师交给她的任务，她完成得又好又快。但马莉学习散漫，上课不专心，经常不做作业，成绩跟不上；情绪不稳定，性格孤僻，不善于与人交流。爱说粗话、脏话，甚至存在逃学的现象；爱和辍学的社会小青年混，曾有敲诈低年级同学的行为，被诊断为一般心理障碍。

一、问题背景

单亲家庭指的是至少有一个 18 岁以下孩子与单身家长居住在一起的家庭，通常是因夫妻离异、一方死亡、夫妻分居等形成的子女和父母其中一方共同组成的家庭。由母亲或父亲单个抚养的孩子为单亲家庭子女。

相关结果显示，目前我国单亲家庭子女人数已超 2400 万[①]，而这些生活在单亲家庭的子女，亲情残缺或教养失衡导致的心理问题相对于双亲家庭子女更加突出。如何了解以及掌握他们的心理情况，帮助他们更好地成长，成

[①]　唯品会，中国婚姻家庭研究会．十城市单亲妈妈生活状况及需求调研报告［EB/OL］．（2019 - 06 - 13）．http：//www. 199it. com/archives/891061. html.

了单亲家庭、学校以及社会组织不可忽视的问题。

二、心理解析

（一）单亲家庭子女的心理特点

1. 内向自卑

父母离异、家庭中的暴力事件和父母长期冷战都是造成单亲家庭子女自卑心理的重要原因。当父母争吵激烈时，子女就想要讨好父母，尽量不惹父母生气，没有勇气向父母提要求；有的觉得父母的争吵让同学、邻居知道是很丢人的事。由此而产生的自卑心理是单亲家庭子女缺乏自信的原因之一，部分单亲家庭子女觉得自己一无是处。同时，对于单亲家庭子女来说，父母一方或双方的缺失，让他们面对同学时缺乏自信，因此他们会缺少和同伴沟通的欲望，久而久之，会形成自卑、封闭的不良心理。

2. 抑郁冷漠

对于孩子来说，失去父亲或母亲是件十分痛苦的事情。单亲家庭子女在失去父母一方时，情绪会有很大的波动，在内心深处感到被父母抛弃，或者觉得上天、社会对他们不公平。小小的心灵过早承受了分离的痛苦，加上同伴的挖苦以及对自己的不理解，单亲家庭子女更害怕与人交往互动，表现为沉默寡言、情感冷淡、自我封闭。因为缺少与人沟通互动，一味沉溺在自己的内心世界，他们慢慢变得以自我为中心，缺乏对周围人、事、物的关心，进而产生对他人冷漠、敌对的情绪。有的甚至记恨社会，出现反社会的病态人格。[①]

3. 憎恨暴躁

对于单亲家庭子女来说，一方面父母的不断争吵使他们心烦意乱，还可能习得父母争吵时的激烈言语，并出现暴躁、不耐烦等情绪；另一方面父母的离异使他们充满憎恨，或是憎恨父母不够爱惜自己，或是憎恨社会、上天的不公。憎恨使得单亲家庭子女极易产生过激行为，不遵守学校规章制度，经常跟同伴发生冲突，甚至破坏公共物品等。

---

① 牛立然. 我国单亲家庭子女心理状况及教育对策研究 [D]. 长春：长春工业大学，2010.

4. 多疑胆小

在单亲家庭中，子女容易把父母间的矛盾归因于自己，这样会导致单亲家庭子女多疑多虑，做事情小心翼翼。另外，单亲家庭子女因为感觉到自己与其他人不同，本身又比较敏感，对于别人的议论总是多加猜疑，总觉得别人在议论自己，担心老师、同学是不是不喜欢自己等。这在一定程度上也导致了他们的自卑心理，担心别人看不起自己，从而引发内心深处的恐惧感，或是对周边眼光的恐惧，或是对未来不确定性的恐惧。他们做事越发小心翼翼，面对困难时更容易选择逃避。

5. 情绪易失控

若单亲家庭中子女无法接受正确有效的教育方法，无法正确对待他人的同情或溺爱，可能会形成自私的性格。长时间处在自我封闭的状态下使他们应对外界改变的能力变差、自我调节能力也变差。在这种双差的压力下，他们变得情绪不稳定、容易失控，又缺乏应有的指导，因此容易走上犯罪的道路。

6. 社会适应性存在一定问题

除了上述情绪情感的问题外，单亲家庭子女在行为以及社会适应性上也存在一定的问题。许多单亲家庭子女都会体验到情感上的痛苦，进而产生很多行为问题，比如外化行为障碍，包括反社会行为、攻击行为、不顺从行为，以及自我调节缺失、社会责任感低下、认知能力和行为能力下降等。

由于家庭变故、家庭结构的不完整，单亲家庭子女的社会关系、社会责任感、人际信任等社会性发展处于相对不利的处境。单亲家庭子女叛逆的心理特征比正常家庭的子女更为明显。调查发现，单亲家庭子女与正常家庭子女相比，前者具有较强叛逆心理特征。我国心理学工作者对心理健康和适应不良的儿童与青少年的研究表明，能否形成健康的人际关系，在很大程度上依赖于父母与子女的"垂直面上"的关系。离异家庭子女更容易形成不良人际关系，其主要根源在于他们与离异父母紧张的关系，使他们形成了消极态度与放任情绪，并延续到与他人交往的关系中。[①]

（二）影响单亲家庭子女的心理特征的因素

上述是单亲家庭子女普遍存在的问题，而不同年龄阶段、不同性别的单

---

① 陈燕. 离异单亲家庭青少年心理状况的研究综述 ［J］. 赤峰学院学报（自然科学版），2013，29（15）：78 – 80.

亲家庭子女的心理特征也存在一定的差异。

1. 性别

单亲家庭子女中男孩的问题行为发生率高于女孩。男孩的天性和特点使他们更容易出现诸如逃学、打架和抽烟等问题行为。而且男孩容易有不安全感，在人际关系敏感和恐惧上表现得比女孩更加明显。

单亲家庭中男孩的外化行为问题比女孩多，相比男孩，女孩更容易产生情绪情感和生理上的障碍，包括负面的身心症状、抑郁症、轻度精神障碍和焦虑。

2. 年龄

大多数的单亲家庭子女的心理状况会随着年龄的增长有所改善。有数据表明，随着年龄增长，单亲家庭子女在人际关系敏感、抑郁、焦虑三个维度上得分逐年降低。Allison P. D. 等人认为学龄前父母离异的儿童在今后的生活中更可能产生社会和情绪发展问题。年龄较小的儿童无法客观地评价父母离异的原因和后果，更可能因此产生焦虑情绪，更可能将父母离异的原因与自己联系起来，更加无法利用家庭以外的保护资源。

3. 家庭经济

经济条件差的单亲家庭子女更容易出现情绪障碍以及行为问题。父母离异可能直接导致家庭的生活质量下降，家庭经济易于趋向贫困。贫困增加了儿童发展中问题发生的概率，经济困难会对儿童的抚养和健康产生消极的影响。贫困的单亲无法为子女提供高水平的教育环境，有的甚至无法满足子女的简单需求。经济条件差决定了这些家庭提供给孩子的社会资源有限，他们只能将孩子送到离家不远的、服务设施较差的学校；孩子可能会因生活贫困产生自卑等不良情绪，这令他们在青春期时更容易出现越轨行为。①

（三）单亲家庭子女的心理问题成因

1. 家庭

单亲家庭子女长期生活在情感缺失的环境里，缺失了父亲或母亲的爱。这使得他们在成长的过程中的情感需求得不到满足，偶尔产生的负面情绪无法得到排解。比如，同父亲共同生活的孩子对离开的母亲十分思念，无法像

---

① 陈燕. 离异单亲家庭青少年心理状况的研究综述［J］.赤峰学院学报（自然科学版），2013，29（15）：78-80.

其他孩子一样每天能见到母亲，因而对母亲的情感需求得不到满足，可能会引发抑郁、焦虑等情绪问题。

单亲家庭不当的教育方式也是孩子心理问题形成的一个很重要的原因。多数单亲家庭对孩子的爱是极端的，或是放纵，或是完全放弃。不少家长觉得自己对孩子造成了无法弥补的伤害，因而努力从其他方面对孩子进行弥补，溺爱孩子，对孩子言听计从。家长的放任易导致孩子形成任性、虚荣、自负、爱面子等负面心理特点。而离婚型的单亲家庭中，有部分独自抚养孩子的父母在抚养孩子的过程中会心理不平衡：为什么两个人的孩子却要自己独自承担抚养教育的责任？从而产生放弃抚养教育的念头。部分家长把孩子当作对另一方不满的发泄对象，这让孩子感受不到双亲的爱，觉得自己被抛弃，进而产生焦虑、抑郁、不安全感等负面情绪。

2. 学校

目前中小学教育的重点仍放在学科教学上，对学生的心理健康教育虽愈加重视，但仍然很少关注到单亲家庭学生的心理问题。许多学校过于重视学生的学科成绩，轻视了对学生的心理健康教育。单亲家庭的学生心理脆弱，容易产生各种负面情绪或行为问题，却又得不到正确的引导，因而单亲家庭学生心理行为问题的发生率会大大增加。

在学校教育体系里，心理健康教育的相关人才较为缺乏，学校发现单亲家庭学生出现明显心理行为问题时，难以有效地进行引导。

3. 自身

自身因素也是单亲家庭子女心理问题的成因之一。一方面，单亲家庭子女本身心理脆弱，承受能力不强。部分单亲家庭子女由于受教育程度低，正确的价值观、人生观尚未形成，对外界事物容易作出不当的判断分析；另一方面，由于单亲家庭子女本身有自卑、人际关系敏感、抑郁或焦虑的倾向，一旦外界出现不利于他们的因素，他们就很容易受到刺激，增加心理负担。若得不到恰当的关注与引导，便容易加重心理问题。

4. 社会

由于社会对离婚现象有一定的偏见，部分人认为单亲家庭子女都是在不正常的环境下长大的，认为他们会存在自卑、抑郁、焦虑等问题，有些单亲家庭子女会被贴上这种标签，也有些单亲家庭子女认为自己符合舆论中的

"特点"，于是这些"特点"逐渐在他们身上凸显出来。①

三、援助方法

（一）个体辅导对策

单亲家庭子女在家庭里得不到完整、温馨的亲情，在学校里又要担心受到老师、同学的异样眼光的歧视。因此与完整家庭的孩子相比，单亲家庭子女一方面显得自卑，缺乏自信；另一方面又显得非常固执，即使做错了也不会反省自己，进而导致不良行为的出现。导致这些行为出现的原因是其不合理信念，所以在援助时可以参考使用合理情绪疗法。通过了解受助者的情况，根据具体情况展开辅导。在辅导过程中，根据与受助者的谈话内容，挖掘受助者的不合理信念。在受助者意识到自己的不合理信念后，帮助其建立合理信念，以替代不合理信念。

下面通过马莉的案例，说明如何进行具体的心理辅导。

第一步，在与马莉的交谈中，挖掘她的不合理信念。与马莉进行第一次会谈后，志愿者了解到她有两个不合理的信念：其一是错误地看待父母离异。马莉无法接受父母离婚的事实，认为父母离婚后都不爱她了，因而长期缺乏安全感。其二是错误地看待他人对自己的看法。马莉觉得自己是单亲家庭的子女，其他同学会看不起她，私底下会嘲笑她，所以她才经常逃学。

第二步，帮助马莉改变错误的认知。一方面帮助马莉正确看待父母离异：父母离婚已成事实，无法改变，应该尊重父母的选择。让马莉知道，虽然父母离婚了，但他们还是关心爱护她的。另一方面帮助马莉改变对自己和社会的看法。与社会青年混在一起不利于个人发展，而且老师和同学对她并无恶意，只要她在学校能做到遵守纪律、认真学习、以礼待人，就能走出当前的困境。志愿者引导马莉作出改变、吸取教训，逐一改正缺点，为拥有一个美好的前程而努力奋发。同时，让马莉认识到，只有自己努力去适应社会、超越自卑，才能辨明是非，找到前进的方向。②

第三步，寻求多方面的支持，帮助马莉走出困境。在征得马莉的同意后，志愿者首先将马莉的父母请到了咨询室，将马莉的想法告诉了他们。接着寻

① 牛立然. 我国单亲家庭子女心理状况及教育对策研究［D］.长春：长春工业大学，2010.
② 申颖. 浸染心灵 期待成长：中学生心理疏导策略［J］.广西教育，2010（14）：19－21.

求其父母的配合，让他们在日常生活中多关心、爱护马莉，让其感受到被爱。其次，寻求马莉学校的协助，让老师加强对马莉的辅导，对其表现出来的遵守纪律和完成作业的情况及时加以鼓励，对其懒散、不完成作业的情况及时监督。最后，在多方努力下，马莉的情况逐渐得到改善，不仅改变了对父母的看法，同时，在学校也能遵守纪律，与同学友好相处。

（二）团体辅导对策

大多数单亲家庭的子女都有某些共同或典型的心理问题，因此，把他们集中在一起进行团体辅导是一种非常有效的方式。由于大家的家庭背景比较相似，团体成员就不会承受比较和被评价的压力，就能放下心理包袱，开诚布公、轻松自在地接受辅导。身处于同质群体之中，他们会发现和自己在相同处境的人并不少，从而降低孤独感；另外，相似的处境下相似的应对经验能使他们产生共鸣，让他们能通过情感的交流，用自己的感受、体会、经验，去帮助其他处于相似处境的学生。这种经验和感受的分担具有调节功能，可以消除个体自责、自卑、退缩等不良情绪，最终提高团体心理辅导的成效。①

团体辅导以团体动力学和社会学为理论基础，每次团体辅导分为四个环节：热身、活动、分享和总结。时间为每周三中午，每周 1 次，每次约 1.5小时，团体成员共需参加 7 次封闭式团体活动。团体辅导的主题分别为：团体成立、团体分享、认识他人、感受幸福、生命意义、父母的爱、学会面对。

团体辅导通常可分为三个阶段：

第一阶段：初创阶段。

（1）通过破冰游戏，让团体成员相互认识、促进了解。

（2）制定团体规则，要求参与团体成员遵守纪律，签订保密协议，不能泄露团体中其他成员的隐私。

（3）团体成员和团体领导者一起确立团体目标，团体成员写下自己在本期团体辅导中可以达到的明确目标。

第二阶段：活动阶段。

（1）每次活动开始之前，要求团体成员分享这一个星期内的喜怒哀乐，并让团体成员彼此交流，发现自己在这一周内有何成长与变化。

（2）主题活动的设计以人本主义、行为主义以及团体辅导相关理论为基

---

① 王娅霜. 单亲家庭学生教育及对策研究：以常州大学五所高职院校为例［D］.苏州：苏州大学，2011.

础，使用行为矫正、认知理论、心理剧等心理学相关技术，帮助单亲家庭子女发现心理问题，解决心理困扰，完善人格成长。

（3）在活动结束之前，要求大家分享自己在此次活动中的收获，鼓励他们将学习到的经验运用到生活中去。

第三阶段：总结阶段。

（1）最后一次活动，带领团体成员回顾团体辅导的过程。大家分享自己在 7 次团体活动中学到了什么，评估制定的目标是否达成。

（2）肯定团体成员在活动中的表现，强化他们在活动中习得的经验，鼓励成员将新收获运用于团体之外。

最后帮助团体成员相互告别，处理离别焦虑，结束团体辅导。[①]

（三）社会支持对策

1. 家庭

对单亲家庭子女进行心理干预，可以先从其家庭出发。家长文化素养的高低，影响着子女成长环境的优劣。如果家长有赌博、酗酒等不良恶习，就会给子女以暗示，刺激他们模仿大人的行为。所以，志愿者在提供心理援助时，应努力提高家长的文化素养同时要着重提高家长的教育意识。只有家长重视对子女的教育，重视为子女营造一个良好的成长氛围，子女才能接受好的教育，体会到生活的美好，精神也随之愉快，促进身心健康发展。

单亲家庭里，有些家长会因为缺少配偶，而把孩子作为自己唯一的精神寄托，这让孩子感到沉重的心理压力。所以要对单亲家庭子女进行心理干预，需要与其家长进行沟通，让家长把握好对孩子的期望值。另外，单亲家庭子女在性别角色的学习中很有可能面临着缺乏最直接的模仿榜样的困境，因此家长应注意调动亲戚朋友中的性别资源，给子女适宜的影响，让其性别角色得到充分的学习和发展，培养其健康高尚的人格。[②]

2. 学校

学校应该重视学生的心理健康教育，为每个学生建立心理健康档案，重点关注单亲家庭子女的心理健康状况，制订出适合的引导方案。学校还应全面了解单亲家庭子女的家庭环境，让家长及时掌握孩子在学校的学习、交友

---

① 谢宇，杨继宇，陈发祥. 单亲家庭儿童团体心理咨询干预的效果 [J]. 中国健康心理学杂志，2015，23（11）：1708－1710.

② 牛立然. 我国单亲家庭子女心理状况及教育对策研究 [D]. 长春：长春工业大学，2010.

等情况。学校应对学生在校的积极表现予以表扬，对其不良思想与行为提出解决对策，和家长一起促进孩子健康成长。①

单亲家庭学生所在的班级也应该为其营造充满关爱的氛围，既要让其感受到班级的温暖与关爱，又不能让其觉得自己与其他人不一样，别人都在刻意让着他。

3. 社会

单亲家庭子女是需要社会给予爱与关心的团体，人们不应该戴有色眼镜去看待他们，不给单亲家庭子女贴负面标签。同时，社会应该注重对贫困单亲家庭的资助，为他们营造更好的生活环境，帮助单亲家庭子女更加健康地成长。

减少人们对单亲家庭子女的偏见，或许这在短期内很难实施，也很难对单亲家庭子女有显著的帮助，但其长远的意义是巨大的，只有社会不再对单亲家庭子女贴标签，他们才能切实地感到自己是社会的一分子。

（四）心理自助对策

1. 从自身出发，正视现实中自我的不足

单亲家庭子女容易将自身的缺点放大，认为自己比别人缺少了一位至亲，对自身遭遇感到郁闷难解。

受助者需要意识到，成为单亲家庭子女已成事实，家长对自己的态度可能是致使自己内向自卑或抑郁冷漠的原因，但这并非无法改变。正视自身存在的不足，积极主动去改变，努力让自己变得更好比停滞不前、埋怨上天不公更有用。

2. 进行自我情绪调节，化消极情绪为积极信念

运用合理情绪疗法，在积极情绪出现时，先思考产生此消极情绪的原因，然后再分析自己对此是否产生了不合理信念，改变自己的态度，化消极情绪为积极信念。

3. 增强自信心，提高面对挫折的能力

对自己保持充足的信心，面对不幸的遭遇和挫折，与其怨天尤人，不如换个角度思考这能给自己带来什么收获，将其视为一次成长的机会。面对困难情境积极面对，相信自己能够解决问题，不轻易放弃。

---

① 贺恩香. 单亲家庭大学生的心理问题探析［J］. 才智，2013（30）：184－185.

主题4　青少年网络沉迷的心理援助策略

【案例导入】

小刘是一位初中生，除了性格内向之外，似乎没有什么缺点，学习成绩也一直很优异，但这一切在他上初二之后发生了变化，父母吵架，父亲一怒之下去了别的城市工作。小刘与父母的关系逐渐疏远，沉迷于网络游戏，学习成绩一落千丈，由全年级前10名下滑到300多名。据了解，小刘经常请病假谎称感冒，然后去网吧打游戏。后来他还逼迫母亲给他买电脑，如果不买，就要离家出走。虽然小刘看起来很温顺，但内心十分叛逆。小刘的父母希望他能早日离开网吧，重新回归正常的学习生活。

一、问题背景

中国互联网络信息中心（CNNIC）发布的第49次《中国互联网络发展状况统计报告》（以下简称《报告》）显示，截至2021年12月，我国网民规模达10.32亿，青少年网民群体占比14.8%，且呈逐年上升趋势[1]；燕春婷等人研究发现青少年网络成瘾、网络成瘾倾向报告率分别是3.46%、17.33%[2]；李晨卉研究发现，青少年的手机依赖发生率为18.86%[3]。通过上述数据表明，青少年网络成瘾现状需要重点关注。

---

[1] 乔庆伟，孙崇勇，刘凤英，等．青少年人格特质与网络成瘾：生活满意度的中介作用［J］．陕西学前师范学院学报，2021（6）：119-124，132.

[2] 燕春婷，李瑞，王智勇，等．大连市青少年网络成瘾现状及影响因素的调查研究［J］．中国预防医学杂志，2021（8）：634-639.

[3] 李晨卉．初中生情绪智力、自我控制与手机依赖的关系研究［D］．西安：西北大学，2020.

网络沉迷不仅会影响青少年的生理和心理健康，还会对他们的人格发展、日常生活造成影响，更有甚者会严重损害家庭和谐和社会稳定。因此，如何减少青少年网络沉迷的人数以及如何降低网络沉迷对青少年的负面影响成为家庭和社会重点关注的话题。

二、心理解析

网络沉迷指的是在经常性地使用网络的情况下出现的对网络的着迷状态，表现出使用时想要增加使用时间及不使用时出现难以抗拒的再次使用的欲望，想要一直体会上网带来的快感。①

青少年网络沉迷一般具有以下普遍的特征：对网络的依赖性很强，通过上网来获得快感和愉悦感而下网后却感到极大的不适和不愉快；很少并且不愿意花时间参加社会性活动；用上网的方式来逃避现实中的烦恼。根据以往心理学家进行的研究，青少年网络沉迷的相关因素分为两大类，即环境因素和心理因素。

（一）环境因素

家庭因素和社会支持均与青少年网络沉迷有高度相关。

家庭成员缺失、家庭结构破裂及互不理解会严重影响到青少年安全感的建立，在这种家庭环境下长大的孩子不容易融入社会，很难与同伴进行友好的交往，容易产生各种各样的烦恼。因此，他们很可能会通过上网来寻求心灵上的慰藉以排解现实中的烦恼。另外，父母的期望也会对青少年的心理及成长造成一定的影响。父母不考虑孩子的实际情况而对孩子有过高期待的教养方式会给孩子造成很大的压力，处于这种高压状态下的孩子一旦达不到父母的要求，便会产生内疚的情绪。而父母也会因期望落空而失望或埋怨。此时，青少年很可能就会通过网络逃避现实，在虚拟世界中获得自我的满足，甚至沉迷网络难以自拔。

一般而言，社会支持度高的青少年容易积极参与各种社会活动，在人际交往中处于优势地位，沉迷网络的概率大大降低。相反，社会支持度低的青少年常厌恶或害怕社会群体活动，自我感觉在群体活动中常常被人忽略，更

---

① 钱雅文．论企业员工的心理问题及对策［J］.中国商贸，2012（3）：107－108.

愿意通过上网来展示自己并进行交友活动，因而容易造成网络沉迷。

（二）心理因素

青少年的心理处于不成熟的阶段，往往自控能力差，对自己的行为不能有效地予以控制。众所周知，网络上充斥着大量新奇的信息，而青少年正处于追求时尚、爱好猎奇的阶段，一旦接触这些新鲜事物便很容易深陷其中难以自拔。

除此之外，现实生活中的青少年会遇到来自学习、人际关系、家庭等方方面面的问题，他们在遇到这些问题时若不能畅快地表达自己的情绪，就会将之压抑在心里。而网络空间因其匿名性，给青少年提供了自由的环境，使他们的情绪得以及时宣泄和表达，因此有些青少年会逐渐依赖网络世界。

还有一些青少年由于对学习缺乏兴趣，并且没有远大的理想和目标，于是通过网络来获得自我认同感和自我价值，在虚拟世界中获得满足感。

三、援助方法

明确受助者沉迷网络的原因，如果是家庭环境导致的青少年网络沉迷，志愿者不仅需要对其进行心理疏导，也需要对其父母或其他亲人进行心理疏导。

网络沉迷属于冲动控制困难，志愿者在进行心理援助时，应当找出隐藏在受助者网络沉迷行为背后的深层原因，并对其进行处理。另外，结合行为主义理论和认知方法对网络沉迷者进行疏导。

（一）个体辅导对策

第一步，志愿者评估受助者对于网络的使用模式。志愿者要与受助者建立互相信任的关系，以聊天的形式询问其上网的时间、地点、上网主要做什么事情等问题。在询问的过程中，志愿者要及时发现受助者提供的关键信息，即引发和维持上网行为的条件是什么。[①]

第二步，找到引发受助者网络沉迷行为的深层原因，有很多青少年沉迷网络是因为在现实生活中遇到的很多问题不知道如何解决，为了逃避而选择

---

① 张春燕. 网络成瘾的原因及心理治疗［J］. 中小学心理健康教育，2003（8）：22 – 23.

沉迷网络世界。志愿者要根据实际情况，帮助受助者积极面对和解决他们在现实生活中所遇到的困难，以此阻断沉迷行为的引发条件。

和谐幸福的家庭会促进孩子身心的健康发展，同时能给予他们心理支持，积极面对困难。相反，家庭成员缺失、家庭结构不稳定、成员之间矛盾重重都会给孩子的成长带来消极的影响。父母要给孩子起表率作用，遇到问题及时解决、及时沟通、不断磨合，为孩子创造一个安全、和谐的家庭氛围。① 因此，志愿者应当规劝小刘的父亲不要赌气，早日回家，还给小刘一个幸福完整的家。

第三步，志愿者可以一步步引导受助者在遇到困难时应该立即着手解决当前面临的问题，逃避是没有用的，尤其是通过上网来逃避问题，虽能短时间内获得快乐，但问题终究没有解决，困难也没有消失。在短时间快乐的对比之下，困难让人感到更加痛苦，而且有时还会使问题变得更加严重，得不偿失。②

下面以小刘的例子，具体说明该如何进行个体心理辅导。

第一步，志愿者需要对小刘的沉迷行为进行评估。先与小刘建立信任关系，然后以聊天的形式询问小刘平时上网的时间、地点、上网主要做什么事情等。

第二步，志愿者帮助小刘找到引发网络沉迷行为的原因。在本案例中，导致小刘沉迷网络的主要原因是小刘和父母的关系疏远，性格内向，缺少社会支持和同伴支持。志愿者帮助小刘正确地认识生活和学习中存在的问题，并加以解决，从而消除引发网络沉迷行为的条件。在这种情况下，志愿者可以与小刘一起探讨：引发网络沉迷行为的原因究竟是什么？在生活中是否遇到了难以解决的困难？遇到困难时应该怎么去解决它，可以寻求谁的帮助？网络世界中又是什么吸引着自己等。③

第三步，志愿者可以帮助小刘解决网络沉迷行为这一难题。志愿者与小刘的父母进行沟通，让其父母了解到不良的家庭环境给孩子的成长带来的危害，让他们意识到自己的错误并及时加以纠正。父母与子女之间应平等相处，相互尊重，父母应尊重孩子的人格。如果父母以朋友的身份来教育孩子，孩

---

① 何广明. 家庭环境对青少年网络成瘾的影响及对策 [J]. 淮阴师范学院教育科学论坛，2009（2）：33 - 35.

② 张春燕. 网络成瘾的原因及心理治疗 [J]. 中小学心理健康教育，2003（8）：22 - 23.

③ 张春燕. 网络成瘾的原因及心理治疗 [J]. 中小学心理健康教育，2003（8）：22 - 23.

子会比较容易接受。小刘的叛逆行为正是感觉自己没有受到尊重所导致的。小刘的父母应当以民主、平等的方式与他进行沟通、学会聆听其心声，并及时给予关爱和鼓励，这样小刘才能对父母产生信任感，才会说出内心的秘密，如沉迷网络的原因。

　　小刘通过上网逃避父母之间的矛盾，试图缓解现实生活中的孤独与寂寞，但是沉迷于网络虚拟世界并不能帮助他解决现实生活中遇到的问题，反而因为沉迷网络，与父母之间的关系越来越疏远，与同伴间的交往也越来越淡漠。在制订心理援助计划后，志愿者与小刘的父母一同对小刘的戒网行为进行了有效的监督。因此，计划应包括合理的上网时间、严格的监督和奖惩制度。例如，寻求老师的帮助，可以通过签到的方式来确保小刘的正常上课时间，避免其逃课。计划的制订需要遵循由弱到强的原则，第一个月可以规定周一到周五每天上网两小时，而第二个月则可以规定周一到周五每天上网一小时，逐渐将上网时间缩短到正常的时间，并由父母严格监督。

（二）团体辅导对策

　　绝大部分的网络沉迷者缺乏社会支持，在现实生活中缺少知心的朋友，容易感到寂寞和孤独。如案例中的小刘由于自身性格内向，在学校没有交到几个知心朋友，时常感到空虚孤独，渴望通过上网寻求心灵的慰藉。通过团体辅导，可以让拥有相同问题的网络沉迷者彼此成为好友，增加他们的社会支持。另外，网络沉迷者也可以通过参加团体活动分散注意力，发现团体活动的乐趣，增强参加团体活动的兴趣，下面列举一个针对网络沉迷者的团体辅导方案。

　　1. 总目标

　　寻找网络沉迷背后的原因，积极面对生活中的困难，增加社会支持。

　　2. 活动内容与方式

　　（1）开始阶段。

　　团体领导者首先要让参加团体辅导的成员彼此认识和熟悉，例如将团体成员进行两两分组，开展5～10分钟的自由对话活动，让成员了解对方的基本信息，如姓名、兴趣爱好等，接着团体领导者鼓励成员一同上台互相介绍对方的基本信息。另外，团体领导者还可以让成员进行一些趣味性强、合作要求高的游戏，这样既能让成员体验到游戏的乐趣，调动他们参与游戏的积极性，又能增进彼此的感情，为后续的团体活动打下良好的基础。例如，给每个小组分发心理剧本，让他们根据剧本分配角色，自导自演，20 分钟后上台表演。

（2）探索阶段。

在团体成员彼此熟悉后，团体领导者可以引导大家以小组为单位倾诉自己在现实中遇到的苦恼，并引导大家分担其他成员的烦恼。在这一过程中，成员之间不仅加深了认识和交往，而且感受到自己的烦恼是有人帮忙分担的，自己并不是一个人孤军奋战，这在一定程度上排解了寂寞，克服了对网络的依赖。

通过团体成员之间合作与竞争的关系，团体领导者可以引导成员以小组为单位就"减少上网时间"议题进行良性竞争，小组所有成员在一周内上网时间最短的获胜。为了培养成员的小组荣誉感，团体领导者还可以引导每一小组成员共同想一个缩短上网时间的口号，每天大声喊出口号，提高士气，因为小组合作的效果往往比一个人单打独斗更加有效。

（3）结束阶段。

在团体辅导结束后团体领导者还可以进行一次反馈工作，即一周后统计出所有小组成员的上网总时间并进行比较，对优胜组进行适当的表扬与奖励，如颁发奖状和证书。另外，团体领导者还可以统计出上网时间最少的个人，邀请他分享自己的经验和体会。

在团体辅导结束时，团体领导者给每位团体成员发一张心愿卡，让他们写下对同伴的祝福，祝愿对方积极面对生活，早日戒断网络沉迷。

（三）社会支持对策

面对青少年网络沉迷日趋严重的现象，学校的合理干预将会很大程度上减少青少年网络沉迷问题。

第一，学校要加强对学生的思想教育工作。学校应该开展具有针对性的主题班会、讲座、直播课程，引导学生认识到手机、电脑等只是一个工具，过度依赖网络将会忽略生活的美好，引导学生尽快回归现实生活。

第二，教师应该及时关注学生动态。教师是学生每天接触时间最长的人，因此，教师的态度将直接影响学生的情绪。教师应该以温暖、支持的态度关爱每一位学生，当学生出现网络沉迷等不良行为时，应该及时与其家长沟通，寻找解决办法。

（四）心理自助对策

应对网络沉迷问题，志愿者还可以给予受助者一些自助的建议，让他们自发地认识到问题所在，并自主寻求解决问题的方法。

志愿者要引导受助者认识到网络对其生理、心理以及学习和生活造成的危害；让受助者认识到减少上网的必要性和迫切性，并增强其减少上网的决心。

技巧一：注意转移法。每当受助者想要上网时就去做一些容易操作和方便的体育运动，如慢跑和打羽毛球。这样有助于其转移注意力，忘记想要上网的冲动和欲望。长期进行有效的体育运动还可以锻炼身体，一举两得。

技巧二：厌恶法。每当受助者有上网的冲动时，就让他们主动想象一下父母和老师失望的表情以及自己日渐萎靡的精神状态和下滑的成绩，让他们对自己的上网行为充满内疚和不愉快感。久而久之，受助者就会主动把上网行为和父母伤心、成绩下降、身体不适联系在一起，逐渐对上网行为产生厌恶心理，进而主动停止这种行为。

技巧三：自我暗示法。志愿者引导受助者每天进行自我暗示。如大声念出：上网没有什么乐趣，只是在浪费时间；优秀的孩子会有效地利用网络资源，但绝不会沉迷于网络；我一定有决心和毅力克服网络沉迷……通过自我暗示法能够鼓舞自己的士气，坚定信念和增强毅力。

技巧四：自我监督法。志愿者可引导受助者自主地为自己的行为制定一个目标，并进行自我监督。为了提高目标的可实现性，可以设置适度的奖惩。例如，当作业全部写完以后可以上网一个小时；若当天的上网时间延长了半小时，则第二天的上网时间缩短一小时等。

主题5　赌博沉迷者的心理援助策略

【案例导入】

　　雪莉20岁时第一次接触赌博，45岁之后每周翘班4次去赌场。她几乎每次都只玩21点，经常一轮赌上近万元，有的时候输得只剩下几块钱，仅仅可以支付回家的过路费。后来，雪莉将赚的每一分钱都拿去赌博，还刷爆了很多张信用卡。最后，因为没有资金可以赌博，雪莉偷了客户巨款，被判入狱两年。在服刑期间，她参加戒赌者互助会，并接受治疗。

一、问题背景

　　赌博是指将有价值的物品作为赌注，通过概率来决定输赢的游戏或活动。一般来说，赌博分为合法和非法两种：合法的赌博是政府所支持的，如博彩业，而非法的赌博是指以营利为目的违法行为。[①] 本主题讨论的是非法的赌博行为。赌博沉迷是指反复地对赌博活动表现出强烈的向往和追求的行为。[②]

　　随着社会多元化发展，赌博的形式越来越多样化，并且社会上存在一些成瘾易感因素和维持因素，赌博沉迷没有得到控制，反而有蔓延之势。不同的国家对赌博行为有不同的看法，例如在西方一些国家，赌博沉迷被认为是一种成瘾行为，被作为公共卫生问题受到精神卫生界的重视。中国有句古话叫"小赌怡情"，赌博有时被认为是一种带娱乐性的行为，因此有研究表明中

---

① 王刚. 浅析赌博成瘾的心理成因及干预措施 [J]. 考试周刊，2011 (39)：239 - 240.
② 刘琪，王成义. 赌博问题研究 [J]. 江苏警官学院学报，2007，22 (3)：25 - 32.

国人的赌博率在 2.5% 到 4.0%，平均水平高于西方国家。[1]

二、心理解析

（一）赌博沉迷者的心理特点

赌博沉迷者有显著的依赖心理，他们无法控制自己不断参赌的行为，其心理状态主要表现为：

1. 竞争心理

竞争心理是赌博沉迷者最常见的心理特征，是指当赌博沉迷者在赌博的过程中被激发出的一种丧失理智、盲目加大赌注的行为，看到别人赢了自己却输了，就会很不服气，想要继续参与赌博，当看到别人加大赌注的时候，自己也会盲目地跟着加大赌注。[2] 许多赌博沉迷者几乎只玩一种赌博游戏，就如雪莉只钟情于 21 点。他们重复玩同样的游戏，使自己更熟悉游戏规则，从而更容易赢钱，这便是竞争心理在作祟。竞争心理使赌博沉迷者在赌场里越陷越深，不达目的誓不罢休。

2. 偏执心理

偏执心理表现为强迫、固执、自闭，判断能力下降，心理承受能力降低。赌博沉迷者已无法正常地工作和生活，不能正确地看待自己嗜赌的行为，无法与周围的人正常沟通，对他人的劝阻也置之不理，每天沉浸在赌博的世界里，甚至陷入"越赌越输，越输越赌"的怪圈。[3] 雪莉在嗜赌后期出现了偏执心理，无法正视自己，内心固执，一直到入狱后才意识到赌博沉迷的危害。

3. 迷恋心理

赌博沉迷者对赌博极度喜爱，唯有赌博能使其愉快，对其他任何事物都提不起兴趣。赌博沉迷者脑海里会不断浮现赌博时的各种情形，想象赌博时的兴奋心情，而沉浸其中并频繁参赌。就像雪莉所说："我想一直赌下去，我喜欢赌博，我很喜欢那种兴奋的感觉。"

---

[1] 石永东，蒲小红. 大学生负性情绪与赌博认知偏差和赌博成瘾的关系 [J]. 中国心理卫生杂志，2017，31（7）：563-567.

[2] 刘琪. 赌博成瘾及其矫治 [J]. 科技信息（学术研究），2007（21）：368，370.

[3] 刘琪. 赌博成瘾及其矫治 [J]. 科技信息（学术研究），2007（21）：368，370.

4. 孤注一掷心理

孤注一掷心理的产生是由于"越赌越输，越输越赌"，最终导致赌博沉迷者倾家荡产、负债累累，此时赌博沉迷者开始丧失理智，总想再赌一次，于是将所有的钱财作为赌注，渴望有一线希望能够赢大钱，产生孤注一掷的想法。很多赌博沉迷者的这种想法让他们将所有的财产甚至亲人拿去做赌注[1]，雪莉便是把她所赚的每一分钱都投入赌场，并刷爆了多张信用卡，甚至偷了客户巨款，奈何十赌九输，最后血本无归。

5. 绝望心理

当赌博沉迷者将全部财产用于赌博且血本无归的时候，他们会生出绝望感，心理状态严重扭曲，产生自杀或危害社会的想法。[2] 他们有的如雪莉一般铤而走险，实施盗窃；有的则做出抢劫、绑架、行凶等危害社会的行为；有的则因绝望，做出自伤或自杀行为。

（二）赌博沉迷者的心理问题成因

1. 娱乐与寻求刺激心理

游戏是赌博的载体，赌博是沾上了金钱输赢的游戏。游戏本身能够使我们放松身心、消遣娱乐，金钱输赢则带来了刺激感，这两者的结合使得人们更容易沉浸其中。随着社会经济的发展，部分人经济条件优越，不满足平淡的生活，转而追求刺激，而赌博又能带来令人兴奋的"数量刺激"和"不规则刺激"，这刚好可以满足他们的需求。例如，雪莉喜欢赌博带来的兴奋感和刺激感，抱着"小赌怡情"的心态经常赌博，久而久之，对赌博痴迷，产生依赖。

2. 贪财与侥幸心理

随着经济的发展，经济状况已经成为衡量个人社会地位的重要指标，有些人的行为受到拜金主义、享乐主义等价值观的影响，这使部分人形成自私、不满足的价值观，出现贪财之心。[3]

有贪财之心的人，一旦通过赌博赢得金钱，便沾沾自喜，多次尝到甜头后，胆子会越来越大，这便促使其衍生出侥幸心理，即使输了也期待下次能

---

[1] 刘琪. 赌博成瘾及其矫治 [J]. 科技信息（学术研究），2007（21）：368，370.
[2] 刘琪. 赌博成瘾及其矫治 [J]. 科技信息（学术研究），2007（21）：368，370.
[3] 刘琪，王成义. 赌博问题研究 [J]. 江苏警官学院学报，2007，22（3）：25–32.

赢钱。如果他们身边有人通过赌博赢过钱，便更会促发他们的侥幸心理和攀比心理，觉得自己也可以跟别人一样通过赌博侥幸翻身。

3. 逃避现实与追求满足感心理

在现实生活中，有一些人的内心极度空虚，没有精神寄托，整天无所事事，意志消沉，精神颓废，于是想在赌桌上大显身手，从而逃避无聊的现实，寻求刺激，沉溺于赌博的世界中；有些人现实生活不如意，遭受挫折，为了逃避现实，寻找其他途径获取满足感，而赌博这种以概率获胜的游戏使他们体会到了公平与满足感；一部分赌博沉迷者即使在赌博中输了钱，觉得没面子，为了找回自尊，增强自我效能感，也会继续参加赌博。

4. 概率误解

赌局中可能会出现一些规律性的变化，有些赌博沉迷者会抓住这种规律下注，但这种规律只是偶然出现的，由于不了解概率的规则，他们会盲目相信自己，沉浸在自己设定的模式里面。

三、援助方法

（一）个体辅导对策

志愿者对受助者以识别关注为主。在现实生活中，参与赌博的人很多，需要志愿者帮助的受助者不一定都是赌博沉迷者。下文将使用厌恶法、系统脱敏法对案例中的雪莉进行干预。

1. 厌恶法

根据条件反射原理，厌恶法认为戒除赌瘾最根本的方法就是切断赌博与愉快刺激之间的条件反射，建立与厌恶、恐惧情绪之间的条件反射。该方法主要有两种：

（1）厌恶性条件反射法。将赌博行为与不愉快或厌恶刺激结合起来，一旦出现赌博行为就给予厌恶刺激，久而久之戒除赌博行为。例如当受助者出现赌博行为时，施加电击、催吐等刺激，将这两种行为结合起来，形成新的条件反射，戒除赌博行为。[①]

（2）想象厌恶法。与厌恶性条件反射法类似，不同在于引起受助者厌恶

---

① 刘琪. 赌博成瘾及其矫治［J］. 科技信息（学术研究），2007（21）：368，370.

的刺激是靠自己想象的，当想要去赌博时，志愿者可以引导受助者闭上眼睛，想象令他感到厌恶或恐惧的事物，将赌博行为与厌恶刺激联结使受助者戒赌。

想象厌恶法更加适合被志愿者选择，如果志愿者要反复运用药物使受助者感到恶心、难受，其必须具备专业医学知识并有医师资格。如果用想象来代替药物的话，那志愿者只需要受助者的密切配合，成功地引导其想象即可。

2. 系统脱敏法

系统脱敏法是指将受助者缓慢地暴露在导致沉迷的环境中，在前一级环境中完全放松之后再进入下一级环境，通过不断放松达到减轻焦虑的目的。整个治疗过程就是让受助者在心理放松状态中逐渐适应新环境，在日常生活中感到轻松、愉快，最后从思想上发生转变，从而巩固良好的行为。

志愿者可以运用系统脱敏法，让受助者改善离开赌场后焦虑不安的状态，在日常生活之中也能愉悦开心。

下面以雪莉的例子，具体说明该如何进行个体心理辅导。

第一步，通过访谈法和测验法对雪莉的沉迷状态进行系统评估，评估结果显示雪莉目前属于赌博沉迷者，因此个体辅导的难度会很大，周期会很长。

第二步，在了解雪莉的这些成瘾行为后，与雪莉建立咨访关系，寻找其赌博行为背后的原因。

第三步，根据上述干预方式选择其中一种进行干预，例如厌恶性条件反射法，具有医师资格的志愿者可以针对性地指导她吞下对身体无副作用的催吐药物，在赌博行为发生的过程中催吐，当赌博与呕吐建立联系，形成新的条件反射，雪莉就会在每次想赌博的时候感到想吐，久而久之，其赌博行为就会减少。

（二）团体辅导对策

赌博成瘾不仅仅会对赌博沉迷者造成巨大的影响，也会对其家庭造成伤害，所以帮助赌博沉迷者戒掉赌博行为十分重要，下面列举一个针对赌博沉迷者的团体辅导方案。

1. 总目标

改变赌博行为背后的心理机制，勇于承担责任，形成正确的价值观，发掘人生的意义。

2. 活动内容与方式

（1）体验"输"的心理。

　　赌博沉迷者在赌博中喜欢争胜，有明显的竞争心理。一旦输了就很不服气，还想继续赌，面对"输"没有一个正确的心态，而且不承认自己迷恋赌博是错误的事情，十分偏执。团体活动中，团体领导者可以让团体成员在游戏中体验"输"并接受它，然后把输的感受暴露出来，让其学习面对"输"；也可以让团体成员在团体辅导的游戏中有"做错"的行为，让其尝试承认并面对错误，调整心态。

　　游戏时间：5~10分钟。

　　游戏场地：室内。

　　游戏器材：一段直径12毫米的绳子。

　　游戏目的：让团体成员认识到，在游戏中输是常事，即使再优秀的人也会面临输的问题。

　　游戏操作：将绳子拉直后放在地上，让团体成员站在距离绳子30厘米处的地方并下蹲，双手抓住脚后跟，让团体成员跳跃通过绳子，其间不能摔倒。

　　游戏分享：这是一个几乎不可能完成的任务，让团体成员分享输了游戏后的感想，并说说自己是如何决定选择放弃的。游戏的目的是告诉大家在游戏中，不可一味地追求赢，谁都会面临输，借此让团体成员明白赌博跟游戏一样难免会输，从而减轻竞争及好胜心理，明白在输了之后要学会放弃。

　　（2）承担责任。

　　游戏时间：20~40分钟。

　　游戏场地：室内。

　　游戏器材：无。

　　游戏目的：让团体成员感受团队对其错误的包容，从而敢于承认错误、承担责任。

　　游戏操作：让成员相隔一臂站成两排（视人数而定）。团体领导者喊数字：1、2、3、4。每个数字分别对应团体成员转动的方向，当有人做错时，要走出队列，大声说"对不起，我错了"。

　　游戏分享：让团体成员分享做错事时、站在队列前道歉时以及道歉后回归队伍时的感受，从而让大家明白，谁都会做错事，只要勇于承认错误、承担责任，所在的集体（家庭）都会给予包容。

　　（3）价值区分。

　　对于团体成员而言，赌博是他们生活最重要的一部分，一旦开始赌博，家人和事业的重要性对他们而言就微乎其微了。团体领导者可以通过价值拍卖会，把家庭、金钱、名誉、事业等与赌博放在一起比较，让团体成员意识到，什么才是最有价值的东西，并通过与其他人的拍卖竞争，认识到什么才是自己最应该珍惜的。

游戏时间：40～60 分钟。

游戏场地：室内。

游戏器材：笔、卡片。

游戏目的：让团体成员意识到对自己来说什么是最有价值的，在和他人的比较中树立正确的价值观。

游戏操作：

团体领导者引发团体成员动机："如果你有 20 万元，希望买什么？"

第一轮拍卖会开始，团体领导者发下拍卖清单，团体成员思考并编写预算购买单，每件物品底价 1 万元。

团体领导者把事先规定好最低价值的拍卖品（持续赌博、家庭美满幸福、子女学业有成、父母长寿健康、事业成功、名声显赫、位高权重、身体健康等）逐样拍卖，底价为 1 万元。

第一轮拍卖结束后，每个成员都拍卖到一些物品。在第二轮拍卖会开始前，团体领导者引导成员："现在把 20 万元换成你生命中的 20 年，你愿意花相应的时间拍卖这些东西吗？"团体领导者把以上拍卖品逐样进行拍卖，最低年限为 1 年。

第二轮拍卖会结束后，团体领导者让成员把两轮拍卖到的东西进行对比，再与预算购买单进行对比，集体进行讨论。

游戏分享：让团体成员分享两轮拍卖获得拍卖品的不同感受，再分享整个拍卖会对自己价值观的有关领悟，这时可能会有两种情况：①有的成员在拍卖的时候，把除了赌博之外的家庭或者事业当作最有价值的东西，但在现实生活中，该成员又经常因为赌博而忽略了最有价值的东西，这时团体领导者可以抓住这一点，让他分享内心对于这种矛盾的想法，并说出自己接下来将会怎么做。②有的成员在拍卖的时候意识到对自己来说最有价值的是家人或者事业，而非赌博，团体领导者可以让他们分享拍卖时的感受，以及领悟对自己来说赌博并非最有价值的事时的感受。

（4）发掘人生意义。

游戏时间：10～15 分钟。

游戏场地：室内。

游戏器材：A4 白纸、黑笔。

游戏目的：在生活中找到可替代赌博的行动计划，重新树立人生的追求和目标。

有些赌博沉迷者是因为现实生活无目标，整日无所事事，才慢慢沉溺在赌博中；有些赌博沉迷者则是因为现实生活不如意，无法体会到成就感，故而逃避现实生活，在赌场中寻求人生意义。可见，大部分赌博沉迷者的人生是缺乏明确的目标的，他们除了在赌场体验兴奋与成就感外，其他时间几乎无所事事。他们甚至恐惧面对赌博之外的生活，觉得只有在赌场，自己才是真实存在的，如果不去赌博，就没有其他事情可以做了。所以，志愿者可以抓住这点，对团体成员开展相关的团体心理辅导，让其明白除了赌博还有很多事情可以做，帮助他们实现生活目标和人生意义。

游戏操作：团体领导者提问："假如不赌博，你会选择做什么？"团体成员可将替代赌博的行为写下来，并写出具体的、适合自己的且积极的行为。

游戏分享：让团体成员说出游戏结束后，自己对不赌博的态度，如果一天不赌博，自己会怎样分配时间，在团体里分享并倾听他人的故事与感受。团体领导者重在引导成员明白，除了赌博，还有很多积极有意义的事情可以做。

（5）"我的愿望"。

游戏时间：20 ~ 35 分钟。

游戏场地：室内。

游戏器材：纸、笔。

游戏目的：让团体成员知道自己的人生除了赌博，还有很多未完成的愿望，从而激发其对生活的热情。

游戏操作：

团体领导者引导团体成员回想自己的过去（可以播放轻音乐，加以冥想引导），找出其不同年龄段的愿望，在纸上写出来（至少五个）。团体领导者提问："在上述愿望中，目前你最接近并有达成意义的是哪个愿望（只能选一个）？写一写你为了这个愿望付出了哪些努力，以及目前你已满足了哪些能达成该愿望的条件。"

请团体成员写出如果现在要达成这个愿望，还需要付出什么或做什么准备（团体成员间也可以对对方应该怎样努力才能达成愿望提出建议）。

团体领导者引导团体成员发现，原来自己以前为了某个愿望（或获得某些需求、达成某些目标）已经付出了很多努力，现在只需要再努力努力，就能达成愿望。

游戏分享：让团体成员发现从前的自己与现在的自己最大的差别在哪里，在接近愿望时，是否会努力达成，并说明接下来的计划。团体领导者注重引导团体成员重燃达成愿望的热情与希望，重拾生活的希望。

（三）社会支持对策

赌博行为需由人群支撑，如果没有相应的环境以及一起参与赌博的人，就不会有赌博沉迷者存在，所以，对赌博沉迷者的干预，不仅仅要从个体着手，还应该从其周围的人和环境着手，社会要给予一定的帮助与支持，才能使赌博沉迷者戒断赌博。

首先，要加大家庭监督力度。大部分赌博沉迷者是中年人，多数已为人父母，是家庭的支柱，这些人一旦沉迷于赌博，对家庭的影响是十分显著的。家人应该在发现家庭成员有赌博现象后，或让他参加其他娱乐活动，或刺激他的责任心，及早地防止家庭成员沉迷赌博。比如，在他想要去参赌时，提出希望他一同参加其他娱乐活动；在他仍坚持去赌博时，可陪同参加，在一旁体会他的情绪，适时地给予正面的引导，防止他出现过激的情绪而沉迷赌博；在家庭成员已经有赌博沉迷倾向时，可以用家庭的温情对其进行一定的约束帮助他脱离赌博。

其次，要加强学校教育。从长远的角度看，要想更好地矫治甚至防止赌博沉迷，就应该从个体出发，培养完善的人格。赌博沉迷与个人自身的认知有很大的关系，赌博是后天习得性行为，是个体对物质的过分依赖与沉迷，这种失控源自人格的不完善，所以，培养成熟的心理品质和健全的人格对抵制甚至摒弃赌博行为有很大的作用。个体的个性、人格和价值观念的形成与学校教育是分不开的。人的一生重要的社会化过程是在学校完成的，学校应该注意德育方面的教育，培养学生简朴勤奋的品格，使其明白只有通过积极努力拼搏才能获得人生的幸福，不劳而获是不正确的价值观念。

（四）心理自助对策

赌博沉迷者在赌场中叱咤风云、兴奋至极，离开赌场后，又往往懊悔、焦虑、烦躁、痛苦，很多赌博沉迷者在享受赌博的同时，也深受赌博沉迷的折磨，想要摆脱却又无法自控。所以，赌博沉迷者学习如何控制自己的情绪，如何抵制赌博的诱惑是十分必要的。下面介绍几种技巧。

（1）自我辩论法。志愿者引导受助者想象自己正处于赌博后失利的状态，如家破人亡、事业不顺利、家人瞧不起、存款输光等，再把时间推移到有赌博冲动的那一瞬间，让受助者想象理想自我和现实自我之间的辩论，是选择赌钱，追求一时的爽快还是承担自己的责任，让道德感与赌博念头作斗争。

（2）自我暗示法。志愿者可以引导受助者每天进行积极的自我暗示，例如，"我一定可以戒掉""我能行""我爱我的家人""我不能让他们和我一起承受痛苦"……不断强化这种暗示，从而使受助者在赌欲再次发作时可以在没有帮助的情况下抑制自己赌博的冲动。①

（3）卡片警示法。让受助者事先制作写有赌博的不良后果的卡片，例如，"参赌前，我精神焕发，是老板的得力助手""离开赌场后，我总是懊悔、责怪自己，不该去赌博""赌博使我失去了原来多彩的生活，我一定要抵制住赌博的诱惑，回归原本的生活"。将卡片放在床头，每天起床和睡觉前都仔细阅读一遍，并告诫自己，一定要戒赌。

（4）转移注意力。当受助者想要去参赌的时候，可以找家人聊天，或者约亲戚朋友去唱歌等，把工作之外的空闲时间排满娱乐活动，如打羽毛球、乒乓球，唱歌，跳舞，散步等，让自己没有时间精力去赌博。

---

① 谭志伸. 赌博成瘾的原因与矫治：个案研究［D］. 武汉：中南民族大学，2009.

主题 6　家庭教育与亲子关系的心理援助策略

【案例导入】

　　瑶瑶和她老公都是公司职员，文化程度都不算高，他俩非常重视对儿子的培养，也懂得家庭教育的重要性。"双减"政策的出台让瑶瑶犯了愁，儿子的成绩本来就是中等水平，没了校外辅导班，成绩该怎么抓？瑶瑶变得很焦虑。以前瑶瑶给儿子报了很多补习班，因为她觉得别人的孩子都在学习，自己的孩子不抓紧时间多学点就会落后于人，让儿子多学点知识也是为了让他以后能更好地在社会上生存。可瑶瑶老公不同意，他一直主张"让孩子有个无忧无虑的童年"，儿子每天本身已有学习任务，如果再去上补习班，无疑会增加儿子的负担，况且上补习班需要持之以恒，如果半途而废或以后不从事这方面的工作其实意义不大，只会给这个不富裕的家庭增加额外的负担。跟别人比教育就是给自己制造焦虑，儿子以后成长成什么样是他自己的事，做父母的不要过多干预。瑶瑶觉得老公目光短浅，缺乏长远计划，因而和老公因为孩子教育的问题一直相持不下，孩子也因此无所适从。渐渐地，家里的矛盾越来越大，儿子不理解自己。瑶瑶一直以来因为孩子的教育问题心力交瘁，和老公也渐行渐远。

一、问题背景

　　2021 年 7 月 24 日，中共中央办公厅、国务院办公厅印发《关于进一步减轻义务教育阶段学生作业负担和校外培训负担的意见》，"双减"政策将有效减轻中小学生的学业负担，中小学生将会有更多时间进行体育锻炼，体验劳动生活，培养兴趣爱好。① 2021 年 10 月 23 日通过的《中华人民共和国家庭教育促进法》（以下简称《促进法》）在总则第四条中明确指出："未成年人的父母或者其他监护人负责实施家庭教育。国家和社会为家庭教育提供指导、支持和服务。"《促进法》的颁布明确了父母在家庭教育上的责任。②

家庭教育对于一个人的发展至关重要，它不仅仅贯穿人发展的全过程，也为终身教育发挥积极推动作用。可见家庭教育对一个人来说尤为重要，但是部分家长存在一些教育观念问题，比如有些家长出于竞争观念，让孩子提前学习知识，即超前教育；无法将科学有用的教育理论转化为实际有效的教育实践。③ 下文讨论的是在青少年阶段家庭教育与亲子关系的心理辅导和常见处理策略。

二、心理解析

（一）教育焦虑

焦虑给人们带来不愉快的心理体验甚至痛苦的体验的同时，也让人们意识到自己需要帮助，需要作出改变。但是，当个体长时间处于焦虑的状态时，可能会出现神经性焦虑症。在家庭教育中，父母的焦虑是普遍存在的，过于焦虑的状态会影响到孩子的情绪，比如父母的焦虑导致孩子的焦虑，孩子的过激行为又加重了父母的焦虑。这种焦虑在情绪上和躯体反应上都有明显的表现，在情绪上主要表现为过度担心孩子的教育公平、学习成绩和未来就业等；在躯体反应上主要表现为对孩子的考试成绩过度敏感，过度控制孩子的课余时间等。适度的焦虑可以对孩子起到正向促进作用，如果父母对孩子的课余生活进行过多控制甚至是粗暴无理的干涉，忽视子女真实需求时，就可视为一种过度的家庭教育焦虑。这种焦虑可能会导致家长对孩子产生不合理的教育期望，比如，部分家长深受"学而优则仕"传统思想的影响，认为教育能够改变孩子未来的生活条件与社会地位；也会导致一些不正当的教育行

① 周洪宇，齐彦磊．"双减"政策落地：焦点、难点与建议［J］.新疆师范大学学报（哲学社会科学版），2022，43（1）：69 – 78.

② 康丽颖．为父母承担家庭教育主体责任赋能［N］.甘南日报（汉文版），2021 – 11 – 16（003）.

③ 郭冠群．"80 后""90 后"幼儿家长的教育观念调查研究［J］.教育观察，2021，10（40）：11 – 15.

为，如对所谓"优质"教育过度追崇，剥夺孩子的兴趣，将个人的意愿强加在孩子身上。[1]

（二）亲子关系紧张的心理问题成因

1. 亲子冲突高发期

研究者对处于青春期的青少年进行研究发现，在青春早期，亲子冲突随着时间呈现上升趋势，中期为最高点，之后随着时间呈现下降趋势，总体走势呈倒 U 形。[2] 而对初中生的研究也发现，在步入青春期后，亲子冲突逐渐激烈，在孩子初三时达到冲突的最高点。[3] 可见，青春期是亲子冲突的高发时期，处于该时期的孩子容易与父母发生冲突。

2. 教养方式

父母的教养方式大体可以分为四种类型：民主型、控制型、纵容型和疏忽型。不同的教养方式会形成不同类型的亲子关系：采用民主型教养方式的家长，对于孩子有较高要求的同时，也对孩子的需要有较高的反应，能够满足孩子的需求，这种教养方式下的亲子关系一般比较和谐，孩子有较高的自我控制能力与道德水平；而控制型的家长，对于孩子有较高要求，但是对于孩子的需要却是忽视的，这种教养方式可能会导致亲子关系较为紧张，且到青春期，孩子叛逆的可能性大大增加；纵容型的家长对孩子的要求较低，而对于孩子的需求往往是高度满足的，这样的溺爱往往会导致孩子自我控制能力较差；疏忽型的父母不论是对孩子的要求，还是对于孩子的需求满足都是较低的，一般到青春期，孩子与父母的关系会较为疏远，且孩子性格会较为冷漠。

---

① 陈华仔，肖维. 中国家长"教育焦虑症"现象解读 [J]. 国家教育行政学院学报，2014（2）：18－23.

② 王云峰，冯维. 亲子关系研究的主要进展 [J]. 中国特殊教育，2006（7）：77－83.

③ 石伟，张进辅，黄希庭. 初中生亲子关系特性的研究 [J]. 心理与行为研究，2004，2（1）：328－332.

三、援助方法

（一）个体辅导对策

面对家庭教育与亲子关系的问题，志愿者任务是帮助受助者修复与家庭成员之间的关系，常用"焦点解决短期治疗"技术来帮助这一类的受助者。焦点解决短期治疗指的是以帮助受助者建立解决问题的方法为中心的短期心理治疗方式，该治疗方法秉持"每个受助者都是解决自我问题的专家"的观点，在治疗过程中引导受助者发现自己现有的资源，利用自我的力量作出改变，解决问题。

在个体辅导中，重点是解决受助者的问题，而不是去探寻形成问题的原因。志愿者首先要在初步会谈中建立良好的咨访关系，明确受助者的目标，接着帮助受助者探寻解决问题的方法，利用现有资源构建解决之道。

下面以瑶瑶为例子，具体说明该如何进行个体心理辅导。

第一步，缓解瑶瑶的焦虑。在这个过程中志愿者利用"一般化"的技术改变瑶瑶的现状，缓解她的焦虑。让她意识到教育焦虑是普遍存在的问题，很多家长也有类似的经历，以此引导其接纳自身的负面情绪，减轻焦虑。

第二步，帮助瑶瑶明确自己的目标。在对瑶瑶的辅导中，志愿者发现她没有明确的目标，所以使用"奇迹提问"的方式，引发其对于目标的探索，比如"如果奇迹降临，目前困扰你的问题不复存在了，试想是什么使得问题解决了"。通过"奇迹提问"的方式引导瑶瑶进行思考，促使其明确自己的目标；接着通过"小步子走"原则，在她作出回答后追问"如果奇迹发生了，你认为应该从哪一部分开始"，促使她进一步思考，一步步作出行动。

第三步，引导瑶瑶从现有资源中找到解决之道。在这个过程中，志愿者使用"例外"的方式帮助瑶瑶从以往的经验中找到解决之道，问题不发生的时候则为"例外"，这便是解决问题的方法。接着志愿者与瑶瑶就"如何增加'例外'"展开讨论，帮助其一步步实现目标。[①]

最后，经过志愿者多次回访，瑶瑶表示自己存在的问题有所改善，困扰

---

① 程艳敏. 焦点解决短期治疗技术在青少年学习焦虑中的运用［J］.经济师，2020（5）：151 – 152.

自己的问题被逐渐解决，焦虑得到有效的缓解。

（二）团体辅导对策

1. 总目标

通过多项亲子合作活动，让家长与孩子进行情感上的沟通与交流，拉近亲子之间的关系。

2. 活动内容与方式

（1）预热阶段。

目标：进行团队合作，加强父母与孩子之间的交流与合作。

每个家庭为一个小组，每个小组要制作自己专属的旗帜，然后想一个团队口号，最后展示并介绍自己的旗帜与口号。

（2）探索阶段。

目标：通过角色互换，了解彼此之间的差异。

先让孩子构想一幅图画，然后用语言对该图画进行描述，父母通过孩子的描述画出图画，最后由孩子点评父母画的图画和他构想的是否有出入，并指出不一致处；接着，父母构想一幅图画，通过语言进行描述，孩子根据父母的描述画出图画，最后由父母点评孩子画的图画和他们构想的是否有差异。

（3）升温阶段。

目标：进行角色扮演，体验不同沟通方式带来的不同的感受与结果。

让父母与孩子进行角色扮演，体验不同类型的家庭沟通方式，如指责型、溺爱型和理智型。针对不同类型设计不同的场景并进行展示，最后引导成员针对不同的场景进行思考，分享感受。

（4）结束阶段。

目标：总结活动，升华主题。

回顾整个活动，让大家分享在活动中的体会与感受。

（三）社会支持对策

家庭是社会的细胞，孩子是国家的未来。儿童教育是涵盖多领域的教育，家庭、学校或社区三方必须共同合作才能充分地形成教育合力。构建家庭教育服务体系，促使家长的观念转变，推动家长主动跟学校、教师交流的频次提升，从而优化未成年人健康成长的环境，这种良性循环能够促使个体全面健康发展。

（四）心理自助对策

科学互动是改善亲子关系的核心，不良的亲子关系往往由于缺乏良好的互动。所以家长在与孩子的日常沟通中要注重沟通方式，以尊重为前提，避免使用过激语言，认真倾听孩子的需求，而不是一味地将自己的思想强加于孩子身上，剥夺孩子自由选择的权利。

主题7 常见心身疾病的心理援助策略

【案例导入】

陈女士，33岁，在一家外贸企业工作，是一个乐观开朗、乐于助人的人。自从被同事提醒身材不如从前苗条之后，陈女士就开始有意识地控制自己的饮食，还增加了到健身房锻炼的次数。但是，这样坚持了一段时间以后，陈女士发现自己的体重不降反升，身材也变得壮实了，为此陈女士感到十分忧虑，为了恢复好身材她决定节食。然而，节食并没有让陈女士苗条下来，反而患上了神经性厌食症。

一、问题背景

心身疾病（Psychosomatic Disease），也叫心理生理疾病，是种发生发展与心理社会因素高度相关，但以躯体症状表现为主的疾病。[①] 随着时代的发展，心身疾病的种类不断增加，对人类具有较大的威胁。慢性病基本被囊括在心身疾病范畴之内，其中心脏病、脑血管病、恶性肿瘤已名列致死疾病的前三位。这些心身疾病不仅病程长、治愈率低、复发率高，还使人十分痛苦，严重影响人们的健康和生命质量，而且医疗费用高昂、护理压力巨大，给家庭及社会造成了极大的负担。[②] 除了这些危害较大的心身疾病，像案例中陈女士患上的"神经性厌食"也会对个体和家庭带来很大影响。因此，如何更好地

---

① 宋梧桐，王泓午，李德杏. 心身疾病相关心理因素的中医学分类探讨 [J]. 湖南中医杂志，2017，33（8）：135 – 136.

② 韩敏，李志军，武艳华，等. 从心身疾病现状展望发展全科医学的必要性 [J]. 河北北方学院学报（自然科学版），2013，29（6）：105 – 107.

完善社区心理保健，是值得我们深入思考的话题。

二、心理解析

心身疾病的病因与病发机制如今依然处于研究当中，目前普遍认为心身疾病的发生是在生物、心理、社会行为等多因素的共同作用下，通过中枢系统、内分泌系统和免疫系统三种中介作用，影响和改变生理活动，从而引起器质性病变。其中心理因素可能是主要病因或重要诱因。

个体的性格、对外界的应对机制，以及情绪调节水平是心理因素的重要组成部分。个体在不同的社会文化环境当中形成了独有的认知、评价和应激方式。就人际关系而言，外向乐观者相对于内向悲观者更少会出现心理疾病，如社交恐惧症。

社会因素包括生活、学习、工作及社会或自然环境的变化是引发心身疾病的重要原因。例如，刚搬到一个社区由于对环境陌生而产生恐惧感；到另一个城市工作因不适应该城市的节奏而无法融入当地人的生活；社会政治、经济制度的改变使人们的生活处于动荡当中等。这些事件对个体世界观、价值观、人生观的形成和改变都有很大的影响，如果无法在一段时间内适应社会环境，个体就有可能产生特定的心理防御机制，长时间下来就会导致心身疾病的发生。在陈女士的案例中，引发厌食症的主要社会因素是社会文化。当前的社会文化价值观念崇尚以瘦为美，认为苗条代表着自信和成功。人们普遍认为拥有苗条身材的女性更易获得社会的认可和赞许，这种以瘦为美的文化价值观容易导致人们盲目地崇拜、追求苗条。有关研究发现，女性对社会文化宣传越认同，就越可能患进食障碍。①

生物学因素包括神经系统的调节作用、内分泌系统的中介作用和免疫系统的中介作用。下面作简要介绍：

1. 神经系统的调节作用

神经系统由中枢部分及其外周部分组成。人体内的各个器官、系统和各个生理过程虽然像一个公司里的各个部门一样各司其职，但为了高效地运作就少不了一个总指挥来协调各部分的活动，而神经系统就是这个总司令。它直接或间接地调节控制器官和系统的运作，使其相互联系、相互影响、密切

---

① 张雯静. 有一种患者，当一个单纯的"干饭人"都成了奢望 [J]. 祝您健康，2021（7）：28–29.

配合，成为一个完整统一的有机体。神经系统使我们的身体适应持续变化的外界环境，维持机体与外界环境的平衡。[①]

一个人在参加面试或比赛前，会感到口渴、手脚发冷。这主要是由于害怕，神经系统在接收心理因素产生的信息后会给予相应的应对机制，令汗腺收缩减少散热，能量供应集中使得个体拥有更多的力量应对面试或比赛以适应环境的变化。

根据心理生理学家多年的研究，指出对人产生刺激的刺激源经过丘脑（情绪中枢）后有两条通道。一条通道负责将信息传送到大脑皮质（人类最高级的神经中枢）以对刺激源产生认知、评价等心理活动后再反馈到丘脑产生情绪；另一条通道是丘脑借助分泌的物质引起情绪变化和内脏对应的反应。一种情绪或生理反应时间过长或所接受的刺激过大使机体无法适应就有可能导致相应器官的损害，形成心身疾病。

2. 内分泌系统的中介作用

内分泌系统直接或间接地受中枢神经系统的控制。内分泌腺是直接作用于各个器官的腺体，其物质分泌的数量受神经系统的控制，例如，糖尿病是内分泌系统失衡所产生的病症。

3. 免疫系统的中介作用

免疫系统能够有效地防止外界病原体的入侵和清除体内发生病变的细胞与有害成分，保持机体内的稳定。

在生活中，当人们压力较大、情绪紧张及心理负担重时，往往容易生病，这是因为神经系统影响了免疫系统，例如，肠液减少会导致结肠炎无法治愈；胰岛素分泌减少会导致免疫力下降、高血糖；胃液减少会导致胃溃疡、慢性胃炎。

三、援助方法

（一）个体辅导对策

社区支持系统是指在社区工作中对个人具有积极的支持功能的某些特质，

---

① 郭华. 谈神经系统在人体结构与功能中的重要性［J］.郑州铁路职业技术学院学报，2009，21（4）：54，59.

即社区支持系统中可以提供实质的协助的人①，而心身疾病的发生发展与社会因素密切相关，志愿者可以采用社区内的心理预防手段对受助者提供帮助。

（1）首先要和受助者建立良好关系，了解其发病诱因。向受助者介绍病症有关知识、引发该病的原因，以消除紧张感，并提供一些能被接受的日常改善病症的方法。

（2）建议受助者规律饮食，可进一步咨询专业的营养师并为受助者制定每周的营养餐。

（3）建议受助者加强体育锻炼，为其制订适当的运动计划。

（4）建议受助者规定睡眠的时间和起床的时间，养成健康的作息习惯。

（5）建议受助者观看相关病症的影片，明白病症的危害。例如，神经性厌食症会导致一个人身体消瘦、面无血色；神经性贪食症会使个体的器官受损导致身体变差等。

（6）加强人际交流，多陪受助者聊天，鼓励其多与人交往，适当地称赞、肯定受助者。

下面以陈女士的例子来展开说明如何对进食类心身疾病进行保健。

（1）通过对陈女士的了解，志愿者知道社会文化是引发其厌食症的主要社会因素，因此，可以向她介绍神经性厌食症的相关知识。

（2）寻求营养师的帮助，为陈女士定制每周营养餐，确保其饮食规律。

（3）提高陈女士运动的积极性，与陈女士商量并制订适当的运动计划，并帮助她完成。

（4）根据陈女士的个人情况，为她制定合理的睡眠时长和起床时间，高质量睡眠能维持好的精神状态。

（5）提供神经性厌食症相关影片给陈女士观看，使陈女士更好地了解病症所带来的危害，让陈女士了解自身状况从而更好地治疗疾病。

（6）常与陈女士沟通聊天，做一定的心理疏导工作，让陈女士知道不需要把身材管理放在非常重要的位置，身体健康才是最重要的。

（二）团体辅导对策

心身疾病也可以通过动力—交互关系法来得到改善。动力—交互关系法

---

① 邵羽汐. 新冠肺炎疫期社区工作介入居家隔离者心理调适研究：基于社会支持理论视角［J］.哈尔滨学院学报，2021，42（1）：60－65.

即采用心理动力学的技术，以改善不良人际关系为目标，鼓励受助者逐渐习惯在集体中自我表达并评价他人。

动力—交互关系法可每星期进行 1~5 次，可持续数月至 1 年。

首先由团体领导者引导团体成员积极思考自己目前的状态以及患病的原因，成员间亦可以相互交流，以探寻相同点与不同点。团体领导者引导团体成员在交流讨论中获得感悟，团体领导者的作用主要在于引导。

个体暴露问题后，通过其他成员的提醒及启迪，思考自己与他人不同的地方，有哪些地方可以改进。在其他成员的帮助下，个体完善人格，从而消除症状。

以陈女士的例子来说，在团体领导者提出引导性的话语后，陈女士思考患上神经性厌食症的原因是自己对身材管理产生了焦虑，从而控制饮食，无果后节食，长时间的忧虑加上营养供给不足，最终导致患上疾病。

陈女士可以与其他成员交流经验，了解疾病的危害后，领悟到身材完美没有身体健康重要，解决自身的心理问题后，逐渐消除病症。

（三）社会支持对策

心身疾病的缓解离不开社会各方面的支持。社会支持可以分为有形的、评价性的和情感性的三大类。每一类都从不同角度给受助者提供了强有力的帮助。

首先是有形的社会支持，即社会能够给予的最直接的帮助。如对受助者提供一定的经济补助，或在受助者积极治疗时推荐合格且有能力的治疗者，提供"看得见，摸得着"的帮助。

其次是评价性的社会支持，即对应激的危害性作出评估以及促使受助者更加注意生活中积极向上的一面。心身疾病的产生并非一日所致，而是受助者在对自己的不良刺激中作出了有害身心健康的应激反应，如陈女士因为对自己的身材产生焦虑而控制饮食，久而久之患上了神经性厌食症。这就是有害身体健康的不良应激反应。评价性的社会支持会对这些应激反应作出评估，让受助者了解其危害性，从而有意识地减少应激反应。同时，评价性的社会支持还促使受助者更多地关注生活中积极的一面，以此减少对自身不良状况的关注度，降低患病的可能。

最后是情感性的社会支持，即对受助者自尊心的维护以及增强受助者的归属感。患有心身疾病的受助者大多自尊心受损，在此情况下，社会支持选择对受助者进行自尊心的维护，给予其支持，让受助者减少或不再对自己某方面的不足产生浓重的焦虑心情，从而改善心身疾病；同时增强受助者的归属感，让受助者感受到自己身后还拥有强有力的社会支持，从而减轻对自身的忧虑。①

（四）心理自助对策

心身疾病的治疗也可以通过自己的努力得到改善，主要在于建立健康行为，矫正不良行为。② 在日常生活中养成健康的饮食习惯，多进行体育锻炼，避免对自己采取不利于身体健康的措施。

拿陈女士的例子来说，陈女士在发现自己身材不如以前苗条后，应采取健康饮食辅助运动的方法进行改善，而不仅仅是节食。陈女士应及时了解到单纯节食有可能会对身体健康产生危害，合理健康的饮食配合运动才是保持好身材的方法。

---

① 张晓红. 心身疾病与社会支持 [J]. 医学与哲学（人文社会医学版），1988（4）：43-44.
② 徐俊冕. 心身疾病的防治对策 [J]. 实用内科杂志，1992（6）：289-290.

校园互助篇

主题8 新生适应问题的心理援助策略

【案例导入】

方某是一名大一新生，中学时学习成绩很好，父母和老师都很喜欢他。他以前上学都是住在家里，从来没有住过集体宿舍，生活各方面事情都是妈妈打点的，现在在学校里所有事情都要自己处理。同学之间平时用粤语交流，他一点也听不懂，感觉好像被孤立了，也没有什么朋友可以交流。因为与舍友存在一些小摩擦，导致关系紧张，他平时甚至不想待在宿舍里。入学一个月以来，对大学生活的憧憬逐渐褪去，他总想回到以前的学校，回到自己熟悉的环境。虽然方某能专心学习，但效率低下，经常感到情绪低落，打不起精神；晚上入睡困难，睡着后容易惊醒，早上又醒得较早。他不知道怎么样度过大学这四年时光，很后悔到离家这么远的地方读书。

一、问题背景

适应是人一生中必须经历的过程，婴儿离开母体呱呱坠地的那一刻便是适应的开始，在不同的人生阶段，人需要去适应不同的环境。在此探讨的新生适应包括了不同学习时期的适应，如幼儿园、小学、中学和大学阶段关于生活和学习环境的适应，在这一过程中常常会有学生出现适应不良的现象。

新生适应问题即适应不良，是指刚入学的新生对生活、学习环境发生重大改变时，心理、行为无法适应而出现的异常。轻者可能会表现为困惑、迷茫、郁闷、惆怅、焦虑不安、不知所措、情绪不稳、冲动任性、匆忙行事、难以与同学正常交往、睡眠质量不佳、注意力难以集中等；重者则容易形成各种心理障碍和心理疾患，甚至发生犯罪行为或有自残、自杀倾向。适应问题对学校、家长、学生而言都是一种考验，同时也逐渐引起了社会的广泛关注。

帮助学生更好地适应新的学习、生活环境，提高学生的适应能力，是一个非常迫切又意义深远的课题，在志愿服务中也具有很强的普遍性和实用性。

二、心理解析

大部分学生在入学之初都会经历一个适应期，或多或少有一些不适应的表现，而这些不适应症状既不利于学生的成长，也不利于其在社会的发展。新生之所以适应不良，有以下两方面的原因：一方面是新生自身问题，如性格内向、适应能力差，心理素质低等；另一方面是外部环境的问题，包括家庭、学习、社会等方面。内、外部因素相互作用，导致部分新生对新的环境难以适应。新生出现适应问题的具体原因如下：

1. 生活自理能力差，角色转换不及时

不同的学习阶段对新生提出了不同的生活自理能力要求，幼儿园时儿童需要自己吃饭、如厕等，小学生需要自己穿好衣服、整理书包，中学、大学住校生则要求有基本的生活技能，如洗衣服等。然而，相当一部分学生的生活自理能力差，步入一个新的阶段时难以适应。此外，新生对其角色的转换不及时，在家中时长辈对其非常宠爱，平时生活有父母打点一切，而到了新的环境中，需要独立自主，这一点往往令很多新生感到不适应。同时有的学生发现，来到新的学校后，身边同学各方面都很优秀，在不自觉地与其他同学比较的过程中，自卑感油然而生。原有的优势被削弱，甚至不再是优势，当发现自己与其他优秀同学的差距很大时，自尊心就会受到打击，在心理上会逐渐产生一种失落感。

2. 学习方式不适应

在不同的学习阶段，个体需不断调整学习方法。从幼儿园的以游戏为主导到小学阶段开始以学习为主，进入中学后，新增加了一些学科，如物理、化学等，学习压力骤增。在中学阶段，无论是课程的密度，还是知识的难度，都要比小学阶段大得多。大学阶段的课程涉及方方面面，部分课程如高等代数、点集拓扑等，对大部分学生来说难度较大。那么，在幼儿园升小学、小学升中学、中学升大学的衔接阶段，学生就容易出现难以适应的问题。此外，在中小学阶段，学生的学习主要以教师为主导，学生对教师的依赖性很大。

而大学的教学内容高度理论化，更注重学生自主学习、独立思考。许多新生面对不同阶段的变化，没有对学习方式进行相应的调整，仍遵循以往的学习方法，就可能造成学习上的不适应，甚至引起学习焦虑。

3. 人际交往不和谐

不同的人生阶段，人际关系会不断地重新确立，这就导致个体需要不断适应新的人际环境。学生的性格各不相同，每个人的家庭环境、成长经历也有着很大的差别，如何处理好与其他同学的人际关系成为部分新生的烦恼。有些同学极少与他人交往，很少参加集体活动，甚至找借口逃避参加集体活动；有些同学在与他人交往过程中常常以自我为中心，忽略他人感受，令人心生反感，进而导致人际关系从融洽走向恶化；有些同学由于性格内向或身体缺陷等，有深深的自卑感，担心他人嫌弃自己，而畏惧与他人交往；有些同学受原生家庭影响，不信任他人，难以与他人进行真诚的沟通，甚至刻意远离同学。各种各样的原因导致部分新生人际关系的不协调，继而产生孤独、无助、郁闷、压抑、抑郁心理。

三、援助方法

（一）个体辅导对策

人在进入新的环境时都会有一个适应的过程，这是一种正常现象。但在现实生活中仍不乏像方某这样的个体，经过较长时间的努力却难以适应新的环境，导致身心健康受损。下面用方某的案例来说明应该如何通过个体心理辅导提升新生的适应能力。

首先，收集资料，建立咨访关系，确定咨询目标。在了解方某的基本情况后，志愿者与方某一起讨论确定以下咨询目标：帮助方某消除焦虑、紧张等不良情绪；合理认识自己目前的情况，消除自卑心理，客观评价自己；正确看待自己的成长经历；改善当前人际关系，提升人际交往能力，尽快适应大学生活。志愿者给方某布置了家庭作业：方某回去后将自己的优势写在纸上，尽可能多地挖掘自己的优点，提高自我效能感；试着找出导致现在学习效率低的原因，并将时间合理安排好，必要时可制作计划表；尝试与舍友、同学沟通交流。其次，对方某进行心理帮助，缓解其因学习、人际关系等困扰产生的焦虑、抑郁情绪。

一周后，方某再次来咨询，较好地完成了志愿者布置的作业。方某说，上次咨询结束后他分析了自己入学以来的情况，并总结了以下几点：①来到新的环境会有一个适应过程，刚开学时是他太心急了，急于适应，紧逼自己，使自己陷入焦虑状态；②他没有主动与同学、舍友沟通交流，当他尝试跟他们交流后发现其实他们也是愿意跟自己一起聊天的，并且会考虑到自己不会说粤语，大家不约而同地用普通话交流。③前段时间他总是自我贬低，看不到自己的优点所在，并且没有合理安排好时间，所以才感觉效率低，不如他人。通过列举自己的优点，他发现自己其实还是有不少优点的，只要作出一定的调整就会进步。虽然现在偶尔有学习状态不佳的情况，但已经不像之前那样经常感到情绪低落、入睡困难了。

由于方某思想压力减轻，焦虑、抑郁情绪都有了一定程度的改善。针对这一状况，志愿者采用合理情绪疗法（即"ABC理论"），帮助方某认识到入学后适应不良（A诱发事件），变得情绪低落、焦虑不安（C结果），根本原因在于他自我否定的态度（B不合理信念）。在他看来，自己效率低，不如他人，他人也不愿意和自己交往，感觉到被孤立，所以才会情绪低落、焦虑。志愿者帮助方某找出并驳斥不合理信念，让他逐渐学会用合理的信念去替代那些不合理信念。

咨询结束时志愿者给方某布置了新的家庭作业：写出合理自我分析（RSA报告），列出ABCDE，即事件A、结果C、信念B、不合理信念（驳斥）D、新观念E；详细列出自己在学习、生活中的一些不合理信念，并尝试用合理信念取代不合理信念。经过分析，方某意识到他之所以陷入困境，主要是因为自己的一些不合理信念，实际情况并没有他想象中的那么糟糕。每个人都有自己的优点和缺点，不能将关注点只放在缺点上，还要看到自己的优点。

根据方某的自我分析，志愿者进一步探讨其观念、情绪与人际关系，引导他寻找合适的情绪调节方式，积极改善人际关系。经过探讨，志愿者协助方某制订了具体行动计划：主动向他人打招呼，多参加集体活动，共同探讨与同学交往的方式方法。实施情况如下：

在路上遇到认识的同学主动地打招呼，或许一开始做会比较困难，那就只需要微笑、点头，待适应后开始用言语打招呼。方某反馈，第一次在路上遇到同学，犹豫了一会儿后鼓起勇气微笑着向对方打招呼，得到了对方热情的回应，让自己有了更大的勇气，慢慢地，能够主动开口并交谈几句了。经过一段时间的尝试，方某不再感觉那么孤单，人际关系也有了很大的改善。

多参加集体活动，在活动中与同学一起聊天、做游戏。方某反馈，多次与同学一起参加集体活动，一起聊天很快乐，也增进了感情。同时，在活动过程中，方某发现大家并没有因为他的普通话带有明显的家乡口音而嘲笑他，反而会让他教大家说家乡话，并且大家也一起说起了各自的家乡话，体验不同方言的文化，氛围十分融洽，方某与舍友的关系也亲密了许多。

（二）团体辅导对策

志愿者在进行团体辅导时，可以根据具体情况自由选择辅导活动。下面列举一个具体的团体辅导方案以作参考。

1. 总目标

缓解团体成员的焦虑，放松心情，帮助他们认识自我，做好未来规划。

2. 活动内容与方式

（1）热身活动。

目标：放松身心，减轻焦虑，让团体成员彼此加强了解，建立互动关系。扩大交往圈，激发个人参加团队的兴趣。

活动开始前先进行分组，3个人一组，其中2人扮演大树，1人扮演松鼠。扮演大树的成员，面对面站好，牵手围成一个圆圈；扮演松鼠的成员站在圆圈内。团体领导者扮演魔鬼，主要任务是对大家发号施令，一共有三个口令。第一个口令：魔鬼大喊"松鼠"，这个时候扮演大树的成员站在原地，扮演松鼠的成员需要离开原来的位置，重新选择新的大树，而魔鬼则趁机选择大树，进入圆圈内，最后落单的成员变成了魔鬼。第二个口令：新的魔鬼喊"大树"，这个时候扮演松鼠的成员站在原地，扮演大树的成员需要离开原来的大树搭档，重新跟别的大树组合，并围住一只松鼠，而魔鬼则迅速变成大树，也参与组合，最后落单的成员变成了魔鬼。第三个口令：新的魔鬼喊"狂风暴雨"，这个时候扮演松鼠和大树的成员全部分开，重新进行组合，角色不固定，即扮演大树的成员可以当松鼠，扮演松鼠的成员可以当大树，魔鬼快速插入队伍中，最后落单的成员成了新的魔鬼。每次听到口令后，团体成员都要迅速行动，尽力让自己不要成为最后落单的人（即魔鬼）。

（2）相识相知。

目标：让成员能在团体辅导活动中相识相知，增进彼此的了解，促进人际关系的建立，这有利于他们更快地适应新的学校环境。

首先，在团体领导者喊"两人组合"后，两人为一组，向对方介绍自己，如果有落单的成员，单独向大家进行自我介绍；全体成员随意走动，团体领导者喊"三人组合"，这时，三人为一组，并互相介绍自己，没组成队的成员依然单独向大家介绍自己。以此类推，可进行"四人组合""五人组合"等。

（3）自我认识。

目标：让团体成员进行初步的自我探索，学会自我接纳，进而能够认识别人、接纳别人。

给团体成员发放一张纸，要求大家在思考后填写以下内容："我最欣赏自己的三个地方""在过往生活中，哪个经历最让我有成就感""在我的童年生活中，最开心的一件事""我最好的三个朋友""我的优缺点有哪些（各列举三个）""如果世界末日即将到来，我最想做什么"。大家填写完毕后进行讨论交流。题目可根据团体成员的年龄、性格等有所增减，不设置固定题目。

（4）我的大学（以大学为例，根据不同阶段进行调整）。

目标：使大一新生对自己的大学生活有个初步的规划，有更明确的方向，减少迷茫感。团体成员之间互相分享、互相交流，勇于表达，树立信心。促进成员自我探索，深化自我认识，勇敢地开放、表达自己，树立自信心和勇气，以形成健康的自我形象，增强自觉的能力；了解自己，接纳自己，进而认识别人，接纳别人。

要求团体成员勾勒出自己的大学生活，绘画或文字表达均可。小组内分享后每小组选派代表在团体中进行分享，并谈一谈参加本次活动的感想，以及今后的打算。

（三）社会支持对策

家庭、学校的支持与帮助，可以有效帮助受助者解决适应问题。

从家庭层面来看，主要是帮助孩子去适应这个社会，而不是替代孩子完成任务，更不是让环境反过来迁就孩子。这就要求在日常生活中，父母对孩子应提出一些恰如其分的要求，提高其生活自理能力。建立民主的亲子关系，多观察孩子的表现，在孩子遇到困难时与其进行良好的沟通，多和孩子讨论学习、生活中的问题，共同分析原因及解决的办法，从而让其感到自己并不是在孤军奋战。

从学校层面来看，应重视新生的入学适应问题，举办专题讲座，开展多种形式的团体活动，促进学生之间的相互了解，开设心理健康教育课程；进行新生心理健康状况普查，建立新生心理档案，筛查出适应不良的学生并对其进行辅导；除此之外，还可以促进家庭教育与学校教育的和谐统一，必要时可以开设线上家长培训课程。[①]

（四）心理自助对策

志愿者也可以给受助者提供一些自助建议，让受助者更好地适应新的环境。

第一，正确认识自己，确定合理目标。受助者要学会正确认识自己，接纳自己，实事求是地分析自己的优缺点，清楚自己的兴趣爱好，结合个人实际情况确定合理的目标，找准方向并为之努力。受助者入学后之所以出现空虚、无聊和松懈心理，主要是因为目标丢失或处于理想间歇期。所以受助者一定要确立正确且切合实际的目标，如果目标定得过高，觉得目标遥不可及，慢慢地就会丧失信心，自我效能感降低；如果目标定得过低，太容易实现，则没有什么挑战性，甚至没有成就感。

第二，学会交往，积极参加社交活动。在社交活动中，受助者容易了解自己，也能了解别人，从而容易产生共感，相互沟通，建立友情。每个人都有爱与归属的需要和尊重的需要。学会爱人和被人爱，学会尊重人和被人尊重，才能与别人和谐相处，良好地适应社会环境；在人际交往过程中，要真诚、友善、虚心，懂得换位思考，站在对方的角度思考问题，注重发展良好的人际关系；空闲时间可以主动学习促进人际沟通的方法、技巧，参加一些相关讲座，提高人际交往能力、沟通能力。不要轻易给自己贴标签，如果给自己贴上"人际交往能力差"的标签，那么，在经历一些事情的打击后，很可能会逃避与他人的正常交往。[②]

第三，建立广泛的兴趣。受助者可以尝试参加各种类型的活动，如心理话剧、演讲、唱歌、舞蹈及社会公益性活动，增强适应能力。这些活动既能让受助者适当地发泄消极情绪，又能陶冶情操，升华精神生活，丰富内心世界，让自己更加成熟，心理状态更加稳定、健康。[③]

第四，学会求助。入学后，当遇到困难难以解决、感到无助的时候，要

---

① 吕怀娟，邱慧，苗新，等. 高职护生的主观幸福感水平分析 [J]. 护理学报，2010，17（6）：72-74.

② 张志强，王雅芹. 高校新生如何做好心理调适 [J]. 新课程研究（职业教育），2007（10）：77-79.

③ 王瑞利. 中等职业学校数学的适应性教学研究 [D]. 呼和浩特：内蒙古师范大学，2011.

主动寻求老师、父母和同学的帮助，也可以向校内心理咨询老师求助。有些学生可能认为只有存在心理障碍的人才去心理咨询，甚至排斥心理咨询，这种看法是有失偏颇的。其实，每个人都会在某些时候、某些方面遇到问题和挫折，消极情绪需要得到宣泄、释放，内心渴望能够被理解、被安抚。应该学会勇敢面对现实的挑战，利用一切可以利用的条件，积极主动寻求帮助，尽早走出困境。①

---

① 张志强，王雅芹. 高校新生如何做好心理调适 [J]. 新课程研究（职业教育），2007（10）：77-79.

主题9 学习策略的心理援助策略

【案例导入】

王某从小学习成绩就一直不错，直到初中，成绩都一直名列前茅，换句话说，王某做到了学习、娱乐两不误，还考上了理想的重点高中。然而，进入高中以后，情况有了一些改变。王某感觉自己的优势消失了，脑子运转速度变得越来越迟缓，甚至无法专心听课。到了晚自习的时候，她越是要求自己专心学习越是容易分心，既不能专注地看书，也不能认真思考，仿佛总有些事情在阻止她好好学习。日渐下滑的学习成绩让王某感到无比焦虑。为了改变现状，她决定每天多花一两个小时学习，然而却没什么效果，成绩依然不理想。王某刚进入高中时，成绩在班级里排名很靠前，到了高一期中考试时成绩有所下降，如今她在读高二，成绩排名退步到了第四十几名。她觉得自己已经非常努力了，学习成绩却一直不尽如人意，因此感到十分苦恼。

一、问题背景

学生在学习的能力和效率方面存在不足，原因主要是没有掌握有效的学习策略或者使用的学习方法不当。[1] 学习对于学生而言是重中之重，然而在现实生活中，像王某这样虽然投入了精力，但达不到预期效果的学生大有人在。这不仅给学生造成较大心理压力，也让老师和家长颇为困扰。可见，改进学生的学习策略，提高学生的学习效率是非常迫切又意义深远的课题，在志愿

---

[1] 赵蒙成. 一部闪烁新观点的创新之作：读《中小学生学科学习策略的诊断与培育》有感 [J]. 中国教育科学（中英文），2020，3（5）：142 – 143.

服务中，具有很强的普遍性和实用性。

二、心理解析

在分析学生的学习心理前，志愿者要先了解有关学习策略的概念及内容。学习策略是指在学习活动中，学生为了能达到相应的学习目标而运用的方法、技巧、规则以及调控方式的综合，是学生有目的、有意识地制定出来的与学习过程有关的复杂方案。[①] 学习策略有两个维度，可以是内隐的规则系统，也可以是外显的操作程序、步骤。学习策略的核心要点主要包括：针对学习过程；主要的组成部分是规则与技能；是有效学习所不可或缺的；学习者主动运用；使用的目的是实现相应的学习目标；特点是可操作、内隐性。

从概念上讲，学习策略包括认知策略、元认知策略和资源管理策略。其中，认知策略即信息加工的方法和技术，可以促使学生从记忆里提取信息；元认知策略是对自我认知的认知策略，包括对自己的认知过程的直觉与控制，可以促使学生调整自身的学习过程；资源管理策略是管理环境、资源的策略，与学习动机有关，促进学生适应环境以满足自身需要。[②]

那么，究竟是什么因素导致了学生学习策略的不同呢？其中，学生的智力水平、年龄大小、个性、语言潜力、态度、动机等是造成其学习效果差异的主要原因，同时这些因素也是学习策略差异化的根源。从外部因素考虑，教学方式、环境会影响学生的学习策略。[③]

1. 学生本身的因素

随着学生年龄的增长以及经历、知识等因素的不断增加，其认知策略会不断得到改进与提升，进而促使其学习策略的提升。学生在这个过程中懂得了怎么学习、记忆，并进行更多的反省思考。学习策略的提升还与自我监控学习有关，自我监控主要包括隐蔽和外显两个过程，隐蔽过程是对认知、情绪和动机的监控，是对内在心理因素的调节控制过程，外显过程包括对环境中的人物与事物进行控制，即对外部环境因素进行调节与控制的过程。

---

① 刘电芝，黄希庭. 学习策略研究概述 [J]. 教育研究，2002，23（2）：78－82.
② 刘园园. 学习策略培养的研究 [J]. 课程教育研究，2014（24）：66－68.
③ 王晓芳，徐萍. 影响英语学习策略的因素及对策 [J]. 科技信息（科学教研），2007（27）：517－518.

2. 教师、教学等外部因素

根据社会认知理论的观点,经验指导、言语说服、模仿学习、社会性援助、环境结构等是环境因素中的关键因素。其中,经验指导是一个人从成功的经历中获得的描述性的知识,能提高自身的自我效能感,其所获得的自我效能感能决定一个人对活动的选择及对该活动的坚持性;模仿学习是指学生通过观察他人有效的自我调节策略过程而改善自身的自我效能感;社会性援助是指学生向身边的父母、老师、同伴等人求助,援助的方式主要包括身体示范、文字信息、身体协助等。

三、援助方法

学习策略应以"学会学习"为核心,对学生进行学习策略的教学与辅导具有重大意义。

(一) 个体辅导对策

为了让来访者"学会学习",个体辅导采用"来访者中心疗法",即从来访者本身出发,挖掘来访者身上自我完善与自我实现的潜能,在解决来访者的心理困扰的同时,协助他们进行自我探索、自我成长与自我实现。对来访者的认知调整可以帮助其缓解焦虑过度的情绪状态,使其意识到学习效率低下的原因。同时,对于父母的愧疚感也是影响王某学习的一个重要因素,志愿者需要引导其转换角度看问题,对实践的引导要注重计划性与系统性,才能更好地开展个体辅导工作。

下面以王某的例子具体说明该如何进行个体辅导。

首先,志愿者应该用真诚、尊重与温暖的态度对待每一位来访者,称赞他们有上进的决心以及有求助的勇气,并且表露志愿者会给他们真诚友好的帮助。对于心理咨询的方法,志愿者主要采用"来访者中心疗法",围绕来访者这一中心,并坚信来访者具有自我完善与自我实现的潜能。志愿者要解决的不仅是来访者心理上的困扰,更关键的是要协助他们进行自我探索、自我成长、自我实现,培养他们的自我概念,让他们能够在今后的人生中自立自强，独立解决各种各样的问题。①

　　其次，对来访者的学习行为障碍形成的原因进行分析，王某主要是因为不合理信念和对父母的愧疚感产生了压力。认知调整是行为训练的基础，从本质上讲，心理问题是一个认识的问题，志愿者需要协助王某不断认识并且调整自身的不合理信念，以及调整认知模式，进而缓解王某焦虑过度、疲惫过度的状态。志愿者在与王某的谈话中引导她认识到使自己过度焦虑和疲劳的不合理信念：只要付出努力就必须成功。志愿者对其不合理信念进行探讨，让其明白即便非常努力，也不一定能够获得成功，过分的要求只会让自己束手束脚，产生巨大心理压力。志愿者需要让王某意识到如果给自己施加的压力过大，不仅不会激发学习动力，相反还会降低学习效率。

　　王某虽然认识到压力太大具有负面效应，但对父母的愧疚感仍然是一个让其无法纾解的心理压力。此时志愿者要对她进行疏导，让她明白家庭中产生的问题需要每个家庭成员共同担当，不要一味地将责任揽在自己身上，认为父母的辛苦都是自己的错，从而产生过分自责的心理，可以用其他方式报答父母，志愿者引导王某学会给自己减压，提高学习成绩。在对王某进行心理疏导后，她对父母的羞愧感逐步转换为学习动力。

　　最后，志愿者需要意识到只调整认知是不够的。志愿者应有计划地、系统地教授王某学习方法，循序渐进地给予指导。如果在与王某的谈话中了解到其学习动机强烈，且认为"只要努力就肯定会获得好的学习成绩"，志愿者需要尽量缓解王某的焦虑，培养其学习的信心，不要背负太大的心理压力，应该放平心态，学会制订学习计划，对每个科目查缺补漏，思考学习方法是否有效，注重学习过程，而不是把注意力放在学习结果上。针对王某注意力难以集中的问题，志愿者建议其锻炼和增强学习注意力。同时，用脑要科学，注意松弛有度，劳逸结合，一旦感觉疲劳，应该适当休息或者做不那么费脑的工作。在此阶段后，王某反馈自己的学习逐渐回归到正轨，自己学会了科学制订学习计划，并且一一执行下来，学习成绩逐渐得到了提高。

（二）团体辅导对策

　　团体辅导能在团体情境下促使个体在交流中观察、学习和体验相应的学

---

① 戎颖红. 中学生学习心理问题及其辅导策略［J］. 安庆师范学院学报（社会科学版），2009（12）：3.

习策略，下面列举一个相关的团体辅导方案。

1. 总目标

促使团体成员更有效地利用资源，进而提高学习效率。

2. 活动内容与方式

（1）学习时间的管理。

目标：体验时间的紧迫性与合理规划的重要性，激发团体成员进行时间管理。

①扮时钟。

选择面积比较大的墙壁或者白板，在上面画出一个时钟模型，将时钟的刻度分别标出；让三人分饰秒针、分针与时针，三人手中拿着长短不一的木棍或其他可以代表指针的道具，在时钟面前排一列纵队（扮演者要背对墙壁或者白板，且看不到时钟模型）；团体领导者任意说出一个时刻，要求三人迅速利用工具指示正确的位置，反应慢的或指示出错的人要接受惩罚。该活动的目的是训练扮演者的判断能力与反应能力。

②撕纸条游戏。

为每位成员准备一张细长的纸条，假如一个人能活到 80 岁，纸条上一个刻度为一年，80 个刻度代表着人的一生。团体领导者请团体成员开始回忆，每回忆完一个年龄段，便撕去纸条上相应的刻度。撕完了"过去"，再请团体成员撕出一个"将来"：给自己设定一个"独立时限"，如计划什么时候拥有自己的家庭和一份喜爱的事业，然后将"独立时限"之后的纸条撕去，如"每天有三分之一的时间在睡觉，所以要再撕去三分之一""每天还要有最起码的娱乐休闲时间，不然生活太无趣了"，直至撕光纸条。

（2）学习努力的管理。

目标：通过职业生涯幻游，希望能投射出团体成员心目中的理想职业，设定自己的目标，从而能更加努力地学习。通过击鼓，希望团体成员明白无论别人如何看待，无论有多艰辛，在实现目标的过程中都应做到勇往直前。

①职业生涯幻游。

职业生涯幻游指导语：尽可能放松，使自己能舒服地坐在椅子上（或躺在地上）。现在，闭上眼睛并完全放松自己，舒缓你的呼吸，……看看身体还有哪些地方紧张，有的话，请放松、放松、放松。现在，请你想象自己经由时空旅行来到未来 20 年后，20 年后的世界……在 20 年后的某一日……新的一天，而你刚醒来，几点了？你在哪儿？你听到什么？……闻到什么？你还感觉到什么？有任何人与你一起吗？……谁？现在，你已起床了。下一步要做些什么？你正在穿衣服，请注意，你穿的是什么？一旦你穿上了，你要做些什么？你的情绪如何？你意识到什么？现在，你正要去哪里？回头看时，你刚才离开的地方像什么？……（暂停）……你上路了，坐什么交通工具？……（暂停）……有人和你在一起吗？……谁呢？……（暂停）……当你走时，注意周遭的一切，……（暂停）……后来你到了目的地……（暂停）……你在何方？……这地方像什么？……（暂停）……对，在这儿，你又意识到什么？……（暂停）……在这儿，你要做什么？……（暂停）……旁边有人吗？……有的话，与你是什么关系？……（暂停）……你要在这儿逗留多久？……（暂停）……今天你还想去别的地方吗？……（暂停）……在这一天中，还想做什么？……（暂停）……现在，你回家了，今天是什么日子？……（暂停）……到家时，有人欢迎你吗？……（暂停）……回家的感觉又是如何？……（暂停）……既然到家了，最想做的是什么？……（暂停）……你会与别人分享你做的事吗？……（暂停）……你已准备去睡了……（暂停）……回想这一天，你感觉如何？……（暂停）……你希望明天也是如此吗？……（暂停）……你对这种生活的感觉究竟如何？……（暂停）……过一会儿，我将要求你回到现在，回到学校及教室来……好了，你回来了……开始看看周遭的一切，欢迎你旅游归来，用文字或者画画的方式记录下你的旅行，如果喜欢的话，可以分享你的经历。

②击鼓。

将一个鼓置于活动室的最后面，挑选一名团体成员蒙着眼睛从活动室的最前面走到最后面，主要任务是拿着鼓槌敲到鼓。在这个过程中其他成员可以设置障碍。

（3）学习心境的管理——考试焦虑。

目标：帮助团体成员正视焦虑，放下以往失败的不良体验，轻装上阵，调整放松。

①正视焦虑。

让团体成员闭上眼睛，在右手上放一支笔，看自己能坚持多长时间，如果感到没法坚持了，则保持手的姿势不动，慢慢地睁开双眼，会发现右手的位置比左手要高。但如果再在右手上放更重的东西，那么右手可能就会支撑不住了。适度的压力能让右手举得更高，能让考试成绩更好，而过大的压力和焦虑则会让人不堪重负。随后志愿者向团体成员介绍心理学的研究，说明适度的考试焦虑对于学习成绩的提升是有促进作用的，因为适当的压力能够提高团体成员的学习效率，但太高或太低的压力水平都不利于真实水平的发挥。因此，在考试焦虑的辅导上主要是让团体成员正视考试焦虑，将其调整到适度水平。

②越障游戏。

选取团体成员完成越障任务，他们可以用心记住障碍的位置，然后用布蒙住眼睛，从活动室的前面走到后面。在这个过程中，其他成员悄悄移除这些障碍，但是完成越障任务的成员并不知道这些障碍已经被移除，动作显得小心翼翼。

③放松训练。

A. 呼吸法。

在椅子上舒服地坐着，微闭双眼，将心中的杂念慢慢清空，集中意念，接着进行胸腹式呼吸练习。关键点：让空气从鼻孔中慢慢吸入，使得腹部慢慢胀起来，吸够气后，用鼻孔和嘴巴慢慢将气体呼出，重复练习三到五次。团体成员在考试时如果过于紧张可以使用该方法。

B. 冥想法。

选择一个自己觉得舒适的坐姿，平静地回忆曾经发生过的、让自己感到最愉快的事情，尽量回忆得具体、生动、形象，然后舒服、愉悦地享受这段冥想。这一方法可以用于考前放松，只要找到一个安静的角落，站着或是坐着都可以。

C. 肌肉松弛法。

在座位上舒适、放松地坐着，将头脑中的杂念排除，集中意念，双眼微闭，从头到脚进行放松训练，即通过言语（自我暗示）使头部、颈部、肩部、胸部、背部、双臂、腰部、腿部、下肢的肌肉群逐步地交替进行紧张—保持—放松活动。一般肌肉紧张收缩后保持 10 秒，逐步放松 20 秒后，再进行一次该活动。

（三）社会支持对策

在学校培养学习策略的方法主要有两种：嵌入式策略教学和独立式策略教学。嵌入式策略教学是指在各种学科的教学中嵌入学习策略的教学，在语言教学中开展学习策略的培训，将学习策略与课堂教学相结合，这是训练学习策略最主要的方式。独立式策略教学就是在语言教学之外单独进行学习策略的教学活动，即定期进行独立的学习策略训练活动。同时，学校可开设专门的课程，对学生进行学习策略培训，让学生了解这些学习策略的价值与适用情况，可以通过具体情境进行指导和操作训练，也可以开展相关的小组会议让学生对学习策略进行讨论交流。

为了把学生对学科知识的学习和对学习策略的学习运用结合起来，在学科策略学习过程中进行通用策略的学习，可以借鉴下面方式：

（1）在学科知识教学中结合学科知识向学生传授学习策略，进行通用学习策略和学科学习策略的指导。

（2）学科教学过程中可以渗透元认知训练，培养自我监控与觉察的能力。

（3）针对具体的学习材料、学习过程，给学生展示元认知训练的"自我提问引导单"，引导学生依据该提问单对自己提出各种问题，在这个过程中实现对学生策略应用的引导，促进学生对学习策略的巩固与内化。

（4）结合问题解决与知识学习，在这个过程中引导学生进行出声式思维训练，大声地复述自己的思路，进而达到强化策略运用与训练问题解决思路的目的。

（5）教师采用举例示范的方式向学生讲解解决问题的策略与思路，引导学生运用学习策略。

（6）创设问题解决的情境，在情境中对学生进行问题解决的一般性思维策略和学科特殊思维策略的训练。

（7）引导学生在具体的情境中讨论如何有效地进行学习和思考。

（8）改进课堂教学模式，采用促进学生策略性学习和自主创新学习的新型教学模式。

另外，对于情况比较特殊的学生，如个别的后进生、有学习障碍的学生、在学习策略使用上有困难或者有偏差的学生进行个别辅导时可以采用的措施有：

（1）对学生进行个别补课；

（2）在专门的心理辅导室进行个体辅导；

（3）建立个案并进行跟踪矫正工作。

（四）心理自助对策

志愿者可以给学生提供一些自助的建议，让他们更好地解决自己的问题，从而提高学习策略。

第一，自我训练法。主要包括：①自我提问。一是根据创设的问题情境和"自我提问引导单"，对自身的认知过程和整个学习的过程进行自我监控训练；二是为了训练问题解决与思维的策略，在解题时根据学科的特殊学习策略进行自我提问。②自我反省。主要是通过写学习日记、学习心得以及开展经验交流会，学生可以对某个时间段的学习情况进行回顾、评价、反省以及总结。③自我检查与修正。主要包括对作业中的解题思路进行检查以及对所使用的学习策略的有效性进行检查。[①]

第二，自我动力调节。通过激发学习动机，即学科知识学习动机和学习策略的学习动机，提升学生的学习热情、学习兴趣、学习毅力以及自我效能感，或者进行正确归因的相关训练，进而增强学生对学习策略的监控与调节能力。

---

① 郭铁成．学习策略教学与指导的理论建构［J］．中小学教师培训，2002（10）：38－40.

主题 10 提高注意力的心理援助策略

【案例导入】

小龙是一名初二学生，平时除了学习，基本上不用帮忙做家务，每天晚上可以玩一个小时游戏，学习成绩在班里还算不错。爸爸妈妈考虑到小龙快升读初三，功课比较紧张，就把他玩游戏的时间压缩为周末的两个小时。小龙对此有点不高兴，觉得周一到周五的日子总是特别难熬。妈妈晚上偶尔进去小龙房间时，发现他喜欢戴着耳机边听音乐边做作业，还时不时拿出手机玩一下。这样拖拖拉拉的，常常要到晚上 11 点之后才能完成作业。开家长会的时候，班主任也跟小龙妈妈反映，小龙上课经常走神，写作业拖拉，考试经常因为马虎而丢分，学习成绩明显下降。爸爸妈妈多次跟小龙聊过这个问题，小龙也希望努力改正，但是效果并不好，他非常渴望获得专业的帮助。

一、问题背景

上课注意力不集中，写作业拖拉，考试因马虎而出错，是孩子最常见的学习问题之一。注意力缺失的孩子通常马马虎虎、错误百出或处理不好事情；行为缺乏计划，考虑不周，随意插话，无法等待，不注意听讲。这类孩子不能把注意力集中在固定的目标上，很容易对身边的事物失去兴趣，转而寻找下一个更有趣的事物，从而无法完成任务。

注意力不集中，可能属于严重的注意缺陷多动障碍，即通常所说的多动症（ADHD），也可能是较不严重的注意力缺失。注意缺陷多动障碍是一类在儿童期常见的心理障碍，表现为与年龄和发育水平不相称的注意力不集中和注意时间短暂、活动过度和冲动，常常伴有学习困难、品行障碍和适应不良。

根据美国《心理异常诊断与统计手册》的数据，多动症的发病率为 3% ~ 5%。不过也有实证研究发现，可能达到 6.3% ~ 6.7%。大约 50% 的儿童 ADHD 患者在成年期得到缓解，但是大多数多动症患者表现出儿童期和青年期之间的波动症状。①

没有达到多动症的临床诊断标准，但在心理评定量表中检测出有注意力缺失的中小学生比率比较高。如根据康纳尔（Conner）教师评定量表的调查，16% 的学生存在多动问题，18.8% 的学生存在不专注的问题，10% ~ 40% 的学生存在一定程度的注意力缺失，而几乎百分之百的学生曾出现过因马虎或丢三落四而导致考试丢分的情况。然而，在中小学生中有不少人表现出 ADHD 的症状，但在临床上并达到 ADHD 诊断标准，这类学生的筛查与干预几乎是个盲区，这就是亚临床 ADHD 群体。② 与正常儿童相比，亚临床 ADHD 儿童表现出更高的与其他疾患共病的概率，更容易罹患对立—违抗障碍、品行障碍、情绪障碍、焦虑障碍等内化及外化性行为问题。③ 此外，有研究发现亚临床 ADHD 儿童的认知功能存在缺陷，④ 与正常儿童相比，亚临床 ADHD 儿童在学业上的表现成绩较低，而且留级的风险较高。⑤ 亚临床 ADHD 症状升高，夜间学习能力下降。⑥ 亚临床 ADHD 儿童的社会适应水平与正常儿童相比较低，表现出更多的社会问题。⑦ 亚临床 ADHD 个体吸烟、酒精滥用与药物滥

① M H SIBLEY, L E ARNOLD, J M SWANSON, et, al. Variable patterns of remission from ADHD in the multimodal treatment study of ADHD [J]. The American journal of psychiatry, 2022, 179 (2): 142 - 151.

② S C CHO, B N KIM, J W KIM, et, al. Full syndrome and subthreshold attention-deficit/hyperactivity disorder in a Korean community sample: comorbidity and temperament findings [J]. European child&adolescent psychiatry, 2009, 18 (7): 447 - 457.

③ S C CHO, B N KIM, J W KIM, et, al. Full syndrome and subthreshold attention-deficit/hyperactivity disorder in a Korean community sample: comorbidity and temperament findings [J]. European child&adolescent psychiatry, 2009, 18 (7): 447 - 457.

④ S B Hong, D Dwyer, J W Kim, et, al. Subthreshold attention-deficit/hyperactivity disorder is associated with functional impairments across domains: a comprehensive analysis in a large-scale community study [J]. European child&adolescent psychiatry, 2014, 23 (8): 627 - 636.

⑤ R Bussing, D M Mason, L Bell, et, al. Adolescent outcomes of childhood attention-deficit/hyperactivity disorder in a diverse community sample [J]. Journal of the American academy of child and adolescent psychiatry, 2010, 49 (6): 595 - 605.

⑥ ILONA MERIKANTO, LIISA KUULA, TOMMI MAKKONEN, et, al. ADHD symptoms are associated with decreased activity of fast sleep spindles and poorer procedural overnight learning during adolescence [J]. Neurobiology of learning and memory, 2019 (157): 106 - 113.

⑦ S B Hong, D Dwyer, J W Kim, et, al. Subthreshold attention-deficit/hyperactivity disorder is associated with functional impairments across domains: a comprehensive analysis in a large-scale community study [J]. European child&adolescent psychiatry, 2014, 23 (8): 627 - 636.

用等风险行为也更多。研究分析发现，亚临床 ADHD 的平均患病率约为 17.7%，而且亚临床 ADHD 儿童所表现出来的缺陷与在 ADHD 儿童中观察到的缺陷有高度的一致性。[①] 亚临床 ADHD 虽然症状严重程度未达诊断水平，但是对儿童的长期心理发展具有很大的损害。

可见，如何提高儿童的专注力，是一个非常迫切又意义深远的课题。在志愿服务中，具有很强的普遍性和实用性。

二、心理解析

（一）注意的分类和性质

心理学上将注意分为无意注意和有意注意。无意注意是没有预定目的，不需要付出意志努力就能维持的注意，又叫不随意注意。有意注意是有预定目的的，需要付出一定意志努力才能维持的注意，又叫随意注意。[②] 新颖的、强度大的、鲜明对比的和变化运动的刺激可以引起无意注意。而上课时认真听讲，是意志努力的结果，是有意注意。有意注意和无意注意可以相互转化，例如突然有人进入教室，其产生的声音引起了你的无意注意，结果你发现进来的不是你的同学，而是老师，这就需要你马上做好相关的上课准备，比如拿出课本和笔记本，这时无意注意就转化为有意注意。刚开始学骑自行车时，你要全神贯注，这是有意注意，慢慢地，掌握了骑车的技巧，那么骑车动作就自然而然了，这就转化为无意注意。

注意的广度是指在同一时间内，意识所能清楚地把握的对象的数量。一般地，注意广度是 7 ± 2，也就是 $5 \sim 9$ 个项目。注意广度随着任务难度、躯体状态不同而不同。

注意的稳定性是指注意可以在指定的注意对象上稳定地保持多长时间的特性。维持的时间越长，注意越稳定。在注意稳定的条件下，感受性也会发生周期性变化的现象，这叫作注意的起伏或注意的动摇。

注意的转移与注意的分配是另外两个概念。注意转移是根据任务，注意

① A MKirova，C Kelberman，B Storch，et，al. Are subsyndromal manifestations of attention deficit hyperactivity disorder morbid in children? A systematic qualitative review of the literature with meta-analysis ［J］. Psychiatry research-neuroimaging，2019（274）：75 – 90.

② 彭聃龄. 普通心理学 ［M］.5 版. 北京：北京师范大学出版社，2019.

从前一种对象转移到后一种对象上去的现象。注意分配是指在同一时间内，把注意指向不同的对象。有研究认为，注意分配其实是快速的注意任务切换，从一个任务迅速跳转到另一个任务。

而我们所关心的，更多与"分心"这个词有关。分心也叫注意的分散，是和注意的稳定性相反的注意品质。注意的分散是指注意被无关的对象吸引，离开了心理活动所要指向的对象。做事三心二意，效率低下，是一种不良的注意现象，应当加以克服。

（二）注意缺陷的原因和干预思路

注意缺陷多动障碍，俗称多动症，表现为与年龄和发育水平不相称的注意力不集中和注意时间短暂、活动过度和冲动的综合症状，常伴有学习困难、品行障碍和适应不良。[①] 德国神经科医生霍夫曼于1845年描述了儿童注意力缺陷的问题，后来该问题得到了广泛深入的研究，目前对其病因和干预方法已有较深入的发现和较多的成果。

导致儿童注意缺陷的原因有很多，包括遗传、出生前后的环境、家庭和心理因素等。研究表明，注意缺陷问题平均遗传度约为76%。母亲吸烟和饮酒、患儿早产、产后出现缺氧性脑病、病毒感染、脑膜炎、头部损伤、黄疸毒素和药物等因素均与注意缺陷有关。

对于相对不严重的注意缺陷，如本专题中小龙的问题，则主要与家庭因素和心理因素有关，如父母管教过严、父母关系不和、父母性格不良、家庭经济困难等。

注意缺陷病理因素主要涉及大脑内神经化学递质失衡，如多巴胺和去甲肾上腺素功能低下，神经递质在突触信号传递效率下降。结构磁共振成像发现患者额叶发育异常和双侧尾状核头端不对称。功能性磁共振成像还发现多动症患者额叶功能低下，基底节区、前扣带回皮质、小脑等部位激活水平较低。

所以有关注意力问题可以分为两个层次：一是医学性质的注意缺陷多动障碍；二是教育性质的注意力不集中。

第一类问题主要采用药物干预和行为治疗相结合的方法，如利他林和托

---

① 范丽恒. 媒体最早接触年龄与4—7岁儿童注意缺陷多动障碍的关系［J］. 河南大学学报（社会科学版），2021，61（4）：138－144.

莫西汀在临床上被证明可以显著提升注意力。药物治疗结合行为治疗，可以获得稳定的效果。感觉统合训练、生物反馈疗法等的干预效果存在争议，这类问题需求助医生，志愿者能识别问题的性质并作出求医建议即可。

第二类问题的干预主要采用认知训练和行为干预相结合的方法。通过各种需要集中注意力的任务，培养青少年专注的习惯，对于好的表现给予奖励，不好的表现给予一定的惩罚。同时可以采用个别辅导、团体辅导和自我训练等多种对策。

三、援助方法

（一）个体辅导对策

下面针对小龙的具体案例来说明，应该如何通过个体心理辅导提升学生的注意力。

学生学习走神，不专心听课、写作业，学习效率下降，学习效果不佳等是很多家长和老师头疼的问题。对此，老师和家长都尝试使用各种方法让学生保持学习的注意力。比如，有的老师上课使用多媒体教室，试图用多样化教学方式的刺激来吸引学生；有的老师把注意力容易转移的学生调到前排坐，希望在老师的眼皮子底下，这些学生能够乖乖听讲等。在家里，家长更是各出奇招，有的家长会时不时走到孩子的房间，督促孩子学习；有的家长会许诺如果孩子专注学习，就会给予奖励；有的家长甚至雇了家教老师，名义上是辅导孩子学习，实际上就是"看住"孩子。虽然方法多种多样，但都只能起到一时的作用，效果却维持不了多久。

在跟小龙父母了解了小龙的情况之后，志愿者单独与小龙进行了面谈。据小龙反映，他明白学习很重要，但是不知道为什么就是很难集中精力投入其中。就好像一直都学不完知识一样，每天都有做不完的题目，他有时甚至觉得学习很难受，一点都不想开始学习。

第一步，志愿者让小龙描述他在学校上课以及在家里做作业的情景，看看小龙都有哪些行为反应。记录下小龙自己描述的行为以及小龙的老师、父母观察到的行为。

第二步，和小龙一起制定接下来一个月的学习目标，请小龙将目标写下来，并一起分析要达到这些目标需要作出什么努力。志愿者请小龙把学习科目按照"觉得最喜欢最有兴趣"到"觉得最困难最不喜欢"的顺序排列出来。志愿者告诉小龙，这就像一场夺宝游戏，要想取得好成绩，即使是自己的弱项也不能落下。志愿者建议小龙，可以将有兴趣的和没有兴趣的科目搭配进行学习。

第三步，让小龙根据学习目标制订每日学习计划，把时间分配好并罗列出来。小龙希望每天晚上七点开始做作业，每做半个小时可以休息10分钟，休息时间他可以选择做任何喜欢的事情。最后他希望每天做完作业之后，能够像原来那样玩一个小时的电子游戏。志愿者接纳了小龙的想法，也请小龙遵守承诺，并请其父母监督；而且为了保证第二天的精神状态，小龙应在每天晚上10点半前洗漱睡觉。如果小龙能够遵守承诺并完成作业，那么可以把玩电子游戏作为奖励，同时也请小龙的父母静静地观察，不对小龙作任何打扰。

一周之后，小龙和他的父母再次来到咨询室。据小龙的反映，因为有电子游戏作为奖励，自己希望能尽快做好作业，分心的次数少了。但是，小龙妈妈反映他还是喜欢边听音乐边写作业，只是分心次数有所减少。志愿者提醒小龙的父母，将这种方案继续坚持一段时间。

对于孩子喜欢玩电子游戏这个问题，很多家长和小龙的父母一样，认为这是百害而无一利的，甚至阻止孩子玩电子游戏。实际上，只要程度适当，电子游戏对孩子的反应灵活性、思维发散性的形成是有所助益的。志愿者建议小龙父母不要过于强硬地剥夺孩子喜好，可以与孩子商量，并在时间上加以限制。

在坚持了两个月之后，小龙的情况明显有所改善，慢慢建立了对学习的兴趣，渐渐将学习的强化由外部强化转为内部强化，对电子游戏的依赖程度有所下降。

（二）团体辅导对策

当志愿者同时面对很多需要提升注意力的受助者时，可以考虑采用一些团体活动或者游戏。有些活动可以同时进行，有些活动可以让受助者相互配合进行。如志愿者可以找一篇有关"花"和"雨"的歌词，在朗诵的过程中，要求女生一听到"花"字就站起来再坐下去，要求男生一听到"雨"字就站起来再坐下去。如果谁做错了就要表演节目。如采用下面这段歌词：

如果花儿没有雨，要如何洗尽委屈；如果雨后没有阳光，要如何妆扮它的脸庞；我不像风，任性放荡不羁；我不像云，飘移捉摸不定；我只是天上的雨，洒落大地；将你的忧郁随大江东去；花和雨妩媚又多情；只见它迎风摇曳娇艳欲滴；顾影难自弃，红颜怕薄命；怎堪那花瓣坠落和雨化为泥；花和雨美丽又凄迷；分不清天上洒落是泪还是雨；串起又散去，像断线珠璃；怎堪那落花有意流水却无情。

在团体活动中，志愿者也可以采用反向指令的方法。如在队列中，团体领导者喊"向右转"，要求大家向左转；喊"向后转"，要求大家向前不动；喊"向前看"，则要求大家向后转。诸如此类活动，可以提高受助者行为控制能力。

（三）社会支持对策

家长的支持和陪伴对提升孩子的注意力具有重要作用，下面这些建议有助于通过家长的行为来提升孩子的注意力。

第一，和孩子建立良性关系。良好的关系是改变不良行为的基础，因为只有这样，当家长提出与孩子不一致的观点时，孩子仍然能够接纳并认为家长跟自己是在同一阵营的，是支持自己的，而不是对立的。

第二，要给孩子树立一个好榜样。当孩子需要认真完成作业时，家长可以选择跟孩子一起学习，比如看报纸、整理账单等。当然这得取得孩子的同意。家长要仔细想想，造成孩子注意力涣散的因素中，是否也有自己的原因。甚至很多家长并未意识到，不仅仅是孩子注意力不集中，即使是成年人也有这方面的问题。如果自己在孩子学习时，时而接听电话，时而和邻居聊天，时而询问孩子的学习情况，孩子又如何能专心致志地学习呢？

第三，在不造成孩子分心的情况下对孩子进行奖励。相信不少家长和小龙的妈妈一样，会时不时踏入孩子学习的地方，观察孩子的学习情况，并叮嘱上一两句，有时还会给孩子送送点心和茶水。正确的做法应该是安静地观察孩子的学习，当孩子中途休息时适当给予鼓励，抓住恰当的时机进行鼓励会事半功倍。这是一种行为强化，强化的效果与强化的时机是紧密联系的。事实上，很多家长都是在孩子分心的时候才会来到孩子身边不停地鼓励，这样不经意间反而强化了孩子的分心行为，因为在孩子分心时，家长就会及时到来，久而久之，孩子会不自觉地增加不专注学习行为来吸引家长的注意。

第四，中途休息是必要的。连续的学习就像在高速公路上飞驰的汽车，时间一久难免注意力分散。疲惫的司机进入中途休息区打个小盹，喝杯热茶，活动活动麻痹的四肢，才能精神抖擞地重新启程。学校为什么设置每节课45分钟后会有10分钟的课间休息，而不是连着不间断上几节课，也是一样道理。学习了一段时间，孩子感到有些疲惫的时候，可以听听歌或者吃点零食、运动一下，这些都是有效的放松。不过休息要把握好时间，比如定好休息10分钟，那么10分钟后就一定要重新回到学习状态中，不然就是一种逃避了。

第五，让孩子自己制定目标。集中注意力学习并不是一件枯燥乏味的事情，它也可以是一种游戏。而这种游戏的规则，应由孩子来制定。如果孩子学习时东张西望，此时训斥孩子显然不是一个好方法，它会让孩子觉得与父母之间的关系是对抗的，下次孩子会想出其他办法来逃避，不让父母发现。如果换种方法，让孩子自己制定学习目标，比如晚上六点半到九点要完成所有的作业，这段时间可分成三小段，每小段之间休息10分钟，在休息时间孩子可以做自己喜欢的事情。跟孩子一起制定每天或者整个月、整个学期的学习目标，并请孩子记录下来。如果孩子的学习目标进展顺利，家长就要及时鼓励，让孩子明白自己的努力是有效的；如果不顺利，要告诉孩子这是正常的，并和孩子一起重新制定目标。

（四）心理自助对策

志愿者可以给受助者提供一些自助的建议，让受助者更好地解决自己的问题，掌控好自己的注意力：

技巧一：心理预热。心理预热有助于人在重要场合下快速进入专注状态。比如参加演讲、面对一次重要考试、在会议中发言等，受助者可以在前几周反复练习，想象一下到时可能出现的感受、想法以及行动。心理预热要在身体放松的状态下进行，可以使用想象放松、肌肉放松等方法，最重要的是该方法适合自己。

技巧二：多类型任务交替。试想一下，如果让受助者做喜欢的手工创作，一开始可能会兴致勃勃、全神贯注。如果过了很长一段时间，感到累了，这时仍要继续创作，受助者是不是开始心不在焉，注意力分散，创作效率越来越低？即使对任务十分感兴趣，做久了也会疲劳，这时就需要换一种不同类型的任务，比如游泳、跑步。这样，就好像又精神百倍，一点也不疲惫了。中学生的学习适宜文理穿插，做累了物理题就背背英语单词，学习中也包含了放松，这对提高学习效率是一个明智之选。

技巧三：列出任务清单。任务不同于目标，是有时间限制的具体可操作事件，也可认为是接近目标的阶梯。受助者也许会说，已经尝试过了任务清单的方法，列了满满一张纸，但是到头来发现完成的却没有几件。所以，这里要指出的是，清单上的任务不要超过三个，而且这三个任务是对受助者自身有意义并且必须去完成的。此外，任务清单的时间跨度不能太大，否则容易造成拖延，最好是一天或者半天。受助者可以将任务清单列在一张方便携带和查看的便条贴上，而不是记在厚重的本子里。当受助者完成三个任务时，可以换一张便条贴，设定新的任务，这样受助者的成就感更高，离目标也更近了。

技巧四：有意识地调节注意力水平。耶克斯－多德森定律中描绘了倒 U 形曲线，指出绩效随着唤醒水平的增加而增加，但到达某一最高点后，唤醒水平继续增加并不能使绩效提高，反而会使其降低。注意力与刺激水平的关系与此相似，刺激缺乏或者过度刺激时的注意力水平都是很低的，在曲线的中心刺激水平恰到好处，这时注意力处于最佳状态。

主题 11 不良情绪的心理援助策略

【案例导入】

琳琳是一名性格内向的高三学生。因为父母工作调动的关系，琳琳跟着父母搬到新城市生活。琳琳所在的高中在市里还算不错，学习氛围很好。琳琳聪明好学，一直是班里的学习委员，自己也很注重学习成绩。琳琳觉得，只要自己学习不落后，就能融入新集体。琳琳想要参加大学的保送考试，所以每天都在认真复习备考，但在考试的前夕突然失眠了。琳琳觉得自己总是静不下心学习，情绪紧张，脾气暴躁，因此经常与同学发生争执，和同学的关系闹得很僵。周末回家也会因为一些小事跟父母争吵，关在房间里赌气不吃饭。父母对此非常担心，便向班主任求助。在老师的建议下，经过父母的耐心劝导，琳琳自己要求接受心理辅导。

一、问题背景

在我国，高中阶段的学生由于面临升学和择业的压力，容易出现身心矛盾多、情绪不稳定的情况。高中生的不良情绪有着不同于其他阶段的特点。有研究表明，高中生的心理健康水平介于初中生和大学生之间，健康水平随着学业难度的逐渐提高而慢慢下降。同时，女生的情绪稳定性相较于男生更弱，女生存在更多焦虑、抑郁等不良情绪。在高中阶段，学生的焦虑、抑郁、孤独、敌对和恐惧这五种不良情绪状态都处于中等程度，并且随着年龄的增长呈现缓慢上升的趋势。[①]

---

① 刘慧娟，张璟. 高中生不良情绪状态的特点研究 [J]. 心理发展与教育，2002，18（2）：60–63.

备考压力下产生的焦虑情绪在学生中并不少见，有的人能够自我调适，使自己的焦虑保持在一个适当的水平以唤起躯体应对考试的最佳状态，所以备考焦虑不一定是坏事。但是备考焦虑也会引起多种情绪问题，就像本案例中的琳琳，备考的焦虑已经使她难以管理各种不良情绪，使学习生活偏离了正常的轨道。如果一个人长期处于焦虑的情绪状态中，内心会被不安、恐惧、烦恼所束缚，行为上出现退避、消沉、冷漠的现象，而且由于目标无法达成，会更加懊悔自责。

当一个人产生了某种情绪体验，无法通过自我调整和自我控制来减少和消除不利影响，只能任其自由发展并伴随自己的生活和学习时，这种情绪就是一种不良情绪。学生形成不良情绪主要有两种原因：一方面是学生的心理结构不合理，如自身的预期、需求和愿望等不符合现实情况，因此当学生接受环境中的正常刺激时，不合理的心理结构会导致学生难以承受认知整合得到的情感体验，进而产生过度的情绪反应；另一方面是学生的自我心理调节机能和自我控制机能还未完全发展成熟，应变能力不足。①

二、心理解析

（一）情绪的性质与分类

在心理学上，情绪和情感指个体对于客观事物的态度体验和相应的行为反应②，其中，情绪主要指感情过程，具有较大的情境性、短暂性和冲动性。情绪根据发生的强度、持续时间和外部表现可分为心境、激情和应激。心境是一种比较微弱、平静而持久的情绪状态，如闷闷不乐等，具有弥漫性；激情指一种强烈的、爆发性的、为时短促的情绪状态，具有冲动性，会出现意识狭窄现象，持续时间短暂，有确定的指向和明显的外部表现等现象，如狂喜、暴怒等；应激指对某种意外环境刺激作出的适应性反应，具有超压性、超负荷性。③

情绪维度是情绪固有的特征，主要包括以下四个方面：①动力性：有增

---

① 丛广富. 学生不良情绪控制、转移技术 [J]. 辽宁高职学报，2002，4（5）：123-124.
② 刘淳松. 情绪实质及情绪表现度研究 [J]. 四川教育学院学报，2003（5）：10-11，17.
③ 张积家. 普通心理学 [M]. 广州：广东高等教育出版社，2004.

力和减力两极。增力指可以满足个体需要的情绪，减力指不满足个体需要的情绪。②激动度：有激动和平静两极。激动指由重要的且突如其来的事件引起的、强烈的有明显外部表现的情绪，平静指正常生活工作状态下的情绪。③强度：有强和弱两极。例如，愉快到狂喜分别是强弱两极中的弱和强，两极之间还可以分成很多不同程度的强度，比如喜悦、开心等。④紧张度：有紧张和轻松两极。紧张程度主要依赖于情境的紧迫程度以及个体的心理准备和应变能力。①

不良情绪是一种过分强烈的情绪反应以及相对持久的消极、否定的情绪。过分强烈的情绪反应，通常会使高级的心智活动受到抑制，意识活动的范围因而变得狭窄，个体正常的推理判断能力大幅度降低，从而不能正确地对自己行动的价值和后果进行评价，工作和学习效率因此降低。② 学生的不良情绪根据指向的不同可以分为以下两类：一类是向外指向，通常表现为暴怒、攻击他人、过分地争辩和对抗等；另一类是向内指向，通常表现为情绪低落、内疚、绝望和自我轻蔑等。③

研究表明，当人们产生了焦虑、悲伤、惊恐、痛苦等不良情绪时，通常会伴随一系列的生理变化。例如，人们在上台发言感到紧张的时候，容易心跳加快、血压升高和出汗量增加；而在发言结束、情绪反应之后，生理变化又会自动地恢复到正常水平，因此类似的生理变化在一定范围内波动是正常的。但是如果这种生理反应持续的时间过长，则容易造成机体系统活动的紊乱，进而减弱人体的免疫功能，甚至诱发各种心身反应性疾病。医学心理学研究结果表明，长期情绪紧张容易诱发十二指肠溃疡病、特发性高血压症等急病。临床经验也证明，不良情绪、恶劣心境可能会导致气喘、便秘、痛经、阳痿、偏头痛、心跳过速等生理紊乱和症状。美国一家诊疗机构统计数据发现，在 500 位连续求诊入院的肠胃病患者中，有 74% 的患者是因为情绪不良而致病。综合以上研究结果，不良情绪给人们带来的危害具有一定的普遍性。④

---

① 彭聃龄. 普通心理学：修订版 ［M］. 北京：北京师范大学出版社，2001.
② 陈章顺. 论不良情绪的自我调节 ［J］. 郴州师范高等专科学校学报，2002，23（3）：88 – 91.
③ 丛广富. 学生不良情绪控制、转移技术 ［J］. 辽宁高职学报，2002，4（5）：123 – 124.
④ 陈章顺. 论不良情绪的自我调节 ［J］. 郴州师范高等专科学校学报，2002，23（3）：88 – 91.

（二）不良情绪产生的原因与援助思路

针对不良情绪的心理疏导主要是通过改变人们的不合理认知，从而排解不良情绪。合理情绪疗法是一种能够帮助求助者解决因为不合理信念产生的情绪困扰的心理疏导方法。受助者不合理信念的主要特征有三个：绝对化的要求、过分概况化和糟糕至极。绝对化的要求是指个体从自己的意愿出发，认为某件事一定会发生或者不会发生的信念或想法。过分概况化是个体对于自己或他人进行不合理的评价，比如仅凭借某一件或几件事来评价自身或他人的整体价值。糟糕至极则是把某件事情的可能后果想象成十分可怕、糟糕，甚至是灾难结果的一种非理性信念。

合理情绪疗法分为确定、领悟、修通和再教育阶段。

在确定阶段，志愿者可以通过和受助者的谈话，找到造成其情绪困扰的具体表现，以及引发这些反应的刺激事件，同时对其不合理信念进行分析，还要帮助受助者理解合理情绪疗法（在主题1中有详细介绍），并结合自己的问题进行分析。

在领悟阶段，志愿者要探查受助者的不合理信念，并把它和受助者对于问题的表面看法相区分，结合实际例子，循序渐进反复向受助者说明，促进受助者对自身存在问题的理解。在这个过程中，很可能会出现受助者领悟困难、阻滞等情况，志愿者应该特别注意这些问题，对受助者加以引导，使其正视这些问题。

在修通阶段，志愿者的工作是通过运用各种不同的方法来修正受助者的不合理信念，包括与不合理的情绪辩论、合理情绪想象技术等。

在再教育阶段，志愿者主要巩固前几个阶段的成果。

下面举一个典型的例子：

在认知疗法中，根据合理情绪疗法分析焦虑与恐惧是怎样产生的：

A（情境）：明天即将面临一场大型的考试（高考）。

B（判断）：这场考试对我来说十分重要，它关乎我的前途，如果失败了，我将失去进入理想大学的机会。

C（内心感受、身体体验和采取的行为）：我感到很紧张，呼吸急促，坐立不安。

当人们感到焦虑害怕时，身体会处于一种极为敏感的状态，心跳和呼吸的频率都会加快，肌肉绷紧，双手出汗潮湿，脸色发白或者泛红，血压升高，胃部有时也稍感不适。人们会集中精力对付这种状态。当恐惧与焦虑已经超出正常范围，影响到身心健康时，甚至会引发歇斯底里的状态，降低人们采取有效行动的能力，此时人们会惊慌失措甚至感到绝望无助。

直接引起 C 的并不是 A，而是 B。比如受助者在看一场球赛，这场球赛中甲队爆冷输球，受助者之所以感到很郁闷，是因为甲队是其喜爱的球队，而且受助者认为甲队应该赢得比赛。如果受助者本来就不爱看球，那么比赛输赢根本就影响不了其心情。生活中很多不良情绪的来源是不合理的认知，比如受助者在学校优秀学生干部评选中落选了，受助者认为是因为班主任的不公平对待，所以内心愤愤不平，殊不知当选的那位同学更加优秀。在处理困扰受助者的情绪之前，要弄明白产生这种不良情绪背后真正的原因，认清真相，让认知合理化。

三、援助对策

（一）个体辅导对策

在个体辅导中，首先要了解受助者的基本信息以及其希望解决的问题，和受助者建立良好的关系；接着，从要点事件切入，在谈话中挖掘受助者出现不良情绪的根源，并针对受助者的情况进行恰当的回应和引导，提出相应的改善方式。

下面以琳琳为例，说明如何通过个体辅导的方法帮助受助者摆脱不良情绪的困扰。志愿者总共和琳琳进行了 4 次谈话，每次谈话间隔 6 天。每次谈话时长大约 1 个小时。

第一次谈话，志愿者了解了琳琳希望解决的问题，以及她的一些基本信息，与待解决问题的有关信息，包括琳琳的学习成绩、在学校的表现、琳琳的社会支持系统等。双方建立了良好的谈话关系。

第二次谈话，志愿者从最近这次考试的成绩谈起，琳琳觉得这次成绩退步是这个学期以来最严重的一次，而且距离保送考试只剩三个星期了，担心如果这样下去，她考上重点大学的梦想就要泡汤了。志愿者让琳琳设想已经出现的困难可能造成的最坏的结果。如果保送考试落榜，她还能参加高考或其他考试，不至于没有大学可上。

接着，志愿者的工作是要让琳琳做好勇敢地承担最坏结果的思想准备。

当志愿者提问："如果这样的事情真的发生了，你会作出什么反应？"琳琳开始表现出不安，不停地强调这样的结果应该不会发生。显然，琳琳无法接受这个最坏的结果。志愿者告诉琳琳，按照她目前的成绩，这样的情况发生的概率很小，但是如果真的发生了，那么就要提前做好防御，就像给树木加防护一样，即使暴风雨来临也不会被击垮。保送考试落榜并不意味着失败，她还有其他选择。经过志愿者的仔细分析和耐心引导，琳琳觉得自己还是有很多选择的，这么想倒还真的不会那么难接受，心情也就轻松了一些。

琳琳有了对抗最坏结果的心理准备，接下来就是把全部精力放在备考上，尽力排除最坏结果，朝着目标迈进。琳琳的好胜心强，怕自己比不上同班同学，因而在学习上跟自己较劲。她认为自己和班里大部分同学的爱好不同，自己跟他们玩不来。可见，她在班里得到的人际支持是远远不够的，一旦遇到情绪问题，就无人倾诉。志愿者告诉琳琳，其实大家并没有因为她是新来的就排挤她，班级里也有好几个同学是转学过来的，他们同样可以与其他人建立友谊。志愿者鼓励她尝试和性格比较好的同学建立友谊，在学习上多帮助她们，大家自然而然也就愿意跟她分享、交流了。

第三次谈话，琳琳反映最近她的压力似乎小了一些，睡眠也好了一些。志愿者鼓励琳琳，多建立自己的社会支持系统，与朋友分享快乐，同时也教给琳琳一些改善人际关系的方法，这里不作详述。

第四次谈话，志愿者对前三次谈话作了总结梳理，与琳琳一起整理了她在这三次谈话前后的心态、情绪和行为的改变，对琳琳积极认识自己问题的态度给予了肯定，并鼓励她按照志愿者教给她的方法应对以后可能出现的不良情绪。

（二）团体辅导对策

不良情绪如果没有得到及时疏导，会对个体的身心造成影响，下面列举一个调节情绪的团体辅导方案。

1. 总目标

通过团体的沟通提供人际互动，引导团体成员从不良的情绪状态中调整过来，用团体的力量帮助个体找到解决自身情绪问题的方法。

2. 活动内容与方式

（1）情景模拟。

目标：让团体成员直观地面对现实问题和矛盾，倾听他人的想法，找到不良情绪的根源。

将所有参加团体辅导的成员分成若干组，每组 9 ~ 10 个人。团体领导者将对预先设定好的情境进行统一描述，如家庭、学习等日常生活问题，所描述的情境中包含时间、地点、人物、事件以及事件中存在矛盾的问题。组内的一些成员扮演情境中的角色，其余的成员作为观众。等情景模拟结束之后，大家发表自己的看法，然后一起讨论解决问题的方法。

（2）情绪颜色卡。

目标：使团体成员体验到自身以及对方情绪的变化，学会重新看待在实际生活中遇到的问题，提高对自我情绪的认知。

与情景模拟一样，每组 9 ~ 10 人。团体领导者念出一段故事，故事中主要有两个人物，他们经历了各种事情，产生了各种情绪。每个小组又分成两个小组，其中一个小组设想自己是两个人物中的甲，另一个小组则为乙，甲乙两组面对面而坐。每人分得红卡、黄卡、蓝卡各 2 张。其中，红卡表示情绪水平高涨，如极度喜悦或极度愤怒；黄卡表示情绪水平中等，处于紧张与放松的边界；蓝卡表示情绪平和舒服。提醒成员在亮出各种色卡的同时注意体会该情绪。

（三）社会支持对策

奥地利精神分析学家阿德勒曾经提出"情绪平方定律"。根据情绪平方定律，情绪造成的影响力是以平方累计，而不是算术累计。如果一个人遇到三件让他情绪低落的事情，假定此时他的负性情绪源为 3，情绪影响力即为 3 的平方，如果再遇到两件类似的事情，那么负性情绪源增加 2，即为 5，情绪影响力即为 5 的平方。虽然负性情绪源只增加了 2，但是情绪影响力却增加了16，几乎是原来的三倍。

这正是说明，当受助者遇到一两件引起不良情绪的事件时，是相对比较容易解决的，但是当多重不良情绪事件同时来袭时，受助者最终难免失去抵抗力而彻底倒下。在遭遇不良情绪的困扰时，良好的社会支持系统有助于受助者及时排解不良情绪，避免产生平方累积效应。

当受助者情绪低落，遇到不愉快的事情时，可以尝试着向家人、朋友倾诉。在倾诉的过程中，一方面可以排解焦虑、紧张等不良情绪，另一方面可以通过和他人进行交流获得安慰和鼓励，同时寻找解决问题的方法，增强战胜不良情绪的勇气，理智对待情绪。除此之外，在交往的过程中，如果有机会认识新朋友，也可以转移注意力，在一定程度上有益于摆脱不良情绪。①

如果受助者认为自己的问题不方便通过亲人、朋友来倾吐，或者这种方法已经无法起效，那么可以尝试向心理学专业人士寻求帮助，比如学校心理健康中心、社区心理辅导机构等。寻求专业的帮助是合理的，现在越来越多的人已经开始重视自己的心理健康问题，也愿意接受正规专业的心理咨询，心理咨询已经不是被人们避之唯恐不及的词汇了。

（四）心理自助对策

曾经有一幅漫画，画的是一个不堪忍受学习压力的女孩，从楼顶上纵身一跃。在她掉下去的过程中，她看到了这样一幕幕场景：8 楼的小明患了癌症却无钱可医，卧病在床；7 楼的李婶正在看着因车祸去世的儿子的照片，神情哀伤；6 楼的一对夫妻正在吵架闹离婚，谁都不想要两岁的宝宝，宝宝正号啕大哭；5 楼的林叔正在发酒疯，因为他经营的企业倒闭了，损失了几千万元；4 楼的王女士发现丈夫出轨了，准备抛弃自己；3 楼的郭小弟毒瘾发作，将母亲打成重伤；2 楼的白妹妹因为抑郁症准备吃下一瓶安眠药；终于到了 1 楼，她看到了自己在抱怨学习压力之大。她这才知道自己的困境相比其他人来说根本不算什么。有时受助者觉得生活非常折磨人，自己难以承受，但是和其他人相比，自己是身在福中不知福。所以对生活多一点包容，多一点接纳，直面现实，不满的情绪就会越来越少。

不得不说心理暗示是情绪调节的一剂良药。虽然这种方法总是被人们提起，但是如何使心理暗示更有效地作用于个体情绪，人们不一定了解。安慰剂效应是典型的暗示作用。将有相同症状的患者分成两组，一组服用新研制的药物，另一组服用无任何疗效的糖丸，但是告诉这两组人，他们服下的都是"特效药"。一段时间之后，检查他们的身体反应，这两组被试都报告他们因为吃了"特效药"所以感觉好多了，这就是安慰剂效应。像这样通过暗示来改善患者的心理状态、情绪状态，从而影响患者的行为、生理机能等，已经被证明是一种有效的治疗方法。心理暗示需要使用最积极、最正面、表达最清晰的语句，比如"我感觉心情真好"就比"我的心情很快会好起来的"更有暗示的力量。语句简短收效更快，比如"冷静"就比"我不能生气"更有情感冲击力。受助者在暗示自己的时候，也要让潜意识接受这种暗示，至

---

① 陈章顺. 论不良情绪的自我调节［J］. 郴州师范高等专科学校学报，2002，23（3）：88 - 91.

少要认为它可信才能够被自己接受。

除了上面的例子提到的焦虑，愤怒也是情绪中的猛兽，来势汹汹，极难驯服。人在愤怒时总是很难保持理智，冷静下来后自己都觉得很难理解愤怒情绪之下说的话、做的事，甚至会无比后悔。所以当自己感到已经接近爆发的边缘时，可快速离开现场，找个有水的地方用水泼下脸，或者深呼吸，反复说"忍住"，如果条件允许，可以大吼一声，把愤怒的情绪宣泄出来，这样会舒坦很多。不过这些都是权宜之计，在平时的生活中，需要修炼自身，要从容坦然、心平气和地面对生活，多看书、多运动都是有好处的。

日常生活中的一些元素也能有效调节情绪。比如：

（1）食物。甜食能使人开心，冰激凌、巧克力等能让人心情愉快，香蕉能舒缓压力，愤怒时尝试吃青瓜、薯片等爽脆的食物，紧张时吃面包等含碳水化合物的食物，情绪烦躁时应多食大豆、牛奶等含钙和磷丰富的食物。一杯蜂蜜可以平息心中的恐惧不安，甚至连白开水也可以排出情绪的毒素。

（2）色彩。色彩构成了绚丽的世界，也偷偷影响着人们的情绪。如果你有做事拖延的习惯，那么明快活跃的红色封面的笔记本比黑色封面的笔记本更加适合你。如果你因为糟糕的天气而心情郁闷，不妨穿一件亮黄色的衣服。这些改变看似简单，却可以使心情焕然一新，所以要好好地利用色彩调节情绪。

（3）香气。嗅觉对人们的生活也产生了一定的影响。玉兰花、九里香等淡淡的香味能让人心情舒缓，柠檬、橘子的气味让人感觉神清气爽。疲劳时抹一滴风油精在太阳穴轻轻按揉，顿时有清新怡然之感。夏天睡觉时可以滴几滴风油精在席子上，不仅能舒缓情绪，有助于睡眠，还可以驱蚊。

主题 12　压力管理的心理援助策略

【案例导入】

李某升上初三后升学压力骤然增大，班里的同学都铆足了劲发愤学习，然而原本优秀的他成绩排名却逐渐下降，这使得他的心理压力很大。为了提高成绩，原本外向好动的李某减少了与同学沟通交流和文娱体育活动的时间，他几乎把所有的时间都用在了文化课学习上。然而，在月考中他还是考砸了，成绩一下子落到班级中等偏下的位置。李某的父母要求比较严格，希望他能考上名校，做一个有出息的人。成绩下降的李某害怕家长和老师的批评，一直闷闷不乐，心理压力巨大，每到考试的时候都发挥失常。

一、问题背景

处于青春期的学生身心都发生着巨大的变化，他们精力充沛，对人生充满幻想，处于人生逐步走向成熟的黄金发展时期。但这个过程中充斥着来自各方面的不同压力，包括学业、人际关系、家长的期望、个性心理方面的压力等。如果压力过大，轻则产生不良反应，如缺乏食欲、精神不振、难以集中精神等症状，重则造成慢性焦虑、抑郁等，严重影响生活。

根据最新研究，中学生个体内部感受的压力中，学业压力均值最大，占据了58%，而与父母、老师、同学等人际关系，以及身体不适也是造成压力的重要因素。[①]

---

① 单欣雨. 压力对中学生偏差行为的影响研究：基于对 S 市 8 所中学初二学生的调查［D］. 上海：上海师范大学，2021.

因此，正确认识压力、学会正确地处理各种压力能够帮助学生顺利度过青春期，发展更全面的人格。

二、心理解析

（一）压力源与不良压力源

压力源就是压力的来源，压力可以来自环境、社会、工作、疾病等。压力源一直存在，需要在心理上和生理上同时进行应对。学生时期常见的压力源包括考试、同学关系、父母、恋爱、工作与学习的冲突、学术论文、会见陌生人、择业等。

心理学上著名的压力"倒 U 形"理论表明，压力程度为中等时，个体的动力及积极性最大；在压力过低或过高时，可能使人过分懈怠或高度紧张以致影响正常的生活，这就是不良压力源。不良压力源的判断不是根据事件的内容，而是基于个体对事件的认识并判断是否超过其原有的心理资源，即是否在可控范围之内。一个平常考 70 分的学生被要求考 90 分，考不到则需接受惩罚；对一位身体羸弱的学生要求其不间断地跑 5 000 米……这些出现在不可控范围之内的事件就很有可能对个体产生不良的压力。因此，我们需要调整学生对压力源的认知，同时也要对低压力的学生稍加压力，对高压力的学生实行减压措施以达到中等压力水平。压力具有二重性，长时间处于高压力或低压力状态会影响日常生活，但适度的焦虑则可以产生积极压力。另外，人的潜能是难以估计的，如在面对即将到来的升学考试，学生改变以往的懒散态度并以高度的热情投入学习中，最后取得好成绩；一篇学术论文要求在一周内完成，学生有可能在短时间内完成一篇优秀的论文。因此，短暂的高压有时候会有利于个体的成长，不断突破自我极限从而获得自信心。

（二）不良压力的判断及压力的误区

1. 不良压力的判断

心理的不适会在生理上得到体现，不良压力对人体的健康有害。不良压力的症状可表现为双手发抖、紧张性头痛。

当压力长时间过大，有可能造成与压力有关的障碍，从而导致偏头痛、胃炎、腰背疼等生理疾病；在心理上则表现为严重的抑郁和焦虑、无条理的思维、偏执等。

这些不良压力会导致学习或工作效率降低、潜能被埋没、低自尊、不参加娱乐与游戏、无价值感、身体疾病等外向行为；还会导致氛围紧张、公开的冲突、家庭破裂等与外在环境的冲突。

2. 压力的误区

正如地球的大气压一样，压力是无处不在的，它可以对个体起促进作用，也可以起阻碍的作用。我们需要做的不是去消除所有压力，而是要学会控制压力，减少其转化为不良压力的概率和缩短其持续的时间，使其成为积极压力。

有人可能会认为成绩优秀的学生没有升学的压力。但实际上，老师和家长对他们的要求可能会更高，因而他们感受到的压力更大。每一个个体都有自己独特的基因、独特的成长环境，被寄予不同的期望，因此每个人对压力的认知是不同的，即使在同一种压力下，不同的人反应也有所不同，对于个体 A 的高压力可能会是个体 B 的低压力，因而不同个体对压力的应对方式也会有很大的不同。

不良压力也有积极的一面。学生的成绩差但又期望考上一所好学校，因而产生了较大的落差感，可能会出现不良压力。如果该学生可以进行自我调节并采取行动去改变现状，那这个不良压力就会转化成为一股动力促进学生好好学习。

（三）应对方式和应对策略

1. 应对方式

（1）适应和不适应。

适应可以帮助个体将不良压力调控到最小；不适应将会导致自己或他人产生不必要的不良压力。

（2）情绪取向与问题取向。

情绪取向的应对方式注重处理压力产生的内疚、愤怒和恐惧；问题取向的应对方式注重有规划地处理压力源，例如在马拉松比赛前思考应该怎样分配好体力和时间。

2. 应对策略

（1）改变压力源：适用于压力源可改变的情况，如出行日期可变。

（2）顺应压力源：选择不去改变压力源时所作出的应对方式。常见的方法有：

①与自我的对话：监控自己的思想，不要把事情看得太重，提醒自己"船到桥头自然直"；

②控制好一些应激反应：深呼吸法、肌肉放松法、精神胜利法；

③生活中的小事：做运动，保证充足的营养、充足的睡眠，多与朋友交流。

三、援助方法

（一）个体辅导对策

在个体辅导中，志愿者首先要了解受助者的基本情况，从个人和家庭等多方面分析可能的压力来源；其次，和受助者进行交谈，引导受助者说出内心的想法，并填写压力应对表（见表1），清楚自己的压力来源；最后，志愿者给受助者提供相应的建议，并对其进行鼓励。

下面用志愿者针对李某的具体心理辅导案例来说明，应该如何通过个体心理辅导调整学生的压力。

面对学习压力，特别是升学的压力、来自家长的压力，很多学生都会像李某一样产生巨大的压力感，然后尽可能将文体活动时间、和同学交流的时间用在学习上，希望能够通过多花时间学习获得较大的进步。然而并不是花费了时间学习就一定能够取得进步的，像李某一样多花了时间在学习上但成绩和排名却下降的情况并不少，这会严重打击学生的自信心并使其产生很大的压力。当学生的成绩不理想，老师或家长在不了解的情况下批评学生会产生不可想象的后果。因此面对成绩下降的学生，作为老师和家长应将"批评"的心态放到一边，先对学生的基本情况作了解。

例如本案例中志愿者对李某基本情况首先进行了了解：自我努力程度较高，自我期望值较高，成绩较为优异，家长父母期望值较高，心理负担较重，有轻度考试焦虑。

随后，志愿者和李某进行了单独的面谈，让他先说明自己的情况。他说自己的压力比较大，因为已经到了初三，身边的同学都在发愤学习。自己的成绩比较好，更加不能落后，一旦被同学超过，心里就感觉很难受，所以要更加努力学习，把时间都花在学习上。况且，父母对自己的期望比较高。他们供自己读书不容易，因此一定要考上一所好学校来报答他们。但最近成绩不但没有进步，反而下降了，他为此感到很苦恼。

很明显，李某承受的压力过大，已对其产生了不良影响。为了帮李某理清混乱的头绪，令他对自己的现状有清晰的认识，志愿者同他一起填写以下表格。

志愿者让他先填前四列，之后再与志愿者讨论交流后，对第四列进行适当的补充，并填写第五列内容。

表1　压力应对表

压力来自谁/什么	具体表现（事例）	压力与我的关系	压力对我的影响	我可以怎么做
父母	小时候父母就经常在无意中对我或对亲戚朋友表露我一定要考一所好中学、好大学，然后找一份好工作的意愿	这是我努力学习的动力之一。这既是为了我自己，也是为了父母	在我成绩不错的时候，我会觉得它令我很有动力去学习。现在很害怕令父母失望，所以我必须花更多的时间去学习	1. 可以和父母聊聊天，让他们理解我现在的感受，希望能给予我宽松的环境和适当的鼓励 2. 无论考试成绩好与坏希望自己和父母都能坦然接受
考试、成绩	最近一次月考，我的成绩不理想导致排名继续下降，这使我很伤心。现在一提到考试我就会害怕	考试的排名会间接表明我上好学校的机会是大还是小	我花了更多的时间在学习上，减少了与同学的交流，减少了文体活动，也影响到了我与父母的关系。我的情绪很低落	1. 想想以前考试时我的心情和状态，试着放松，不要总担心成绩不好，因为这会影响考试的发挥 2. 多与同学交流学习上的问题，有助于自己知识构架的完善，同时也能帮助同学 3. 适当参加文体活动，做运动和玩游戏能使自己放松，做到劳逸结合

（续上表）

压力来自谁/什么	具体表现（事例）	压力与我的关系	压力对我的影响	我可以怎么做
自我期望高	从小到大我对自己要求严格，我觉得自己的成绩应该排在班级前列	我对自己有比较高的要求，一直以来都觉得自己必须有个好成绩	促使我努力学习，不服输。但有时候会把自己逼得太紧，不愿接受失败	1. 客观地看待自己，正确地认识自己的能力 2. 学会从失败中总结经验，学会在遭受打击后再站起来

通过填写该表格，李某对自己的情况有了一定的了解，清楚自己的压力来源之后知道如何将自己的压力调整至合适的水平。

另外，志愿者给李某提供了以下建议：

（1）每天下午放学后到操场上慢跑 5 圈，必须全身心投入；

（2）若第二天需要考试，在前一晚进行心理预演。模拟考试情境，花较长时间来反复练习以下步骤：

第一步，清晰地描述即将发生的事情的情景，越详细越好。

第二步，想象准备阶段的步骤，使其成为脑海中清晰的意象。这种意象会令想象者觉得冷静、自信并具有效率。

经过一段时间的尝试和锻炼，李某的不良压力得到有效的转化。与同学和父母的交流增多了，参加文体活动的次数也有所增加，同时他的成绩稳步上升，考试焦虑也慢慢消失。

（二）团体辅导对策

由于一对一的辅导能面对的对象数量过少，为了使更多的受助者能够得到相应的帮助，团体辅导是很有必要的。在团体辅导的过程中，志愿者可运用关注策略、同伴辅导策略、回馈策略、行为改变策略等开展心理辅导。

1. 总目标

寻找压力的来源，增强对压力的应对能力。

2. 活动内容与方式

（1）互动性团体辅导。

①情境体验。

目标：促进团体团结合作氛围的形成；增强团体的凝聚力；调动团体成员对压力情境的认知、体验；了解压力来源的社会性和客观性；了解不同的个体对相同的压力源有不同的反应。

游戏 A：汪洋中的一条船。

先将团体成员分为若干组，每组 8 ~ 12 人，每小组集合到活动教室的任意一个角落，在每个角落重新排列成前后两排；团体领导者随机分配小组序号，每小组按序号顺序依次到中心活动位置进行活动。

团体领导者在地上放两张展开的报纸，并说明此报纸代表的是汪洋中的一条船，团体成员是船上的人，无论用什么方式，每个人都要尽可能站在报纸上，否则就算溺死，游戏时间为 1 分钟，生还者有奖励。小组成员合作完成任务后，再将报纸对折，要求成员再次站在报纸上，游戏时间为 50 秒；之后，再将报纸对折，下达同样命令，直到报纸上只能站一个成员为止。分享团体游戏的感受，邀请"生还者"分享心得。

游戏 B：盲人走路游戏。

随机选取一组人，蒙住眼睛后抽取扑克牌作为代码，再让另一组人随机抽取不同花色扑克牌。相同号码者重新组合为一组。

游戏中两个人不可说话，也不能让蒙上眼睛者先认识周围环境；可离开教室走到走廊，但必须保证安全，注意在整个游戏过程中体会黑暗、对不可预知环境的压力和被人带领与带领别人的方式与感受。3 分钟后全体人员回到座位互相分享感受，时间为 5 分钟。接着角色互换，重复上述活动。最后团体领导者请团体成员分享经验，并请其说明在听了他人分享后与未面对压力时的处理方式是否有所不同。

②镜中人活动。

游戏 A："镜中人"活动。

团体成员两人为一组，一人为"主"，一人为"影"。团体领导者随机拿出字条，"主"阅读并表演，然后由"影"来模仿；之后，角色互换。活动完毕后，邀请团体成员分享"镜中人"活动心得。

游戏 B：优点轰炸活动。

随机分配小组，请每组成员写出自己在"镜中人"活动中表现出来的三个优点；然后请一位成员站到团体中央，其他成员按照该成员写出的三个优点进行评价与夸奖，小组内每位成员轮流被大家进行优点"轰炸"。

游戏 C：回到大团体。

团体领导者邀请若干成员分享心得，引导成员了解自我肯定的重要性，说明自我肯定的方法。

③秘密大会串。

目标：帮助团体成员面对与处理目前存在的困扰，使其能够更愉快地生活，并且能在未来发展得更顺利。

请团体成员将目前感觉最困惑的一件事写在纸上，并将纸叠好放置在活动的中心区。团体领导者随机抽取出一张并读出内容，请团体成员共同思考并讨论问题的解决方法，用角色扮演的方式（或提供资料的方式）分享问题解决的可能性。小组选派代表报告刚刚讨论得出的解决方法，条件允许的情况下可以通过角色扮演的方式表演出来。团体领导者整理成员得出的解决方式，并引导成员思考如何从他人的经验中学习成长。

④结束活动。

再玩一次"重生后的汪洋中的一条船"这一游戏。

把六张报纸铺在地上，鼓励团体成员全部站在"船"上，不让任何一名成员"溺亡"（如果报纸实在站不下所有人，可以适量增加）。

团体领导者总结并结束团体活动，总结提示语如下：

今天，我们一起经历了许多事情。我们同坐在一条船上，在迫不得已的情况下失去了一些小伙伴。当面对无能为力的事情，你是否感到自己无法控制这份压力？当你蒙着眼睛被小伙伴领着走，你愿意全心全意地相信自己的小伙伴，即使不知道牵着自己手的人是谁。当你带领被蒙着眼睛的小伙伴向前走，虽然很害怕不能给同伴最好的指引，但还是尽己所能。随后，在玩"镜中人"游戏时，你知道了模仿与被模仿的感觉。当大家大声说出你的优点时，是感到很开心、很兴奋，还是怀疑？生活中有许多使你怀疑、困扰的事情，你的问题被大家讨论，大家也为你提供了很多建议。而你也了解了其他人的困扰，有些困扰你虽未曾遇到过，但以后是否会遇到呢？你要好好想一想。最后，你的小伙伴复活了，大家将再次乘风破浪，即使遇到各种问题，也会互帮互助，将问题解决好。今天的乘船之旅就到这里，希望各位船员能在日后的旅程中一帆风顺！

（2）音乐团体辅导。

音乐疗法是一种新兴的艺术疗法，以音乐为媒介，通过调节和改变个体的情绪来促使受助者认知和行为的改变，进而达到个体身心功能的整合。

辅导步骤：

①带领团体成员从简单、有节奏的动作开始，先用双手拍打双腿，接着伴随着背景音乐的节奏，交替着进行击掌和拍腿的动作。在团体成员熟练掌握节奏及律动后将部分拍腿的动作改为与旁边成员的互动，同时引导成员自发创作互动的方式，如拍肩、击掌、握手等。

原理：

首先以无语言的形式开始团体活动，避免了语言上的指向性；通过练习统一的节奏调整成员之间的同步性，为此次活动定下共同基调；通过邻座间的互动拉近成员之间的距离。对于本次活动，团体领导者与成员之间关系的建立、成员之间信任关系的建立是活动的重点。在这次活动中，成员对节奏的学习非常快，互动环节中刚开始大家可能会较为腼腆，在团体领导者带领下成员逐渐参与进来。如邻座为异性或不太熟悉的成员时，成员间互动可能相对迟缓，此时团体领导者可适当给予鼓励。

②团体领导者朗读一系列的放松指导语，让团体成员体验在一个安全的环境中全身心放松的过程。

原理：

肌肉放松是缓解紧张、焦虑的方式之一，在放松音乐的背景之下，团体领导者的指导语让团体成员逐渐沉浸于音乐中，整个人慢慢平静下来。成员身心放松，表层的自我防卫机制减弱，此时最适合实施催眠治疗，让疲惫的心和自律神经恢复到平衡状态，精神免疫机能加强，享受和谐平稳的美好心境。

在音乐疗法中，专业治疗音乐可以帮助唤醒个体的情感、提高潜意识的力量，这是心理疗法从无形到有形的一种变革。同时，音乐心理具有很高的生物干预度，通过生理放松干预来促进心理健康是得到国际认可的一种疗法，与情绪扫描、功能音乐相配合，可以构成多感官心理健康训练系统，是一种具有实效性的音乐疗法工具，同时具有"在最短时间内，获得最高质量休息"的身心调节功效。

③团体领导者在音乐开始时借助指导语来干预团体成员的想象，让团体成员在安全的环境中尽情地想象。

④团体领导者组织团体成员进行讨论，讲述自己参加活动的感悟，并提出自己的问题和意见，发表自己的看法；同时，鼓励团体成员分享在活动中的感受。

原理：

团体成员在此阶段可积极参加讨论，尽可能地分享自己的所思所想，因为自己的分享对于他人来说是全新的视角，就像自己从同伴的建议中得到的一样，既让自己得到了团队支持，又给别人带来了帮助。团体领导者应该鼓励团体成员分享自己的看法和感受，同时接纳自己的同伴，不对其他成员的问题进行绝对化的否定或攻击。①

（三）社会支持对策

1. 教师的对策

作为教师，学生是努力学习还是懈怠，教师应最有话语权，这是判断学生压力不足或压力过大的重要依据。有的学生无论是作业完成情况还是课堂表现都十分好，但考试就是不能考得好成绩，教师应该找该生了解情况，看看是缺乏正确的学习方法还是在短期内有一定的压力。对于考试，教师应着重于考试的内容，降低分数和排名在学生心目中的重要性。过分重视排名和分数会使学生的学习动机偏移，从而导致对知识的学习不完善；同时，也有可能导致学生考试焦虑。教师可多与学生家长进行沟通，让家长了解孩子的心理状况，从而避免很多不必要的问题。

2. 父母的对策

作为父母，应多了解孩子的心理状况。当孩子压力过大时，应该减少对孩子期望的诉说，多关心孩子状况，让孩子体会父母的爱是无条件的，让孩子知道父母希望自己快乐，无论结果如何都会包容和接受，这样才会令孩子有信心面对接下来的挑战。即使暂时失败，孩子也知道父母会理解自己，不用过分担心自己会被父母严厉地批评。多与孩子聊天，可以基于自己经历给予孩子指导，令孩子有一个明确的目标和方向，降低孩子对未知的焦虑感。

3. 志愿者对策

志愿者不同于教师和父母，可以作为引导人或朋友与受助者进行聊天。可以倾听受助者的话语作为其情感宣泄的渠道；若志愿者发现问题较为严重，则可以作为桥梁与其父母和教师进行沟通，共同商讨"减压计划"。

---

① 健心心理工作室.治疗师在团体活动后的评价：写在第一次音乐治疗身心释放之旅之后［EB/OL］.（2012－03－27）［2021－11－26］.http：//blog.sina.com.cn/s/blog_ 85c697e90101 24zc.html.

（四）心理自助对策

当今社会人们普遍存在或大或小的压力，人们可以通过多种方式进行自我调节。

（1）合理倾诉。

在遇到烦恼或困惑时，可以选择向家人、朋友倾诉，调节情绪的同时，可以尝试从多个不同的角度看待问题，找出压力源。

（2）放松训练。

放松训练是一种十分有效的减压方法。其中，呼吸放松法在任何时间和地点都可以进行，只需要缓慢地深吸气和深呼气，慢慢地把身体松弛下来，除此之外，可以尝试进行正念减压法，配合正念课程进行练习。

（3）保持良好的生活习惯。

在保证规律作息和充足睡眠的情况下，进行适度的运动。强大的体魄是人们应对压力的有力支柱。同时，规律的作息和运动可以给人们带来愉悦感，减轻压力对人们的负面影响。

主题 13　校园欺凌问题的心理援助策略

【案例导入】

个案 1：被欺凌者案例

晓琪是某职业学校一年级的学生。她性格内向、老实胆小，即使受到欺负也逆来顺受。2006 年 5 月，她因无法忍受同学的欺凌向学校提出了退学申请。据晓琪回忆，某天晚上熄灯以后，她和同宿舍的一名同学被另一宿舍七八名同学围住殴打。虽然事后学校立即对殴打事件的主要参与者给予了退学处分，但是在不久后，被退学的那几名同学纠集一帮社会青年将她截住，又狠狠地揍了她一顿。这种形式的殴打半年来在晓琪的身上发生了十余次，但她每次都选择了默默承受。她的自我保护意识比较薄弱，这导致她极易成为放肆、蛮横学生的侵害目标。

个案 2：欺凌者案例

小刚是个胆小怕事的男孩，以前经常遭受同学的欺负，因为怕被报复，他选择隐忍，默默承受这一切，没有向父母和老师寻求帮助。某天，几个社会小混混来学校招收"小弟"，小刚听说只要跟着他们就不会再受别人欺负，于是毫不犹豫地"入了伙"。"入伙"后，"大哥"将他封为所在学校的"老大"并要求他收取"保护费"。他借着"老大"的"权力"在学校发展了 10 多名"小弟"，收"小弟"的钱来当作"保护费"。就这样，小刚不知不觉走上了犯罪的道路。最终这个少年抢劫团伙被警方抓获，小刚被送进了少管所。

一、问题背景

"百年大计，教育为本"，教育制度在不断发展、完善中，校园欺凌这一非常不和谐的教育问题摆在学校、教师和家长面前，亟待解决。校园欺凌成为影响校园和谐、心理健康等的主要消极因素，对被欺凌者的身体和心理造成了双重伤害，留下了心理阴影，造成了心理障碍，影响了学习甚至个人的健康成长。[①]

二、心理解析

（一）欺凌的定义

欺凌是指个体故意在肢体、语言或心理上攻击伤害他人的暴力行为，有直接和间接之分：直接欺凌主要表现为利用暴力攻击或强行索取等方式对他人造成生理上的伤害；间接欺凌则表现为通过恐吓、嘲弄、排挤孤立和散播谣言等方式对他人造成精神上的伤害。有些欺凌者利用社交网络来达到打击辱骂他人和传播他人隐私导致其名誉受损的目的，这也是一种欺凌行为。例如，某生受欺凌的经过被欺凌者拍成视频上传到网上炫耀，这无疑会加深被欺凌者身心遭受的创伤，并且也会对受害者的名誉造成无法弥补的伤害。

（二）欺凌者和被欺凌者的特征

欺凌者一般表现为性格自卑、消极，或者过分自信。欺凌者一般没有明确的人生目标和人生理想，个性较冲动，自我控制力差，常常由于强烈的嫉妒心理和报复心理而对特定人群施行欺凌行为。典型的欺凌者以自我为中心，对被欺凌者缺少同情，表现出霸道和冲动的性格，倾向使用暴力欺压他人。欺凌者的欺凌行为与家庭背景和家庭教育有关，一般有家庭暴力的背景或经历。

被欺凌者通常性格过于胆小怕事、敏感多疑或者行为上表现出轻率的特质。他们一般缺乏信任感和安全感，比较容易产生焦虑。被欺凌者通常缺乏自信，认为自己很失败或缺乏吸引力。他们因缺乏与同辈相处的社交技巧或性格、行为有异于他人，容易引起他人的不满和反感。从外形上看，被欺凌者往往表现为衣着不整洁或者打扮过分瞩目。被欺凌者的父母通常存在过分忽略或溺爱孩子的行为。

---

① 刘康民．初中校园欺凌行为现状及其防治对策研究［J］．新课程，2022（9）：14－15.

（三）欺凌行为的特征

欺凌行为一般具有以下五个典型特征：

（1）多样性：欺凌行为形式多样，常见形式有辱骂、嘲讽、身体攻击、污蔑、损坏财物、敲诈勒索和心理伤害等。

（2）反复性：欺凌者会利用被欺凌者的畏惧心理，通过恐吓使他们不敢寻求外界的帮助，从而实现反复欺凌行为。

（3）普遍性：欺凌行为普遍存在于世界各国与地区，并且发生频率也较高。

（4）不平衡性：欺凌者和被欺凌者的力量具有不平衡性，表现形式为以强欺弱、以大欺小。

（5）隐蔽性和难以判断性：欺凌行为一般难以发现，因为欺凌者为了逃避被责罚会选择较为隐蔽的地点进行欺凌。间接欺凌相对于直接欺凌还具有难以判断的特点，没有一个固定的判断标准。家长和教师通常很难判断孩子是否遭遇欺凌。[①]

（四）导致校园欺凌的因素

（1）青少年自身因素。

青少年的身心没有发育成熟，特别是心理方面，表现为遇事不能冷静思考，行为冲动，有很强的自尊心、嫉妒心和报复心理。不能接受别人的批评，认为没有受到尊重，别人是在对他进行诋毁。此外大多数青少年的自我保护意识差，受欺凌后只能选择忍气吞声。网络调查显示，容易成为被欺凌者的学生有三类特征：一是性格内向、胆小、不爱说话、其貌不扬；二是成绩优秀；三是家庭条件优越。

（2）教育因素。

学校教育方面，许多学校采取应试教育的方式培养学生，只重视传授学生知识与技能，而不注重学生的品德教育。学生缺乏爱的教育，对他人缺乏同理心，不知道也不愿意学习如何与他人和谐相处，建立平等友善的关系。在家庭教育方面，父母对孩子的溺爱导致他们以自我为中心，习惯于支配他

---

① 刘天娥，龚伦军. 当前校园欺凌行为的特征、成因与对策［J］. 山东省青年管理干部学院学报，2009（4）：80－83.

人，缺乏平等的思想和对他人的尊重。还有一类欺凌者是曾被欺凌并且没有得到他人的帮助，从而产生心理上的不平衡，又或者害怕再次受到欺负而选择主动欺凌他人。

（3）家庭贫富差距。

家庭条件优越的学生容易仗着自身的优势，对家庭条件较差的学生进行欺凌。而家庭贫困的学生也可能因为嫉妒、不公平等心理因素联合其他力量剥夺家庭条件优越的学生的钱财或对其进行欺凌。

（4）社会因素。

媒体对欺凌、暴力场面的过度渲染容易让学生产生或强化欺凌意识，并对欺凌、暴力行为进行模仿。不良社会风气也会对校园欺凌行为产生一定的影响，如竞争激烈的社会环境使人们产生了为达目的不择手段的心理。[①]

（五）心理干预思路

学生的品德教育和行为培养离不开家庭和学校教育的熏陶。对于欺凌者，志愿者应当及时联系欺凌者的老师与父母，对其进行适当的教育，让其认识到自己的错误。但是，父母或老师应该避免使用惩罚的方式对待欺凌者，防止其产生报复心理。

对于被欺凌者，志愿者应当耐心倾听他的倾诉，尽量降低欺凌行为对其造成的心理上的伤害。志愿者应当对被欺凌者的安全进行评估，分析被欺凌者受欺凌的原因并予以修正，必要时联系社会各界力量对其进行保护。被欺凌者的自我保护意识较差，有的选择隐忍，有的可能会因为受到欺凌而采取以暴制暴、以牙还牙的形式来保护自己。这些都是错误的自我保护形式，志愿者应当教育被欺凌者如何面对欺凌者，包括应当采取的态度和选择自我保护的正确方式。

三、援助方法

（一）个体辅导对策

个体辅导对策主要分为两个方面：对欺凌者的个体辅导和对被欺凌者的

---

① 屈生宪，李雪屏，陈丽娜，等. 简析新形势下校园欺凌行为的特征、成因和对策 [J]. 价值工程，2012，31（27）：252-253.

个体辅导。

（1）针对欺凌者的个体辅导。

在个体辅导中，志愿者首先可以通过咨询的方式详细了解欺凌者实施欺凌行为的心理动因。例如，有些欺凌者实施欺凌行为是为了模仿电视上的暴力行为。

其次，针对欺凌者的心理动因进行分析并寻求解决的方法。例如，针对盲目模仿的欺凌者，志愿者要让其认识到自己的错误，通过分析被欺凌者的心理让他们产生同理心，并且联系其家长避免再次发生欺凌行为。

要注意，欺凌者有时不只是受个体因素影响，还有部分欺凌者实施欺凌行为是家庭背景和社会因素的影响所造成的。面对这一类欺凌者，志愿者应当及时联系其家人，一同对其进行心理辅导。对于长期受到家人的溺爱而以自我为中心的欺凌者，志愿者联合其家人一同教育，使其学会考虑别人的感受，减少欺凌行为的发生。

下面具体分析小刚的例子，说明该如何对欺凌者进行个体心理辅导。

第一步，志愿者让小刚倾诉内心的苦闷与烦恼，排解心理上的压力。通过提问的方式了解他施行欺凌行为的心理动因。志愿者了解到，小刚当上"老大"并收取"保护费"的行为的原始动机是不想自己再被欺负。

第二步，志愿者可以利用其对欺凌行为的惧怕，通过角色转换的方式，让其想象受他欺凌的学生会是什么样的感受，一般曾经受过欺凌的学生比较能够对被欺凌者产生理解和同情的心理。

第三步，志愿者对小刚进行了法制教育，让他了解到自己的行为将会产生的严重后果，不要因为错误的决定而断送美好的前程，并且教他如何在面临欺凌行为时利用法律保护自己。

（2）针对被欺凌者的个体辅导。

被欺凌者在遭受欺凌后一般都会产生一定程度的心灵创伤，为了避免欺凌行为对被欺凌者日后生活造成不良影响，志愿者应当及时对被欺凌者进行个体辅导。

志愿者首先要与被欺凌者建立友好的关系，以朋友的身份引导被欺凌者说出自己的痛苦和感受，志愿者要对被欺凌者的经历表示理解和支持，通过共情的方式降低被欺凌者的心理压力。

其次，志愿者要教给被欺凌者正确的自我保护方式并提高防范意识，避免再次受到欺凌。一般被欺凌者的人际关系较差，缺乏社会支持。因此，引导被欺凌者建立良好的人际关系能有效降低其被欺凌的概率。

下面具体分析晓琪的例子，说明该如何对被欺凌者进行个体心理辅导。

第一步，志愿者可以给晓琪科普关于校园欺凌的知识，了解校园欺凌的多发性，让晓琪认识到被欺凌不是自己的错，从而降低其心理防线，让她可以倾诉自己的痛苦。志愿者在晓琪倾诉的过程中应该对她表达理解和支持，并对其进行心理疏导。

第二步，志愿者告知晓琪在被欺凌后应及时联系父母和老师，通过警方的帮助对欺凌者进行惩处。忍气吞声只会助纣为虐，使自己处于危险的境地。志愿者还可引导晓琪避免在放学后独自出入偏僻、黑暗的地方，要减少和避免在那些容易被欺凌的时间和空间范围里活动，从而避免受伤害，学会自我保护。

第三步，志愿者可以与晓琪一同探讨建立良好人际关系的方法，如穿着举止得体、对人真诚有礼、乐于助人等，从而帮助晓琪建立起良好的人际关系，增加她的社会支持。

（二）团体辅导对策

1. 总目标

能够正确认识校园欺凌，增加对被欺凌者的共情，明确校园欺凌的后果，增加助人行为。

2. 活动内容与方式

（1）准备阶段。

目标：简要说明本次团辅活动的目的。组织活动使团体成员彼此熟悉认识，建立起团体规则。

首先，团体领导者进行自我介绍，并讲解本次团辅的目的、意义和时间、次数等基本内容；其次，团体领导者带领团体成员熟悉规则，建立起良好的秩序；最后，进行"滚雪球"等破冰小游戏，使团体成员彼此熟悉。

（2）探索阶段。

目标：进一步加强团体成员间的了解。帮助团体成员正向提升存在感，在交流互动中感受喜怒哀乐等情绪，增强团队凝聚力。

首先，让团体成员写下自己的情绪小纸条，团体领导者将纸条收集并打乱，再让每位成员抽取一张，分享纸条上的内容与自己的感受；其次，让团体成员分享自己的两个优点和两个缺点，大家互相分享交流，通过此项活动使团体成员明白人都有优缺点，要学会接纳和包容；最后，进行"人椅"挑战，在合作的过程中提高团队凝聚力。

（3）发展阶段。

目标：让团体成员认识到校园欺凌的严重后果，提高对他人的同理心，学会换位思考，培养积极向上的生活态度，学会应对校园欺凌的方法。

首先，观看有关校园欺凌的科普视频，团体领导者对视频进行介绍和讲解；其次，组织团体成员讨论遇到校园欺凌时的处理方法，站在被欺凌者的角度思考问题；最后，让团体成员学习《感恩的心》手语歌，以此表达对身边人的感谢。

（4）结束阶段。

目标：回顾总结，提高团体成员的自信心。进行生命教育，让团体成员形成珍惜自己的生命、珍重他人的生命的意识，并分享收获。

首先，让团体成员围坐成一个圆圈，并说出自己身边成员的一个优点；其次，团体领导者组织团体成员探讨生命的意义，并培养成员珍爱生命的意识；最后，组织团体成员对本次团辅活动进行回顾总结，并分享自己的感悟与收获。

（三）社会支持对策

校园欺凌问题一般与家庭教育和家庭背景密切相关，被欺凌者心理创伤的恢复需要家人和老师的理解与支持。下面这些建议有助于通过家长的协助来减少校园欺凌。

首先，家长要与孩子建立良好的关系。家长和孩子之间良好的信任关系是孩子学会与他人友好相处的前提，也是在校园欺凌事件发生后孩子主动向父母寻求帮助的基础。

对于欺凌者，其欺凌行为的发生一般是家庭中有亲人存在暴力现象又或是家人从小对其过分溺爱造成的，因而养成了目中无人、欺凌霸道的性格。因此，家长应当注重家庭教育对孩子带来的影响，及时纠正他们的错误行为。另外家长还要注重对孩子进行爱的教育，让他们学会关心和爱护身边的同学。当其欺凌行为已经对被欺凌者造成一定的伤害时，家长可以引导孩子主动对被欺凌者进行补偿。还有一些欺凌行为是孩子对电视或网络上的暴力行为进行的盲目模仿，因此，对电视上有"家长指引"标志的画面内容，家长应作有效引导。

对于被欺凌者，家长要充当孩子的"保护伞"。为了避免孩子再次受到欺凌，家长首先应当与老师一起找到欺凌者，及时对其进行教育，纠正欺凌者的错误行为。如果无法找到欺凌者，家长应当护送孩子上下学，避免孩子再次受到欺凌。被欺凌者在受到欺凌后可能会产生各种各样消极的心理，这时，家长应当主动与孩子进行沟通，对孩子表现出充分的照顾与关心，使孩子早日走出阴霾，恢复安全感。

（四）心理自助对策

志愿者还可以提供一些心理自助对策。对于欺凌者，志愿者可以向他们提供一些控制情绪的方法，如意识控制法、转移刺激法和躲避刺激法。

（1）意识控制法：这种方法是提高自己的道德修养与意志修养，使消极的愤怒不发生或减轻愤怒的程度。人在愤怒时往往会失去理智，做出一些过激行为，而人的道德修养对于自制是有很大作用的。具体来说，人们应该具有以下几点意识：首先要明理，只有尊重他人才能获得他人的尊重，凡事多想想他人，多想想后果；其次要宽容，只有宽以待人才能真正帮助他人，才能赢得友谊，在面对不公平情形时，才能不生气、不冲动；最后要自制，要对自己负责，学会控制自己的情绪，不要意气用事，成为情绪的俘虏。易怒的孩子可以通过多阅读格言警句来达到修身养性的目的。

（2）转移刺激法：这是一种积极接受另一种良性刺激而达到避免不良刺激的制怒方法。例如，当感觉自己要发火时，有意识地听听音乐，翻翻报纸，做一些能够排解烦恼的事情，怒气往往就会烟消云散，从而变得心平气和，精神愉快。

（3）躲避刺激法：是指人们在面对容易引起愤怒的刺激时，如果察觉无力消除，则应尽量避开，正所谓"眼不见，心不烦"。

对于被欺凌者，志愿者可以向其提供一些自我保护的方法。

一般而言，被欺凌者可以通过改变自身某些不良或具有潜在危险的行为以避免遭受欺凌，例如，与人交往过程中要有自我保护意识、防范意识，不可轻信他人；要妥善管理个人信息、保护个人隐私；在社会交往方面应当谨慎选择对象，不要与不良或者违法人员交往；当遇到心理冲突或是矛盾的时候，要善于沟通，避免激化矛盾；避免在放学后独自出入偏僻、黑暗的地方，要减少和避免在那些容易被害的时间和空间范围里进行没有必要或者不正常的活动。①

　　另外，被欺凌者在遭遇校园欺凌或者具有遭遇校园欺凌的潜在危机时，及时寻求外界的帮助也是十分必要的，被欺凌者可以通过发展强大的人际关系使自己逐渐变得强大。在发生冲突时，被欺凌者可以寻求有能力保护自己的人来帮助自己，如家长和老师。即使家长和老师不在身边，被欺凌者也可以通过相熟的小伙伴来通知他们。

---

① 庄翎. 校园暴力视角下学生被害防控和援助对策［D］.杭州：浙江大学，2012.

主题 14　校园危机干预的心理援助策略

【案例导入】

婷婷从小就品学兼优，学习成绩在班里一直名列前茅，各大比赛都有她的身影。自从进入高三后，婷婷的父母一直在她面前念叨要她考个重点大学，督促她要好好学习，不可以松懈。父母过高的期望，让她觉得压力倍增，为了缓解压力，婷婷迷上了看小说。在第一次月考的时候，婷婷发挥失常，回家后父母一直责怪她，觉得她没有好好学习。婷婷压力很大，情绪低落，夜里经常睡不着，食欲也不好。第二次月考，婷婷还是没考好，她害怕父母又责怪她。班里同学都去上体育课了，她一人留在教室里哭泣，越想越难受，便出现了自杀的念头。路过教室的老师看到婷婷坐在窗台上哭泣，害怕她想不开，立马把她拉下窗台，关上窗户。

一、问题背景

校园危机，又称学校危机，指的是突发事件影响到学校正常运行，使得校园内的人们感到害怕、无助甚至出现休克的症状。造成这些情况发生的事件不一定是由学校引起的，也有可能是由外在因素引起的。

近些年来，校园突发危机的频繁发生，对学生造成了严重的心理伤害。比较常见的校园危机有学生自杀、校园暴力、学生意外受伤等。其中学生自杀现象尤为突出，据《2021 中国卫生健康统计年鉴》数据，我国每年有约 10

万名青少年死于自杀。① 青少年正处于身体、心理的发展期，面临着考试、升学等压力，如果处理不好这些压力，往往会不堪重压而自杀寻求解脱。同时，部分学生性格内向，不善与人沟通，容易封闭自我，一旦遇到挫折，得不到他人的理解，就会产生自杀的念头。

自杀的念头并不是一下子就产生的，它往往有一个发展的过程。在这个过程中，学生时不时会透露出自杀的想法。如果我们能够觉察到学生的异常，及时开展心理危机干预，就可以避免悲剧的发生，挽救学生的生命。

二、心理解析

（一）影响自杀的因素

了解引起自杀的因素，可以有效地预防自杀的发生，影响自杀的因素有如下几点：

（1）重大疾病。

心理疾病或精神疾病是自杀的常见原因。据相关统计，92.6% 的自杀的青少年患有精神疾病，抑郁症、精神分裂症、药物成瘾患者自杀的概率与其他人相比较高，更容易出现自杀行为。

同时躯体疾病也是引起自杀的原因之一，慢性生理疾病通常病期较长，治疗过程较为痛苦，有些患者忍受不了病痛的折磨，选择自杀来寻求解脱。

（2）遗传因素。

相关调查研究发现，自杀也有家族遗传史，有自杀家族史的精神疾病患者相比其他患者自杀行为出现的概率会更大。

相关研究发现，自杀者中枢神经的 5 - 羟色胺功能失调，抑制冲动的能力下降，容易引起负性情绪，进而导致自杀的发生，可见遗传基因也是影响自杀的一个因素。

（3）环境因素。

家庭环境也是造成学生自杀的一个原因。家庭纠纷、家庭暴力、家庭经济危机等都有可能造成家庭成员自杀。对于青少年来说，父母婚姻状况也是

---

① 国家卫生健康委员会．2021 中国卫生健康统计年鉴［M］．北京：中国协和医科大学出版社，2021．

影响其自杀的因素，单亲家庭的孩子相比其他家庭的孩子自杀率相对较高，重组家庭的孩子自杀率也高于其他家庭。遭受家庭暴力、受到身体或精神上的虐待、父母期望过高、父母的管教方式不一致，都有可能导致孩子自杀。

学校环境的负面影响也是造成青少年自杀的原因之一。青少年处理问题的方式尚未成熟，在学校中与老师发生矛盾，受到老师的批评指责，有可能会出现过激反应，进而自杀。同时，在学校中受到欺凌、被孤立，也会导致青少年自杀。

（4）模仿自杀。

1774 年，《少年维特之烦恼》一书的出版，在欧洲引起了一股自杀浪潮。主人公维特最后以自杀结束自己的生命，这一行为引发了许多青少年效仿，跟随着维特自杀，这种模仿自杀被称为"维特效应"。富士康的"十连跳"也是典型的模仿自杀。可见对自杀事件的过度报道，很容易引起其他人效仿。

（二）自杀的征兆

超过 80% 的自杀者在自杀前会透露自杀的念头，如果能够及时捕捉这些自杀的信号，并及时进行干预，就能够阻止悲剧的发生。

自杀的征兆有如下几点：

（1）在言语中透露出自杀的意愿。

在日常的言谈交流中，透露出寻求死亡的意念，或者在日记、作文、艺术作品中表达出寻死的念头，比如："死了一了百了""我希望我已经死了""对这个世界厌倦了"等等。

（2）寻求自杀的方法。

通过多个渠道了解自杀的方法。

（3）生理变化。

经常觉得疲劳，身体经常不适，比如头疼、胃痛，身体酸痛等；睡眠不好，经常做噩梦；食欲不振或者暴饮暴食等。

（4）情绪变化。

情绪低落，郁郁寡欢；过度恐惧；对事物失去兴趣；感到强烈的内疚与羞耻，觉得自己毫无价值；怨恨自己，容易情绪化，脾气暴躁，攻击他人，等等。

（5）行为变化。

无心学习，无法做作业或者作业的质量较差，不愿上课，成绩下滑；远离人群，不参加集体活动，对周围的事物失去兴趣；行为越来越冲动，经常在学校里闹事，与朋友和家人的矛盾冲突增加；参加高危活动，酗酒、滥用药物，做出伤害自己的行为；把自己喜爱的东西送人，等等。

（6）认知变化。

认知功能衰减，生活规律混乱，注意力不集中；产生无助的想法，认为事情只会往坏的方向发展，不会变好，觉得生命没有意义，失去了活下去的欲望；失去自我价值，觉得自己活着对他人来说是一种负担，等等。

（三）自杀的预防

自杀的预防分为三个等级：一级预防、二级预防和三级预防。

一级预防指的是预防个体自杀的倾向，针对青少年可采取的措施有：开展生命教育课程，提高学生的心理健康水平；对有自杀风险的学生进行筛查，及时进行干预，等等。

二级预防指的是对处于自杀边缘的人进行危机干预，学校可采取的措施有：对学校的教职员工进行培训，学习自杀的相关知识，摆正对自杀的态度；提高识别自杀高风险学生的能力；增强处理危机的能力，知道什么时候把学生转介给专业人员，做好守门员的职责，等等。

三级预防针对的是曾经有自杀行为或自杀未遂者以及受到影响的群众，为避免自杀者再次自杀，周围受影响的人出现"心理感染"，学校可采取的措施有：对自杀未遂的学生进行24小时陪伴；教育其他学生不要孤立回避自杀未遂者；对受影响的学生进行心理辅导。①

（四）自伤与自杀

自伤不等同于自杀，从目的来说，自伤大多是以调节情绪为目的，而不是以自杀为目的；从方式来说，自伤大都是割伤、划伤、拳打等；从发生次数来说，自伤的次数较多。但是对于有自伤史的学生，其自杀的可能性较其他人更高。所以对于这类学生，志愿者要持续关注，防止他们出现自杀行为。②

---

①　韩劼. 大学生自杀危机及其干预［J］. 宁波大学学报（教育科学版），2007，29（1）：24-27.

②　周鑫，蒋琬婷. 青少年非自杀性自伤行为的研究现状［J］. 精神医学杂志，2021，34（4）：381-384.

三、援助方法

（一）个体辅导对策

在应对青少年自杀时，作为非精神健康专家，志愿者应该遵循以下原则：

（1）明确自己的职责。

采取一切有效的措施，确保受助者安全，表达对受助者的关心，让受助者明白自己并不孤单。可协助受助者克服或者解决小困难，而不是直接替他们解决问题；情势严峻时，应该尽快寻求专业人士的帮助，阻止受助者自杀；不要独立诊断有自杀倾向者的问题。

（2）选择合适的时间与地点。

对受助者进行个体辅导时，要提前选择好地点，同时要确保整个辅导过程时间充裕且不会被打断，尽量避免在受助者感到困扰或者愤怒时开展个体辅导。

（3）主动聆听，不作评价，表示理解。

主动聆听受助者倾诉，同时要给予反馈，表示对受助者的理解。对于受助者所说的事，不要妄下评价，也不要与其争论，尽量站在对方的角度理解问题，理解其对当下经历的事情的感受。

（4）注意谈话技巧。

在与受助者谈话时，不要使用批评的语气，要透露出志愿者的真切关心和关怀，可以利用开放式的问题，让受助者开口讲述自己的经历。

（5）了解受助者的自杀细节。

如果受助者透露出有自杀的念头，要尽量了解其自杀的意愿、背后的动机、是否有具体的计划等，了解得越详细越好；不要害怕使用"自杀"这个词语，直接提问不会催化自杀行为，也不要回避讨论自杀问题，如果志愿者避开自杀这个问题，不去过问，反而会让受助者感到更加绝望与无助。

在个体辅导中，首先要评估受助者的情绪状态，安抚受助者的情绪，待其情绪稳定下来后，再进行具体的个体辅导。

其次，在个体辅导过程中，要全面收集资料，了解受助者的具体情况与主要问题，有针对性地进行辅导；对于有自杀念头的受助者，应及时进行疏导，消除其自杀的念头，避免悲剧的发生。

下面就以婷婷为例，分析遇到想要自杀的受助者时，志愿者该如何进行干预。

第一，先让婷婷情绪稳定下来。志愿者首先联系婷婷的班主任，向班主任了解婷婷的基本情况，接着去教室和婷婷沟通。志愿者到达教室时，婷婷正坐在地上低头哭泣。显然她正处于悲伤的状态，情绪不够稳定，是无法进行谈话的，所以志愿者并没有与婷婷有过多的交谈，而是默默地陪伴着她，待她情绪稳定下来后，再与她交谈。志愿者提议换个地方聊聊，在班主任的陪同下，婷婷与志愿者来到了心理咨询室。

第二，建立信任，了解情况。在心理咨询室坐下后，婷婷情绪稳定下来，志愿者与她单独进行面对面访谈。一开始志愿者询问婷婷为什么想不开，她一直在回避问题，不愿意正面回答。于是，志愿者选择从侧面去了解婷婷的状况，询问她是不是心情不好。她点了点头，志愿者进一步问为什么心情不好。婷婷思考了片刻后说考试考得不好。在询问之下，志愿者了解到，婷婷是因为害怕父母生气，不敢面对父母，觉得父母一点都不爱自己，所以一时想不开选择自杀。可见该案例中婷婷之所以想自杀，根源是父母过于严厉的管教方式，导致其出现错误认知。因此，要想帮助婷婷，就要从她的家庭入手。在谈话的最后，志愿者征求了婷婷的同意，与她的父母进行联系；同时，也和婷婷的班主任联系，嘱咐班主任要多留意婷婷，避免她再出现自杀的行为。

第三，在班主任的陪伴下，志愿者与婷婷父母展开了面谈。志愿者向婷婷的父母讲述了婷婷在学校试图自杀的事，同时了解婷婷在家与父母的相处模式以及婷婷父母对她的管教方式，然后邀请婷婷的父母来到心理咨询室，和婷婷一起开展心理辅导。

第四，通过系统式家庭辅导，重新构建新的家庭互动模式。首先通过循环提问的方式观察婷婷一家平时的互动模式，志愿者提问婷婷："上次考试没考好，爸爸是怎么对你的？"然后再提问婷婷爸爸："上次考试结果出来后，婷婷妈妈是怎么对婷婷的？"接着又提问婷婷妈妈："怎么看待爸爸的管教方式？"志愿者根据婷婷一家人的回答，大概摸清了他们家的基本情况：婷婷爸爸希望婷婷能够出人头地，所以一直严格管教婷婷，但是婷婷最近一直在偷偷看小说，婷婷爸爸觉得婷婷没有好好学习。婷婷不喜欢爸爸这样的管教方式，但是不敢忤逆爸爸，为了缓解压力，就每天偷偷看小说。婷婷妈妈一直不插手婷婷爸爸对婷婷的管教，在家庭中极少参与孩子的教育。通过志愿者的提问，婷婷一家能清晰地了解到自己家庭的相处模式。接着志愿者通过引导，让他们关注对方积极的一面，提问婷婷："爸爸做什么你会很难过？做什么会令你很开心？"通过提问，让婷婷意识到爸爸也有好的一面，同时也让婷婷爸爸意识到自己的一个小小举动会给孩子带来温暖。最后志愿者通过未来式的提问，帮助婷婷一家构建新的家庭互动模式，提问婷婷："如果可以的话，你希望爸爸妈妈是怎么样的？"然后提问婷婷的爸爸妈妈："希望未来的婷婷是怎么样的？"通过这样的提问，引导他们去思考未来的相处模式。

第五，让家庭成员共同参与，改变原有的家庭互动模式，构建新的模式。让婷婷和其父母分别完成记秘密红账的作业，要求婷婷记录爸爸妈妈在日常生活中的优点和缺点，而婷婷的父母则要记录婷婷在生活和学习上的进步，然后在下次面谈中进行公布。①

经过多次辅导与回访，婷婷自杀的念头已经打消，婷婷一家的相处比以前融洽了许多。

(二) 团体辅导对策

自杀事件会对自杀者的同学、老师、好友等造成一定的影响，一般在事件发生后的 1～7 天内要对相应的人员进行团体辅导。下面列举一个针对目睹自杀过程者的团体辅导。

1. 总目标

减轻团体成员内心的恐惧感，消除团体成员的负性情绪。

2. 活动内容与方式

（1）预热阶段。

目标：让团体成员了解团体辅导的目的。

首先，让团体成员进行自我介绍，了解彼此；之后，由团体领导者向成员说明此次团体辅导的目的。因为成员目睹了自杀现场，可能会出现一些不适，比如产生恐惧、不安等情绪，希望通过辅导舒缓他们的情绪，让负面情绪得到释放。

（2）起始阶段。

目标：带领团体成员回想事件发生时他们的所见所闻所感，鼓励他们表达出内心的想法，以此舒缓情绪。

---

① 姚树桥，杨彦春. 医学心理学［M］.6 版. 北京：人民卫生出版社，2013.

团体领导者鼓励团体成员谈谈在自杀事件发生的时候，他们看见了什么？当时有什么想法？情绪如何？现在感觉怎样？可以从情绪、认知、生理、社交和行为等方面进行描述。如果在这个过程中遇到有成员不愿开口的情况，团体领导者可以主动询问该成员，了解其反应，如"你那时候在想什么""最近睡眠质量好吗""注意力能够集中吗"等。在这个过程中，团体领导者要鼓励团体成员说出自己的想法，同时也要关注成员的反应，如果成员出现情绪崩溃的情况，可以走上前去给予拥抱，给予适当的支持。有异常情绪的成员，团体领导者应转介给专业的心理咨询师。

（3）发展阶段。

目标：正视自身的负性情绪，建立社会支持系统，学习相应的策略。

团体领导者跟团体成员解释，遇到这样的事，出现伤心、恐惧、内疚等负性情绪是正常的反应，随着时间的消逝，情绪会相应地减弱直至消失；让团体成员意识到不只他们会出现这种情绪，其他人也会有相近的经历和反应，他们并不孤单；最后引导团体成员发现，周围有很多支持系统可以帮助他们，比如家人、老师、朋友以及志愿者等，让他们学会如何寻求帮助。

分享一些恰当的应对策略：保持健康的生活习惯，早睡早起，确保足够的睡眠时间，饮食均衡，适当运动；寻求社会支援，多与朋友、老师或者志愿者交流，以获取他人的支持。

（4）结束阶段。

目标：升华主题，引导团体成员记录下自己的活动感想，并互相鼓励。

给每个成员发一张纸，让他们写下对自杀事件的感想，并且思考生命的意义，然后请团体成员轮流发表自己的看法。活动的最后，团体成员进行互相鼓励。①

（三）社会支持对策

学校的相关举措、家庭的关爱和社区的心理援助都可以有效地预防自杀行为的出现。

（1）学校层面的对策。

学校在日常教学中要注重生命教育课程的教学，提高学生的心理素质。在生命教育课程中，老师应该教育学生在日常生活中避免做威胁生命安全的

---

① 王玲．校园突发事件的危机干预［M］．广州：暨南大学出版社，2011.

行为，同时要引导学生预防自杀，让学生知道不止他一个人产生自杀的念头，鼓励学生出现自杀的念头时主动求助，让学生意识到自杀是可预防的；同时，学校要采取多种形式开展生命教育，比如心理剧、游园活动和相关主题讲座等，让学生懂得珍惜生命。

学校要增加相关的培训，提高教职员工识别自杀学生的能力与处理危机的能力。学生大部分时间都在校园中度过，每日接触最多的就是学校的教职员工，如果教职员工能够及时识别出学生的自杀倾向并进行干预，那么就能预防自杀行为的出现。

老师要关注学生的心理状况。自杀者通常会在自杀之前发出相关的求救信息，老师可以通过多个渠道去了解学生的相关情况，及时捕捉学生发出的求救信息。比如，在日常教学中观察学生，看学生与以往相比是否有所差别，言谈中是否透露出自杀的念头；关注学生的周记、作文，学生的文字是否直接或间接表露出轻生的想法，如"我好讨厌这个世界""我想一了百了""我多么希望自己不存在"等；定期与学生进行交流，了解学生的近况。

学校要建立学生心理健康档案，重视心理健康筛查，定期进行心理健康普查，对于普查结果有问题的学生，要进行单独面谈，进一步了解学生的状况，作出相应预防措施。心理健康档案应该包括学生的情况评估、家庭成员评估、心理健康状态评估、心理问题产生的主要原因、心理健康测试的结果、心理辅导记录等，尽可能全面地涵盖学生的心理健康状况。

如果学生的情况较为严重，学校应该与家长进行沟通。学校可让与家长较为熟悉且家长信任的教职员工同家长进行沟通，表达学校的担忧，如有学校高层人员的加入会使得沟通效果更好；同时要与家长商讨相应的对策，共同帮助学生渡过难关。

当自杀事件发生后，学校应该立刻启动心理危机干预应急机制，及时对广大师生进行危机干预，因为自杀事件对于目睹或者间接经历过的人，都有可能造成心理困扰。一方面，学校应该公开自杀事件的过程，不仅能消除学生及教职员工对于事件的疑虑，同时也能消除他们的紧张与恐惧；另一方面，学校要加强对学生与教职员工的心理干预，自杀事件不仅会影响学生的心理健康，也会对教职员工的心理健康造成一定的影响。

（2）家庭层面的对策。

家长要重视孩子的心理健康。有些家长没有意识到孩子心理健康的重要性，忽视了孩子的心理健康状况，不愿意接受自己孩子有心理问题，认为这是可耻的，不及时带孩子去接受相应的心理辅导，进而错过了最佳治疗时机。这些错误做法会导致孩子的心理问题越来越严重。因此，家长要转变认知，意识到心理健康的重要性，在日常生活中要多多关注孩子的成长。

积极关注孩子的成长，给予孩子足够的爱与尊重。在与孩子的日常交流中，要尊重孩子的想法，当孩子的想法与自己的意见相左时，不要第一时间就给予反对，而是试图去理解孩子；孩子渴望得到家长的关注，家长要积极关注孩子的成长，即使工作再忙也不要忘记关注孩子，多留点时间陪伴孩子。

捕捉孩子自杀的信号并采取相应的措施。家长在日常生活中要持续关注孩子的言谈，如果孩子透露出自杀的念头，家长要及时作出反应，带孩子去医院接受相应的干预，不要因觉得羞耻而不采取措施；同时与孩子积极地沟通交流，并透露出自己对孩子的理解与支持。

（3）社区层面的对策。

社区可以开展相应的宣传活动，比如向居民分发宣传手册，开展相应的科普讲座等，以此提高社区居民对自杀的了解程度，引起居民对心理健康的重视。

提高社区心理志愿者的服务水平。社区心理志愿者要定期进修，提高自身的服务能力与素质。

（四）心理自助对策

掌握一定的自助对策，可以在一定程度上让受助者缓解自杀的念头，在日常的教导中，志愿者可以传授一定的对策帮助受助者自救。

（1）主动寻求帮助。

当受助者心情抑郁时，可以主动与朋友、老师、家长等倾诉，缓解抑郁心情的同时从其他人身上获得支持，不要一个人独自消化情绪。

（2）寻求专业的辅导。

在家人的陪伴下，去专门的机构寻求专业人士的帮助，如果不想让家人担心，也可以单独前往，寻求帮助不可耻，这是很勇敢的行为。

（3）保持健康的生活习惯。

做到生活作息规律，保持充足的睡眠、适当的运动，开展娱乐活动，放松心情。

主题 15　校园暴力的心理援助策略

【案例导入】

小阳是一名初二学生，性格内向，不善于和他人交往，平时在班级里安安静静的，没什么朋友，学习成绩一直处于班里上游水平。有一天，同学小黄让他帮忙写作业，小阳拒绝了。小黄因此怀恨在心，觉得小阳看不起他，便打算报复小阳。在小阳放学回家的路上，小黄带人围堵了小阳，把小阳打了一顿。一开始小阳并没有向父母、老师汇报自己被打的事。小阳的父母发现小阳身上有伤疤，在父母的逼问下，小阳才如实地向爸妈汇报。小阳的父母找到学校要求处理这件事，小黄和他的朋友因此被学校开除了，但是小黄威胁小阳，说自己会报仇的。小阳因此整天提心吊胆，害怕小黄报复他，夜里总做噩梦，饭也吃不下，甚至不敢上学。

一、问题背景

校园暴力是指在学校实施正常管理、教育职能期间，发生于校园内部及其周边的，师生之间、学生之间，以及非学校人员对学校师生所实施的暴力、攻击行为。①

随着网络和媒体的曝光，校园暴力事件越来越被人们重视。每年被曝光的校园暴力事件数不胜数，其中，学生群殴事件尤为突出。学生群殴事件指的是在学校内部或者周围，学生之间或者学生与校外人员发生打架群殴的侵害行为，或者三名以上的学生伤害一名学生的行为。

---

① 王玲. 校园突发事件的危机干预［M］. 广州：暨南大学出版社，2011.

学生群殴事件有以下特点：

（1）突然性。

学生群殴事件很多都是突然发生的，毫无征兆，受害者事先完全没有觉察。

（2）报复性。

学生群殴事件的源头一般都是报复，受害者在不知不觉的情况下得罪了施暴者，施暴者便寻找机会进行报复。

（3）暴力性。

近年来，学生群殴事件的暴力程度呈现逐年上升的态势，从拳打脚踢发展到用器械群殴。

（4）阵营性。

学生群殴事件的冲突双方一般都是不同阵营的，比如 A 校的学生与 B 校的学生打架，A 班的学生与 B 班的学生斗殴等。

（5）人数较多。

学生群殴事件的参与人数较多，一般有十几人或几十人，甚至可能有上百人。

（6）伤害性。

学生群殴会造成参与殴打者身体上的伤害，严重的甚至可能致残、致死，同时还会给受害者带来心理上的伤害。受害者可能会害怕对方报复，整日提心吊胆，生怕被围堵攻击。

学生群殴事件不仅会扰乱学校的正常教学秩序，也会给学生造成身体上和心理上的伤害，因此采取有效的预防措施，防止校园暴力的发生，是十分重要且有意义的，同时对遭受暴力的学生进行心理疏导也是十分重要的。

二、心理解析

（一）学生群殴事件的原因

1. 学校方面

（1）教育不到位。

部分学校在思想道德教育上有所缺失，没有正确引导学生形成正确的思想道德观念。有些学校虽然注重思想道德教育，但是在教育过程中，过于重视知识的传授，没有与实际联系起来，使得学生没有真正形成道德与法律规范。

（2）管理疏漏。

学校管理人员工作不到位，无法及时发现群殴事件并且及时阻止。

（3）教育方式不当。

部分教师在教育过程中会采取体罚的方式惩罚学生，学生则有样学样，用暴力解决问题。

（4）同伴团体的影响。

学生群殴事件中的施暴团体成员多为好友，一般具有不爱学习、法律意识淡薄、讲义气、容易冲动等特质，不良习惯相互影响，从而形成不良团体，一旦团体里有人提出施暴的意图，其他人会纷纷响应，共同对某个人或者某个群体施暴。

2. 家庭方面

（1）父母行为。

有些父母平时相处出现矛盾时，采取暴力的方式解决，孩子在这样的家庭环境下成长，耳濡目染，逐渐产生暴力倾向。

（2）父母教养方式。

有些父母过分溺爱孩子，孩子犯错了也不纠正，而是一味地宠爱、包庇孩子；有的父母长期忙于工作，对孩子不管不顾，不教育孩子，导致孩子不知道自己哪些行为是合理的，哪些行为是不可取的。

3. 社会方面

（1）传播内容的影响。

有些影视作品、网络游戏涉及暴力、打架斗殴、黑恶势力等，有些甚至详细描述了施暴细节，部分青少年容易受其影响，进行模仿。

（2）不良价值观的影响。

当前，拜金主义、享乐主义等不良价值观风行，青少年难免受到影响，为了个人享受，暴力威胁他人以谋取钱财。

4. 个人方面

（1）以自我为中心。

有些学生在成长过程中，形成了以自我为中心的性格，牺牲他人的利益来换取自己的利益，一旦他人不能满足自己的需求，就实施暴力，发泄情绪。

（2）错误的道德观念。

受社会上一些不良价值观的影响，有些学生形成了错误的道德观念，认为暴力可以解决一切问题，不受社会道德规范约束，随心所欲。

（3）法律意识淡薄。

有些学生认为打架、斗殴只是学校范围内的事，构不成犯罪，甚至觉得法律会保护未成年人，所以肆无忌惮。

（二）学生群殴事件的影响

1. 生理方面

学生群殴事件可能会给学生造成不同程度的身体伤害，严重的甚至致残、致死。

2. 心理方面

学生群殴事件不仅会给受害者带来身体伤害，还会带来心灵上的伤害。

（1）缺乏安全感。

群殴事件后，受害者会缺乏安全感，总觉得别人要伤害他，整天提心吊胆、焦虑不安等。

（2）自尊心受挫。

长期处于被欺凌状态，会导致受害者自尊心受挫、缺少自信，对自己形成消极的看法，自我评价较低。

（3）创伤后应激障碍（PTSD）。

遭受暴力伤害后，受害者可能出现创伤后应激障碍，若不及早干预治疗，会引起更大的心理伤害，如出现易怒、焦虑、沮丧等情绪。

（4）人际交往。

遭受伤害后，受害者可能会在人际交往方面出现障碍，不爱与他人交往，甚至害怕与他人接触。

3. 学业方面

在学校遭受欺凌的学生，在学习上会表现为注意力不集中、对学习失去兴趣、成绩下滑等状况，甚至可能会排斥上学，认为学校不安全。

三、援助方法

（一）个体辅导对策

在遭受学生群殴事件后，受助者的身体和心理都受到了伤害，身体恢复后，心理的创伤不可忽视。针对受助者的心理问题，志愿者可以使用角色扮演的方式帮助其建立新的、正面的人际交往模式。该方法旨在通过角色扮演，让受助者发现自己的问题，并且在扮演过程中建立新的行为模式，改变原有的认知，促进问题的解决。[①]

在个体辅导中，首先要全面地了解受助者的基本情况，如成长史、家庭情况、被欺负史等；然后与其建立良好的咨访关系，再与其共同商讨辅导的主要目标。

其次，帮助受助者舒缓负面的情绪，一起商讨情绪处理的方法，引导其学会面对自己的情绪并且进行情绪管理；然后再分析受助者被欺负的原因，从内部原因和外部原因两个角度出发，发现受助者的错误认知，并进行纠正。

最后，协助受助者建立正向的人际交往模式和交往网络，同时增强其自信心。

下面通过小阳的案例具体说明该如何对遭受校园暴力的受助者进行个体辅导：

第一步，了解受助者的基本情况，与其建立咨访关系。志愿者通过多种方式了解小阳的成长史、家庭情况、被欺负史等，如可以从老师、家长、朋友、同学处了解小阳，也可以通过面谈的方式了解小阳的情况。在与小阳的面谈过程中，志愿者了解到小阳从小就性格内向，朋友很少，在学校也很少与人交流，以前上小学时也经历过类似的事件，但是没这次严重。在这个过程中，志愿者一直耐心倾听，表现出同理心，时不时安慰小阳。最后，志愿者和小阳确定需要解决的主要问题和应达成的具体的目标，主要问题是缓解小阳现在的恐惧心理，具体目标是恢复正常的生活，回归校园，能够与他人正常交往。

---

① 王毓章. 角色扮演在青少年逆反心理个案咨询中的应用［J］.中国校外教育，2016（12）：23－25.

第二步，引导小阳发泄不良的情绪，学会情绪管理。志愿者让小阳讲述自己一周来的心情与心理状况，小阳表示这一周吃不下睡不着，害怕被小黄报复，经常处于警戒的状态。志愿者表示他这是处于应激状态，当遇到群殴事件后，出现应激反应是正常的；接着志愿者引导小阳表达自己内心的情绪，让其负性情绪得以宣泄。小阳表示，自从被小黄等人殴打后，一直很恐惧、害怕，缺乏安全感。志愿者在表达同情的同时，引导小阳思考该如何去消化这些负性情绪，以及学习情绪管理，以便在日后遇到相似的情境时能够应对处理。

第三步，改正小阳的错误认知。志愿者在与小阳讨论被欺负的过程中，分析了小阳被欺负的原因，并且将其分为外部因素与自我因素。小阳表示自己的力量太弱小了，没有办法改变自己被欺负的状况。正是这种消极的认知，导致他遇到欺凌时只知道退缩，消极地应对。志愿者首先让小阳意识到自己的处理方式是消极的，接着共同讨论遇到这种群殴事件时该如何处理，找到解决办法，并且鼓励小阳在生活中采用积极的应对方式。

第四步，学习人际交往策略，提高人际交往能力。志愿者在与小阳的面谈中，了解到小阳不善与人交往，性格内向。于是，志愿者就这个问题进行了谈话，让小阳描述自己的人际交往情况，在与他人的交往中一般扮演怎样的角色。小阳表示在和别人交往过程中自己一直处于被动的一方，不会主动和别人聊天、约别人一起出去玩。接着志愿者让小阳回想班里比较受欢迎的同学，对比自己和他们之间有什么差别。小阳表示他们都比较活泼、开朗，遇到同学都会主动打招呼，也很乐于助人等。于是，志愿者和小阳探讨人际交往的原则以及技巧，鼓励他改变自己的交往方式。在辅导过程中志愿者与小阳通过角色扮演的方式，模拟真实的人际交往情境进行练习。扮演结束之后，志愿者和小阳探讨在模拟情境中，哪些做得不好，该如何改进；哪些做得比较好，及时给予强化。最后，志愿者布置家庭作业，让小阳实践人际交往的技巧。

第五步，学会在人际交往中寻求他人的认同和支持。小阳反馈，自己已经回到学校上学，并尝试主动和其他同学打招呼，尝试几次后其他同学也会主动和他打招呼。志愿者在鼓励小阳的同时，围绕"如何在人际交往中寻求他人的认同和支持"的话题与小阳展开讨论，以此帮助其学会建立人际网络，增强其在社交方面的自信心。

第六步，纠正错误的消极自我认知，增强自信心。在之前的面谈中，小阳曾提及，觉得自己性格内向，没人愿意和他做朋友。在此次面谈中，志愿者主要引导其认识到这是错误的认知并加以纠正，让他认识到自己之所以没有朋友是因为他封闭自我，不与其他人交流，并以与同学打招呼的事为例，鼓励他主动和其他人交朋友。最后，双方共同讨论提高自信心的方法，志愿者鼓励他在生活中实践，以此提高自信心，摆脱无助感。

第七步，结束辅导。小阳反馈自己在学校交到了朋友，虽然目前只有一个朋友，但是他相信自己以后肯定会交到更多的朋友。志愿者首先肯定了小阳的努力与进步，接着总结前几次辅导的内容，鼓励小阳在接下来的生活中继续保持这种状态，遇到事情积极地面对解决。

（二）团体辅导对策

在学生群殴事件发生后，学校应该及时进行心理干预，疏导安抚学生的情绪。下面列举一个团体辅导的方案。

1. 总目标

宣泄团体成员的负性情绪，减轻应激反应。

2. 活动内容与方式

（1）预热阶段。

目标：解释团辅的目的。

团体领导者向团体成员解释团体辅导的目的：在学生群殴事件发生后，尽管有些人没有直接经历此次事件，但是通过别人的描述，难免会产生一些应激反应，比如情绪、行为、生理上的问题等，此次团体辅导旨在帮助间接经历群殴事件的学生减轻应激反应。

（2）开始阶段。

目标：带领团体成员回忆事件发生时他们的所见所闻所想，帮助团体成员宣泄这次事件给他们带来的负面情绪。

团体领导者首先向团体成员介绍此次学生群殴事件的具体情况，然后请每位成员描述自己在此次事件中的所见所闻，可以补充事件的细节，有助于大家全面了解群殴事件。如果有成员不愿意发言，可以保持沉默。

其次，让每位成员描述自己的感受，在这次事件中产生了什么样的负面情绪，有什么想法，同时提问成员：这些情绪对他们是否有影响？有哪些影响？在这个过程中，团体领导者要留意情绪异常激动的成员，可以约这些成员进行个体辅导。

团体领导者引导团体成员思考在这次事件中他们心理、生理、认知上的感受，同时让成员表达出来。团体领导者要往认知上引导，让成员表达出自己对群殴事件的态度；可以让成员将自己的思考写在纸上，当成员表达完后，团体领导者可以就成员的反应作解释，告诉他们，他们身上出现的各种反应都是正常的应激反应。

（3）发展阶段。

目标：识别事件过后的应激反应，同时引导团体成员认识自己的社会支持系统，寻求他人的帮助。

团体领导者向团体成员介绍各种正常的应激反应，并且讨论具体应对方法，目的是帮助成员进一步认识到出现应激反应是正常的情况，以此减轻成员的压力；接着引导成员认识到自己的社会支持系统出现问题时，可以寻求朋友、同学、老师、家长的帮助，不要自己消化解决。

（4）结束阶段。

目标：总结升华此次团辅活动，促使团体成员思考。

团体领导者总结此次团辅活动，让团体成员思考经过这次团辅活动自己有什么收获或者想法，请团体成员进行分享，并对在团体辅导过程中情绪较为激烈的成员进行跟踪回访。

（三）社会支持对策

学生群殴事件的发生不仅给学生带来了生理上的伤害，同时也带来了巨大的心理伤害。学校、家庭应就此作出相应的对策预防群殴事件的发生。

1. 学校方面

（1）加强道德教育。

学校应该重视学生的道德教育，帮助学生树立正确的道德观，促使学生健康成长。在日常教学中，不仅要重视学生的学业，还要重视其道德教育，教师要把道德教育融入日常的教学中；同时，学校要组织道德实践活动，引导学生在实践中树立正确的道德观。

（2）重视法制教育。

在加强道德教育的同时，也要加强法制教育。学生的法律意识淡薄，日常生活中一般也不会主动学习法律条规。为了有效预防学生群殴事件的发生，学校应该开展有针对性的法制教育，比如开设主题讲座、普法活动、法律讲堂等，加强学生的法律意识。

（3）建立完善的预防机制。

学校应建立完善的预防机制，在学校安装摄像头以便监督，同时要加强巡逻，在上下课期间安排轮班，以便及时发现群殴事件并予以制止。

（4）加强心理健康教育。

要重视心理健康教育，开设相关主题的心理健康课程，提高学生处理心理问题的能力；同时，开展有针对性的心理辅导，给予学生关怀，为遭受暴力伤害的学生提供一对一的心理辅导，帮助学生渡过难关。

2. 家庭方面

（1）注重对孩子的教育。

有些家长对孩子的成长漠不关心，觉得教育孩子是学校的责任，平时对孩子不管不顾。正是他们的漠视导致孩子的世界观、价值观、道德观出现问题，所以父母在日常生活中，应注意言传身教，用行动给孩子树立榜样；在孩子出错时，要及时指出并帮助孩子改正。

（2）改进教育方式。

有些父母对于孩子过于严厉，把孩子的空余时间安排得满满当当，对孩子要求过高，这样容易导致孩子形成内向、反叛的性格；有些父母过分溺爱孩子，孩子犯了错也不批评，放任不管，容易让孩子形成以自我为中心的性格。由此可见，不恰当的家庭教育不利于孩子形成健全的人格。父母在日常的教育过程中，要重视孩子的心理健康发展，不仅要关注孩子的学业成绩，更要关注孩子的身心健康发展。

（四）心理自助对策

掌握一定的自助对策，可以帮助学生保护自己，免受他人的伤害。

（1）及时求助。

当他人要施暴时，可以观察周围是否有人路过，大声呼救，请求帮助。

（2）吓退施暴方。

提醒施暴方，他们的行为是违法的，是要受到法律制裁的，以此打消对方施暴的念头。

（3）结伴而行。

上学和放学尽量结伴而行，避免一个人被围堵，尽量走人多的地方，不要走偏僻的小巷子。

（4）向家长、老师汇报。

如果遭受了暴力，一定要向家长和老师汇报，寻求帮助，不要因为对方的威胁就不敢寻求帮助，这样只会纵容对方，让对方变本加厉。

主题 16 考试焦虑的心理援助策略

【案例导入】

李某为某重点中学的初三学生，其父母都是教师，对她的学习要求很严格。在父母的精心培养下，李某从小就很优秀，上小学时，成绩名列前茅，在作文比赛、演讲比赛中多次获奖。但是在小升初的考试中她发挥失常，从此留下了深深的心理阴影。上初中之后，每次考试之前李某都担心自己会考不好，后来一到考试就头疼、拉肚子，甚至胃炎发作。现如今中考在即，她的目标是考入一所重点高中，但最近的摸底考她又因为考试紧张而发挥失常。由于总是害怕自己重蹈覆辙，李某情绪低落，经常失眠，胃炎也发作了，只要一想到中考就焦虑紧张，学习效率大打折扣。李某在父母的陪同下来做心理咨询，她迫切希望自己能早日消除焦虑紧张的情绪，克服心理障碍，中考时能正常发挥。

一、问题背景

案例中，该生因为在小升初考试中留下的阴影，对之后的考试产生了害怕、担忧、紧张的情绪，出现考试焦虑的症状。考试焦虑是指因考试压力过大而引发的系列异常生理心理现象[1]，2006 年美国教育部 TestEdge 研究表明，有 61% 的美国学生在考试时会产生不同程度的焦虑，而其中有 26% 的学生具有严重焦虑。考试焦虑会直接影响学生的考试成绩，特别是语文和数学科目的成绩。相比男生而言，女生更容易产生考试焦虑，女生患严重考试焦虑的

---

[1] 张维佳. 辅导员案例分析：学生张××考试焦虑案例 [J]. 科技信息，2011（32）：504.

人数是男生的两倍。[①]

某研究机构对四所初中学校进行调查，研究者将学生的考试焦虑分为七个方面：担心考砸后他人对自己的评价、担心对个人的自我意象增加威胁、担心未来的前途、担心对考试准备不足、身体不良反应、思维阻抑和一般性的考试焦虑。研究发现，"担心对考试准备不足"的学生不到 57.7%，而"担心未来的前途""担心考砸后他人对自己的评价""担心对个人的自我意象增加威胁"的学生高达 80%。[②]

中学生的自我意识迅速发展，自我认识、自我体验、自我控制都达到了新的水平，但他们的自我仍然不稳定，学习、考试在学生时代是比较重要的事情，学生倾向于通过考试成绩来确定自己的价值。所以在中学里，考试焦虑是学生群体中较常见的一种心理障碍。考试焦虑已引起学校乃至社会的关注，学校有责任和义务为学生提供这方面的咨询。

综上所述，帮助学生缓解过度的考试焦虑，是志愿服务中对学生进行辅导的一个重大、普遍性的课题。

二、心理解析

（一）考试焦虑的含义

要了解考试焦虑，可以先了解什么是焦虑。焦虑是我们生活的一部分，所有人都会产生焦虑症状，适当的焦虑有利于促进人们的进步。但是，如果焦虑严重到成为一种可怕的令人痛苦的担忧感，个体极力对之加以压制而不能很好地疏导时就演变为心理障碍，我们称为焦虑性心理障碍。它是一种以焦虑为基础的心理障碍，包括焦虑障碍、分离性障碍和躯体形式障碍。

考试焦虑是指在考试来临之前，个体对考试过于紧张，担心自己考试失败有损自尊而形成的一种高度的负性情绪。患者在考试来临前、考试过程中会出现发汗、心悸、呼吸困难、脸红、头晕、颤抖等生理反应，同时伴有紧张、担忧、激动等情绪体验。这些症状会随着考试的临近而加剧。[③]

① 姚斌. 大学生心理健康与自我发展［M］. 北京：北京师范大学出版社，2014.

② 王少华. 关于初中生考试焦虑情况的调查研究［J］. 教书育人（教师新概念），2001（10）：34-36.

③ 王瑞杰. 医学生考试焦虑现状及其影响因素分析［D］. 太原：山西医科大学，2009.

（二） 考试焦虑形成的心理原因

考试焦虑具有与焦虑情绪类似的特性，它对成绩的影响曲线是呈倒 U 形的。适度的考试焦虑能激发潜能，提高考试成绩，但过高的考试焦虑则会产生不良影响，导致成绩下降。导致过高的考试焦虑的原因可以从内源性因素与外源性因素两个角度来理解。

1. 内源性因素

内源性因素是指个体人格特点、认知方式、能力对考试焦虑的影响。

面临同一个考试，有些学生会产生严重的考试焦虑，而有些学生则可以将焦虑情绪维持在适当的水平，这种差异很大程度上是认知在起作用。不恰当的认知会导致不恰当的情绪，导致考试焦虑主要有以下五个方面的原因：

（1） 对考试的认知。

考试是检验学习效果的有效工具，但志愿者在与被考试焦虑折磨的学生交谈时，发现他们过分看重考试，认为考试跟自己能力的证明、前途的发展是紧密相连的。他们认为，考试分数是预测未来好坏的决定性因素，怀着"这次如果没考好，以后的生活会很糟糕"的想法，面对考试如临大敌，产生无法适应的威胁感，担忧、焦虑的程度自然就会提高。

（2） 对自我能力的认知。

对自我能力的认知与实际能力和认知模式有关。如果把能力比作水，实际能力多少就是水量的多少，而认知模式就是盛水的玻璃杯，透亮的杯子能看出实际的水量。能力自我知觉高的人在面临考试时，会比能力自我知觉低的人更有信心，面临挑战大的考试，相对地也会认为自己有足够的能力和力量通过考试，焦虑感就会低些。有心理学家发现，高考试焦虑的学生比中、低考试焦虑学生更倾向于将失败归结于内部的、稳定的、普遍存在的因素，比如"智商低""命运如此"等，这样的归因方式和认知模式会让他们过度贬低自己的能力，认为自己根本无力挑战，而随着挑战日渐逼近，"威胁"不断靠近，焦虑水平就逐渐提高了。

（3） 知识准备。

知识准备不足、考试临场时遇到很多不懂的问题，导致手忙脚乱、紧张不安，从而造成恶性循环，加重考试焦虑。所以没有好好复习、做足准备是导致考试焦虑的直接原因。

（4） 考试经验。

有研究发现，小学生也会产生考试焦虑，而且程度不亚于中学生，但是小学时期的焦虑一般不会对学业成就产生不良影响。到了中学，当焦虑的破坏作用超过它的激励作用，焦虑和学业成就开始呈负相关。大学时期，焦虑和学业成就则呈现正相关的关系。考试焦虑的消极作用随着学年的增长而总体下降，这是因为学生在不断积累考试经验。学生过去的考试经历影响着对自己考试能力的评价。如果学生在过去的考试中积淀了对失败的恐惧和对考试的消极态度，那在随后的考试里就会通过认知引起情绪波动，导致注意力分散和记忆力减退，不能理清思路，考试情境便富有威胁性。[①]

（5）情绪状态。

有研究指出，情绪不稳定的学生常常把注意力放在自己身上，过度关注自己在考试情境中的不适应表现，因此产生的负面情绪让这些学生无法在考场中合理运用考试技巧，发挥自己的正常水平。他们将本没有危险的考试当作巨大的威胁，一想到考试就惊恐不安。考试焦虑水平较高的学生回避批评的动机比获得表扬的动机强，而且相对于低考试焦虑的学生来说，高考试焦虑的学生的这两种动机都比较强。换句话说，就是成就动机强、害怕批评的学生会表现出更高的考试焦虑，而这些学生的情绪状态普遍比较不稳定。

考试焦虑是自身原因与外界原因交互作用而产生的，家庭、学校、社会都有不可推卸的责任。

2. 外源性因素

外源性因素是指感受到考试焦虑的个体以外的因素，包括三个方面：

（1）学校的教育目标和教育方式。

虽然素质教育逐渐得到关注，但应试教育在当代依然盛行，考试成绩依旧是评价学生的重要指标，成绩好的学生能得到老师的青睐，得到更多机会。这种以成绩为重的做法无形中增加了学生的考试焦虑。

（2）家长的高期望与压力。

有研究表明，家长的过度期待、粗暴与过分干涉、对孩子不尊重的做法都会比较明显地诱发中学生的考试焦虑。父母对孩子的影响是潜移默化的，特别是在小时候，父母是孩子学习与外界互动方式的对象。[②] 在为高考试焦虑

---

① 王瑞杰. 医学生考试焦虑现状及其影响因素分析［D］. 太原：山西医科大学，2009.

② 金琳，张大均，刘广增. 父母教养方式与班级氛围对中学生心理素质的影响：基于多层线性分析［J］. 心理研究，2021，14（3）：273—280.

的学生提供心理咨询的过程中，一般都需要了解其父母在形成考试焦虑的因素里占有怎样的地位。家长的高期望很容易潜移默化成为孩子对自己的高期望，而期望越高，孩子越感觉自己能力低下，过不了考试这一关。

（3）社会舆论和传统文化观念。

社会竞争激烈，人们将找不到好工作的原因归结于学历差，认为找到一份好工作就必须读大学，尤其是要以优异的成绩考上名牌大学。有学者提出，亚洲国家强调学业优秀是孩子献给父母最好的礼物，这种历史悠久的社会风气会导致亚洲国家学生的考试焦虑普遍高于欧美国家的学生。亚洲文化传统的流传和社会的残酷竞争，是学生认知偏差的文化根源，是"考试与命运紧密相连"这种想法的文化根源。①

三、援助对策

（一）个体辅导对策

合理情绪疗法将认知心理学、行为主义和人本主义心理学相结合，在建立与受助者良好咨访关系的基础上，寻找受助者情绪出现问题后的不合理信念，用新的、积极的、合理的信念代替这些不合理的信念。② 现如今，考试压力越来越大，许多中学生都出现考试焦虑症状③，而且过度焦虑会对学生的身心产生负面影响。实践证明，应用合理情绪疗法对缓解学生考试焦虑情绪效果良好。④

在个体辅导中，志愿者需要了解受助者的考试焦虑程度，引导受助者找到自己的不合理信念，然后用合理信念来替代不合理信念，并通过放松训练应对考试带来的焦虑。

下面通过李某的例子，具体说明该如何进行个体心理辅导。

第一步，对李某进行评估和诊断。李某一想到中考就焦虑紧张、情绪低落、失眠、胃炎发作；知情意三者统一，主动寻求帮助，有自知力，无妄想、

①　熊江玲.考试焦虑研究述评［J］.湖南社会科学，2004（5）：194－195.
②　刘爽.浅谈认知心理学在心理咨询领域的应用［J］.心理月刊，2019，14（21）：52.
③　金同瑞.浅谈中小学生考试焦虑干预手段及应试能力培养［J］.亚太教育，2019（1）：67－68.
④　朱夏艳.害怕英语考试的女孩：一例小学生考试焦虑辅导案例报告［J］.中小学心理健康教育，2017（3）：45－47，51.

幻想等精神症状，基本能维持正常生活、学习、社会交往，只是学习效率比较低。志愿者对其考试焦虑程度进行测量，李某考试焦虑量表心理测验得分25，属于较高水平的考试焦虑。通过面谈，志愿者了解到李某的具体情况：父母对李某一直抱有很高的期望，而且李某从小学习优异，多次获奖，是老师和家长眼中的好学生、好孩子，李某也为自己的优异表现而自豪。但小升初考试发挥失常，打破了这种"完美"的形象，她不能接受自己的失败，无法从失败中找到原因，因而再也无法平静地面对考试这个曾经令自己失败的场景。随着考试失败的次数越来越多，其焦虑程度愈来愈深，由刚开始的轻度紧张，发展到考前头疼、拉肚子，甚至胃炎发作。

第二步，了解李某在考试中的反应后，引导李某理解出现这些情况都是正常的，是常见的考试焦虑反应，志愿者可以通过列举他人的例子帮助李某理解。但是长期处于这样的状态，对于李某的身心发展和学业发展都是有害无益的，所以志愿者采用认知改变与行为训练相结合的方式，帮助李某找出不合理信念，用合理的信念来替代。

第三步，志愿者表示理解李某小升初失败之后的痛苦心情，但仍然要让李某明白，因为以前的学习经历太过顺利，正是这种顺境让她忽视了其实人都是会遇到困难、遇到挫折的，因而她应该用积极乐观的态度去面对、接纳。一次失败不能否定一个人的全部。事物是在不断发展变化的，人也一样处在不断累积成长的动态变化当中。挫折、失败可以给人警示作用，使人从中获取经验教训，克服困难，不断成长。一次考试失败，不代表中考也会失败，很多人都是在经历一次次失败后才走向成功的，就像爱迪生失败了 1 600 次才发明了电灯泡。

第四步，让李某进行放松训练，帮助其缓解焦虑情绪，具体操作如下：志愿者让李某靠在沙发上，全身放松，双臂自然下垂或放在沙发扶手上；让李某自由想象自己正处于一个令人轻松的情境中，例如，静坐在湖边或是在林中漫步，周围的静谧景象使其放松，并达到一种安静平和的状态。志愿者用轻柔、愉快的声调引导李某专注于自己的呼吸，依次放松前臂、头面部、颈、肩、背、胸、腹及下肢，经过训练，李某已经基本学会这种放松方式。

第五步，通过多次辅导以及家庭作业（填写合理情绪疗法自助表，见表1），李某的考试焦虑症状得到了改善，再没出现过头疼、拉肚子和胃炎的症状，她正认真准备即将来临的中考，并充满信心，能够劳逸结合，学习效率提高，睡眠正常。

表 1　合理情绪疗法自助表

A 事件	B 不合理信念	C 结果	D 驳斥 B 的理由	E 合理信念
考试焦虑	模拟考试考砸了,所以我是一个一无是处的人;父母过高的期望导致我压力大,发挥不好,而且这种影响永远难以改变	自卑、焦虑紧张、烦躁、失眠;脾气暴躁,责怪父母,冲他们发火	"模拟考试考砸了,所以我是一个一无是处的人"(过分概括化):"你怎么可以证明你是一个一无是处的人?""如果你在中考中失败了,就表明你是一个一无是处的人,那么你以前许多成功的经历又代表了什么?""这种影响永远难以改变"(糟糕至极):"父母的高期望就一定起消极作用,并且会影响一辈子吗?"	一次失败并不代表永远失败;一次失利,更不等于一辈子失利。在一件事上失败不意味着一个人一无是处。应该对失败进行积极的、正确的归因,以利于以后的成功;父母要求高也是有好处的,有压力才有动力,现在我长大了,得对自己的行为负责
	如果考不上重点高中,就考不上重点大学;考不上重点大学,人生就没有希望	原来对学习充满着激情和兴趣,安排得井井有条,现在节奏似乎全被打乱了,都不知道干什么好	"如果考不上重点高中,就考不上重点大学;考不上重点大学,人生就没有希望"(绝对化、糟糕至极):"为什么人生就没有希望呢?难道只有考上重点高中、重点大学这条路吗?"	能考上重点高中自然是好事,即使考不上也只能证明这一次的发挥不够正常或者还没有这个实力;每年都有许多非重点高中的同学考上好的大学;人生的道路不只有上大学这一条路

（续上表）

A 事件	B 不合理信念	C 结果	D 驳斥 B 的理由	E 合理信念
考试焦虑	眼看就要到中考了，时间这么紧，觉得一切问题都没有办法解决	情绪低落、焦虑	"觉得一切问题都没有办法解决"（糟糕至极）："难道现在真的没有任何解决办法了吗？现在调整好心态，难道就来不及了吗？逃避能解决问题吗？"	现在虽然离中考很近了，但只要能调整好心态，还是可以充分地发挥自己的水平，考出好成绩的

（二）团体辅导对策

在考试焦虑调节方面，主要有三种理论方法：①以情绪为中心的行为主义理论；②以认知为中心的合理情绪疗法；③以技能为中心的学习和考试技能训练。[1] 团体辅导用得比较多的是认知调整—行为训练，即结合认知理论与行为训练，有时还会辅以考试技能的训练，给学生更全面的帮助。以下列举一个以学生为主的团体辅导方案。

1. 总目标

寻找团体成员考试焦虑的不合理认知，建立新的合理认知，疏解焦虑情绪，掌握应试技能。

2. 活动内容与方式

（1）认知训练。

目标：找出团体成员考试焦虑的不合理认知，改变不合理认知，建立新的合理认知。

①自信训练：团体领导者先分析团体成员焦虑情绪的来源是不合理认知，是对自己消极的自我暗示，让团体成员自我反思之后，在白纸上写出两个关于考试焦虑的消极的自我暗示，再将所有成员写的纸条收到盒子里打乱，随机抽取一张进行示范：如何对这种消极的自我暗示进行质疑，指出其不正确

---

[1]　熊萌萌. 广东中山港口理工学校高三学生考试焦虑的干预研究 [D]. 武汉：华中师范大学，2012.

性和不可能性，并指明这种消极的自我暗示对个人造成的伤害，以及今后如何去面对，将消极的自我暗示转为积极的自我暗示。待团体领导者示范完毕，团体成员练习并进行交流。

②自我对话训练：每个人都会进行自我对话，这是一种自我反思的方式，但高考试焦虑者在自我对话时倾向于进行自我批评，例如，"我不适合学习"。要想消除焦虑，就需要将消极自我对话转变为积极自我对话。团体领导者首先介绍一些积极的自我对话，例如，"深呼吸，放轻松，紧张是正常的，我会正常发挥的"，然后将团体成员分为两人一组进行练习。

③形象控制训练：团体领导者让团体成员安静地坐在椅子上，腰背挺直，双脚平行自然踏地，头端正，双手平放于双腿之间，慢慢地闭上眼睛，做15～20次腹式呼吸，令自己平静下来，引导团体成员回想一件令自己最开心的事情，尽量回想当时的情境和细节，然后再慢慢地增加内容，比如回想自己从事的有难度的学习或工作，充分体验自己经过不断努力之后取得成功的喜悦，以此来增强信心。静坐5分钟后团体领导者请团体成员分享自己的感受。

（2）放松训练。

目标：通过放松训练来缓解团体成员的考试焦虑症状，使其以平常心来对待考试。

①放松训练：团体领导者指导团体成员通过渐进式肌肉放松训练来对抗考试焦虑。

②系统脱敏训练：团体领导者指导团体成员根据自己的实际情况列出令自己感到焦虑的具体情境，按焦虑程度由低到高排序，再进行系统脱敏训练，通过放松训练让团体成员处于放松状态，然后让成员按等级想象令自己感到焦虑的情境，再通过放松训练使自己放松下来，以此类推，对每一等级的考试焦虑情境进行脱敏。

（3）考试技能训练。

目标：让团体成员掌握应试技巧，面对考试更加得心应手。

通过头脑风暴法，让团体成员共同探讨应试的方法、技巧以及自己是如何面对考试焦虑的，团体领导者作补充和总结，让团体成员有所收获或体验。

已有的元分析研究表明，单一的学习技能训练对缓解团体成员考试焦虑的作用不大，而跟认知行为训练等方法相结合可以取得良好成效。[1]

团体辅导结束时，在团体内交流参加活动的收获、感想，并作团体训练总结及评估。

（三）社会支持对策

学生的考试焦虑是在内外因的相互作用下形成的。要降低学生考试焦虑，需要学校、家长和当事人共同的努力。

学校与教师应该持有正确的教育观念，贯彻落实素质教育的方针，努力创设一个合适的学习环境，不能只用学业成绩来衡量学生，转变"只有上重点高中、考大学才是唯一出路"的成才观念，重视心理健康教育，塑造良好的个性品质。[2] 教师在教学中应多注重科学学习方法的传授，帮助学生养成良好的学习习惯，建立合适的学习目标。另外，有研究者与学生访谈后发现，学生多次谈到"随着考试训练次数增加，自己对理综考试的紧张程度也在逐渐下降"，所以建议在面临重大考试，如高考时，学校可以组织几次模拟考，帮助学生尽快适应大考的情境，增加对考场的熟悉感，也有利于降低学生的考试焦虑。[3]

一般来说，家长是孩子面临重大考试时的精神支柱，如果家长能给予孩子坚定的支持，孩子的焦虑则可以减少。大部分孩子焦虑的原因之一是将父母的期望转化为自己的期望。家长可以多了解自己的行为对孩子所造成的影响，在生活中尽量减少不好的影响而增加好的影响，为孩子创造一个温暖、支持、轻松的氛围。

（四）心理自助对策

心理自助时，受助者可以把在个体辅导、团体辅导过程中所学到的技巧运用上。

1. 认知训练

当受助者感到焦虑的时候，复习在个体辅导或团体辅导中所进行的合理

① 何林姣. 高三学生考试焦虑认知干预团体辅导手册的编制及应用 [D].昆明：云南师范大学，2013.

② 郭晓春. 中学生考试焦虑干预对学业成绩影响的研究 [D].桂林：广西师范大学，2001.

③ 邢素伟. 高三学生理科综合考试焦虑干预的辅导方案及其效果 [D].济南：山东师范大学，2013.

情绪训练，回顾自己不合理认知并对其进行辩驳，复习对应的新认知，鼓励自己进行积极的行为。

2. 放松训练

受助者可以在网上搜集想象放松法、渐进式肌肉放松法的相关指导语，在需要放松的时候，花几分钟的时间，根据指导语进行放松，也可以采用深呼吸放松法让自己尽快放松下来。

3. 形象控制训练

当受助者感到不自信的时候，可以闭上眼睛稍微平静心情，然后回想自己经过努力克服了困难的成功经历，感受自己的力量，增加自信。

4. 考试技巧训练

在平时考试中多积累考试技巧，有时候可以在考试中助自己一臂之力。当然，平时的努力和知识的积累也很重要，建立应试信心的基础是知识的积累和真实的水平，在此基础上，心理调适能帮助受助者减少不良因素的影响，发挥应有的水平。

主题 17　厌学的心理援助策略

【案例导入】

　　小安是一名初二的学生，由于父母做生意经常不在家，因而对他的管教很宽松。小安从小就很敏感，也缺乏安全感，上小学时他上课不能集中注意力，很容易走神，通过老师和同学的帮助勉强能跟得上。可是到了初中，他渐渐失去了对学习的兴趣，甚至很抗拒上学，经常找各种理由请假，后来逐渐变成逃课。

一、问题背景

　　我国学者一直高度重视关于厌学的研究，早在 2013 年，一项调查研究结果显示：有 46% 的学生对学习缺乏兴趣，33% 的学生对学习表现出明显的厌恶情绪，而对学习持有积极态度的学生仅占 21%。[①] 这一现象在新冠肺炎疫情暴发之后变得更加严重，不少中小学生在复课之后出现了严重的厌学情绪，甚至拒绝继续上学。[②]

　　从心理学的角度来讲，厌学是指学生以消极的心态和行为反应模式对待学习活动，是学生对学习的负面情绪反应。[③] 厌学会对学生产生很多不良影响，直接影响到学生的学业成绩，导致其学习效率下降，同时也会损害学生的身心健康。部分厌学青年易沉迷游戏世界，沾染不良行为习惯甚至走上违

[①]　郑彦芹. 中学生厌学的原因分析及干预措施 [J]. 校园心理，2013，11（3）：197 – 198.

[②]　骆宏，徐逸杰，薛博文，等. 青少年厌学的概念辨析 [J]. 健康研究，2021，41（4）：365 – 368.

[③]　张春杰. 儿童厌学现象分析 [J]. 南昌教育学院学报，2010（3）：148，150.

法犯罪的道路。

二、心理解析

（一）心理援助的目标人群

国内学者对小学生、初中生、高中生三个群体的厌学心理及行为进行的分析如下：

1. 小学生

厌学问题在小学阶段具有普遍性，不仅在后进生群体中存在，在成绩优异的学生群体中也同样存在。[①]

2. 初中生

初中阶段是个体人格形成的关键阶段，也是形成正确的人生观、世界观的关键期，由于多方面的影响，个体在这一阶段容易出现厌学的情绪。[②]

3. 高中生

高中生面临巨大的升学压力，多数学校的课程改革落后于学生的身心发展，学生不能从学习中找到乐趣，因此产生厌学心理。

（二）厌学人群的心理问题成因

1. 学习动机不足

学习动机会对学习过程和学习结果产生影响。学习动机是学生学习的内部动力，如果学生学习动机不足，会表现出散漫、无精打采、学习效率低等现象。学习动机不足很容易引发焦虑、抑郁等心理问题。

2. 学习习惯及基础差

学生不良的学习习惯也是导致厌学的重要原因。[③] 例如，有些学生没有养成良好的时间管理习惯，不能有效地利用时间完成任务，缺乏高效的学习方法，这些都会导致学生丧失学习兴趣，从而对学习出现抵触心理。

3. 自我效能感低

班杜拉将个体相信自己能成功地做出某种行为的主观体验称为自我效能

---

① 袁淑云. 小学生厌学问题的归因分析及其对策［J］. 内蒙古教育，2017（4）：7-8.
② 陈修娟. 初中厌学学生的成因及心理干预的策略［J］. 教书育人，2018，31（31）：32-33.
③ 郑彦芹. 中学生厌学的原因分析及干预措施［J］. 校园心理，2013，11（3）：197-198.

感，即个体对自己有能力来完成某一行为的推测和判断。有些学生在入学的时候对学习充满期待，但随着时间的推移，学生得不到有效的指导，或因学习效率低等各种原因导致学习成绩不理想，屡战屡败，最终出现消极心理，对自己产生怀疑，影响自我效能感的形成。

4. 不正确归因

个体的成败经验对自我效能感的形成还受到个体归因方式的影响。韦纳的成败归因理论认为人们倾向于从三个维度对成败进行归因，即内外因、稳定性和控制性。如果学生把成功归于外部不可控的因素，如任务难度和运气，就会直接影响到自我效能感的形成。在厌学群体中，绝大部分的学生都存在自我效能感低的情况。他们经常把失败的原因归结为自己的能力差，这样会让个体对自己失去信心。

需要注意的是厌学心理产生的原因是多方面的，其最重要的因素是学生缺乏学习动机，且厌学并不是后进生的"专属特征"，即使是成绩优异的学生也会出现厌学的现象。

三、援助方法

（一）个体辅导对策

针对厌学的个体进行辅导时，应尽最大努力激发个体的学习动机。当个体缺乏学习动机时，可以通过认知行为训练进行调适：先从受助者的认知上进行改变，帮助受助者明确自己的目标，找到理想和现实之间的差距，回顾以往的正向积极经验，找到"奇迹"，帮助受助者进行新的思考，引导其探索目标。志愿者可以通过此方法激发受助者的学习动机，使其逐渐产生学习兴趣并体验到学习的乐趣，最终缓解厌学情绪，提高学习积极性和自觉性，为正常学习奠定必要的心理基础，减少厌学行为。下面重点介绍焦点解决短期治疗方法，以小安为例，说明如何对厌学个体进行心理辅导。

焦点解决短期治疗分为三个阶段：初步会谈阶段、后续会谈阶段、辅导结案阶段[①]，志愿者将根据三个阶段对小安进行三次心理辅导，每周一次，每

---

① 叶丽霞. 例谈焦点解决短期咨询应用于初中生厌学问题 ［J］. 中小学心理健康教育，2018（13）：42 – 46.

次约 50 分钟，后续会谈阶段需要的辅导次数根据受助者有效解决的情况而定。初步会谈阶段主要有以下内容：

1. 建立咨访关系

在第一次会谈时，小安出现了明显的阻抗。遇到这种情况，志愿者要给小安充分的尊重，给他提供一个安全舒适的交流环境，让小安感觉到他是被尊重的，等小安感受到自己正处于一个安全的环境后再进行交流。

2. 正向建构阶段

这一阶段是焦点解决短期咨询中最关键的一个阶段，主要的任务是探讨问题解决的可行方案或策略。在正式开始辅导之前，志愿者可以先用"刻度询问"的方法让受助者对现状以及理想的学习动机进行打分评定。打分的作用在于咨询结束时便于评价咨询效果并将改变结果进行量化，最终对受助者起到正向鼓励的作用。①

下面以小安为例具体说明如何进行个体辅导。

志愿者了解到小安目前的学习动机是 2 分，他想要达到 8 分或满分的程度，因此具有提升学习动机的愿望。此时志愿者可以询问小安，当学习成绩不理想时他的情绪是什么样的，有什么方法可以调节自己的消极情绪；接下来可以询问小安有什么办法可以缩短目前的学习动机与理想的学习动机之间的差距，或是询问小安之前有没有尝试过缩短两者之间的差距。当小安想要寻找提高学习动机的方法时，志愿者可以根据小安自身的情况与其一起制定学习目标，并提供一些学习策略指导其学习。

3. 正向回馈阶段

正向回馈阶段的主要任务有三个：第一个任务是引导受助者分享自己成长经历中的正向事件；第二个任务是帮助受助者找到问题的解决方案以及确定方案是否可行；第三个任务是在心理咨询辅导中让受助者带着第一次咨询辅导的家庭作业（例如：列举开始努力学习的理由）前来。

针对案例中的小安，志愿者可以对小安的家庭作业表示肯定，并为接下来跟其父母建立良好沟通关系等一连串的改变打好基础。在咨询过程中，志愿者引导小安继续讨论现实和理想（学习、人际）的差异程度。如果有差距，那么可让小安从学习的策略方面去寻找解决方法，并引导其勇敢面对学习上的困难，有负面的情绪很正常，可以尝试运动、找同学谈心等方法应对，让

---

① 许维素．焦点解决短期治疗的代表性问句［J］.心理技术与应用，2015，2（1）：45－49.

小安学会不再逃避，及时肯定自己取得的进步。

（二）团体辅导对策

通过团体辅导对团体成员进行干预能有效缓解团体成员的厌学情绪，团体辅导能够拉近团体成员之间的距离，巧妙运用团体氛围引发团体成员对于个人发展和学习之间的思考；通过团体辅导让团体成员明确自己的学习动机，改变自己的行为，改变厌学状态，并为目标而努力。下面主要讨论关于学习动机的团体辅导。

1. 总目标

通过团体辅导让团体成员感悟学习动机的重要性，并找到提高学习动机的方法。

2. 活动内容与方式

首先，让团体成员找一个舒服的姿势坐好，团体领导者播放指导语，等团体成员完全放松后，让团体成员想象 3 年后、6 年后、12 年后、18 年后自己是什么样子，自己正在做什么事情，曾经的梦想是否已经实现，如果没有实现又应该做些什么等。

其次，请团体成员共同讨论自己看到了什么，并分享心得，让团体成员在讨论中思考主动学习的重要性。

最后，让团体成员讨论维持或提高学习动机的方法，让团体成员在团体辅导结束后也能主动学习，将掌握的方法运用到平时的学习中。

（三）社会支持对策

1. 家庭方面

青少年出现厌学情绪的原因有三个：第一，父母不善于管教孩子；第二，父母对孩子的期望不当；第三，父母偏颇的信念和价值观使孩子觉得读书无用，进而丧失学习兴趣并产生厌学情绪。

（1）营造温情、理智的家庭氛围。

父母用温情抚慰孩子，用积极的态度去看待孩子成长过程中遇到的问题，鼓励孩子用积极乐观的态度面对周围的人，这样孩子能得到更多的社会支持。形成一个良好的循环后，他们在学习中会认真踏实、努力向上，对待老师和同学会尊敬、友爱、团结。即使之后产生轻微的厌学情绪，他们也能积极寻求外部支持来帮助自己。

（2）"奖赏适当"合理激发孩子的学习动机。

如何激发孩子的学习动机，让其投入到学习中是家长十分关心的问题①，通常家长会使用外部奖赏的方式。但外部奖赏运用不当，会削弱孩子学习的内在动机。因此，志愿者可以建议家长在孩子的学习过程中，对其厌学的原因加以探究并淡化奖赏的外部控制作用，让奖赏与孩子的实际努力相一致。除此之外，如果一定要给孩子奖赏，家长需要让孩子明确外部奖赏的价值，即让孩子明白具体是什么行为使其受到了奖励。②

2. 学校方面

（1）帮助学生提高自我效能感。

许多厌学的学生对自己的学习能力持怀疑态度，表现出很低的自我效能感，在学习中放弃尝试和努力，进而影响学习成绩。志愿者可建议教师给学生提供均等的表现机会，让他们不断获得成功的体验，从而提高自我效能感；建议教师让学生观察那些与自己成绩差不多的同学的成功，把原来成绩较差但进步较快的同学当作榜样，使他们确信自己也有能力完成相应的学习任务，通过获得替代性经验来强化、提高他们的自我效能感，使他们相信自己也有能力完成相应的学习内容，从而推动学习的进行。

（2）提供清楚、具体、及时的学习结果反馈信息。

教师可以多反馈给学生有关其学习成绩的信息，这种反馈可以适当强化学生的学习行为。通过教师提供的学习信息，学生可以及时了解自己的学习结果，包括运用所学知识解决问题的能力、作业的完成度、考试成绩的好坏等。学生看到自己一点一滴的进步，会增强信心，提高学习兴趣，改进不足，加倍努力。

（3）营造适度紧张的气氛，激发学生的好胜心。

竞赛或竞争活动都能够被用来激发学生斗志，因此志愿者可以建议教师适当地组织团体活动或竞赛，来激发学生的学习热情，或者建议学生采取跟自己比赛的形式。因为这种比赛只求自己有所进步，这样可以减轻学生过重的心理负担。

（四）心理自助对策

1. 训练积极归因

归因主要是指个体对自己的行为结果的归因和推断，归因源自个体对自

---

① 杨玲，李少玫. 不当外部奖赏会降低学习动力［N］.中国社会科学报，2016 – 07 – 25（6）.

② 杨玲，李少玫. 不当外部奖赏会降低学习动力［N］.中国社会科学报，2016 – 07 – 25（6）.

己所处环境的理解和自身的需要。对于学生而言，学习是他们主要的活动，他们需要对自己的学业成败进行归因。正确的归因方式能够提高学生的自信和动机，在所有的因素当中，能力和努力是两个最为重要的因素，原因之一在于能力和努力都是个体内部的，且努力是可控的。如果学生将学业中所获得的成功归结为自己的能力，那么这样的归因方式会帮助其增强个体的自信心，并有利于以后的学习和归因。如果学生总是将失败归因为自己的能力差，那么就会放弃努力，最终导致习得性无助感。

2. 使用学习策略

有的学生学习非常用功，有足够的学习动机，但是学习效果一直不佳，长久没有得到正面的反馈而导致厌学。部分原因在于他们学习的策略不当，从而影响了有效学习。因此，教师在向学生传授知识的同时，有必要对他们进行学习策略的辅导，使他们成为懂得学习的人。常用的学习策略有复述策略、精细加工策略、组织策略等。

扶困助学篇

主题 18　经济困难学生心理困扰的心理援助策略

【案例导入】

张伟出生在一个偏远山村，他从小就认为只有学习才可以改变自己的命运，经过勤奋刻苦的学习，终于考上了一所重点大学。刚入学时，张伟与其他大一新生一样对未来充满憧憬。由于家庭条件较为困难，张伟很少跟父母要生活费，自己在上学期间勤工俭学。张伟拒绝接受学校的助学金，认为拿助学金是一件很丢人的事。在日常的生活中，张伟看似与其他同学友好相处，但其实内心早已十分不平。同宿舍的同学有几个人家境不错，张伟时常在心里与他们作比较。渐渐地，他心里就像长出了一根刺，经常不满舍友的行为，与其他同学的交往也变得越来越少，害怕被他们发现自己内心的自卑。很多时候，张伟都处于一种情绪低落、心情压抑的状态。一次，张伟在与同学打球的过程中，被舍友绊倒了。张伟认为舍友是故意的，于是一气之下冲上去打了舍友。很快，两人扭打在一起。同学及时通知了辅导员，经过一番了解协调后，辅导员注意到了张伟的问题，在辅导员的建议下，张伟同意去寻求心理咨询辅导。

一、问题背景

据 2018 年度广东高校提取和使用学生奖助基金的数据，2018 年岗东高校家庭经济困难学生约 28.7 万人，占广东高校学生总人数的 16.09%。

作为校园里的一个特殊群体，经济困难学生承受着巨大的经济压力、和同学之间的差异带来的精神压力、较低经济支持带来的学习压力，以及家庭需要带来的就业压力。他们身上或多或少存在着不同程度的心理问题，对他们的身心健康带来了不良的影响。家庭经济困难的特征使这类特殊群体产生"经济贫困"[①]，而"经济贫困"进一步演变成"心理贫困"。"心理贫困"是指学生由于经济困难压力导致的一系列个性特征和心理健康上的负性变化，具体表现为在学校、生活和人际交往中产生消极、负面障碍疾病甚至病变的心理变化，从而导致其行为和个性与普通学生发生偏离甚至产生极端行为。

二、心理解析

（一）经济困难学生"心理贫困"的特征

1. 自卑与自尊的矛盾

自卑，亦称为自卑感，是一种由个体对自己过低的评价而产生的消极情绪。强烈的自卑感是经济困难学生最典型、最突出的心理特征。经济困难学生多数来自经济相对落后、信息相对闭塞的地区，家庭生活条件相对较差。与来自大城市且家庭条件较好的同学接触，经济困难学生刚开始会感受到物质生活上的差异，一段时间后，他们在社交上也会形成强烈的反差。由于经济困难学生的见识和社会阅历不如其他同学丰富，当其他同学高谈阔论的时候，他们会不知所措、自惭形秽，逐渐形成或者加剧自卑感。面对经济上的拮据和社交上的不称心，经济困难学生的自信心一次又一次被无情地打击，由"其他同学看不起我"转变成"我看不起自己"，以至于扩大到生活的方方面面，最终形成"我一无是处"的深度自卑感。

经济困难学生和其他学生一样有着强烈的自尊意识，而且自尊程度甚至超过后者。一方面经济困难学生渴望在同学间树立自己的形象和地位，并希望通过自己的学习成绩得到大家的认可；另一方面，他们担心因为生活上的拮据被其他同学看不起，所以表现出很坚强的样子，不愿意接受别人的帮助，甚至有些经济困难学生花钱大手大脚，造成一种很有钱的假象。但现实生活的压力重重地压在经济困难学生的心里，在物质贫乏与现实需要的矛盾冲突面前，他们的自卑感与过度的自尊心交织在一起，使他们在小心翼翼维护自

---

① 谭润志. 做好贫困生"心理扶贫"工作，推进和谐校园建设［J］.文教资料，2010（1）：176-177.

尊的同时又要掩饰内心的自卑。

2. 虚荣与嫉妒的畸形

过度的自卑感会使经济困难学生较难对自身的经济困难和社交碰壁等事实有正确的认识，为了不让身边人发现自己的内心自卑，他们可能会对所谓的"弱点"加以掩饰，从而转化为虚荣。[①] 虚荣心理会对人际关系和经济状况产生消极影响，一些虚荣心特别严重的经济困难学生甚至不惜采用非法手段获取财物，最终走上违法犯罪的道路。

经济困难学生的嫉妒心理主要针对家境富裕的学生。面对丰富的物质生活和花花世界，由于家境贫困，经济困难学生有很多东西都无法拥有。相比之下，家境富裕的学生表现出的自信和优越感会刺激到他们，从而使他们逐渐产生嫉妒心理。适度的嫉妒可以成为催人进步的动力，但过度的嫉妒会让人长期处在负面的情绪之中，而且对物质过度的关注也会影响人对事物的判断标准，从而产生过于物质的价值观和过于功利的处世方式，极端者甚至可能走上违法犯罪的道路。

3. 仇富与拜金主义的冲突

有些经济困难学生对家境好的同学产生强烈嫉妒心，这种心理状态若持续下去有可能会向两个方向发展：一是产生仇富心理，二是崇尚拜金主义。[②]

怀有仇富心理的经济困难学生一般表现为思想行为上的偏激，遇到挫折困难因缺少积极应对的方法而怨天尤人、自暴自弃，看待事物往往以偏概全，有时还会做出违反学校规章制度、道德准则甚至法律的行为。由于经济困难学生经济拮据、见识不多，容易受到同学的歧视和社会的不公平对待，从而产生仇富心理，敌视有钱人，最后扩大到对整个社会的负面态度。他们会认为自己现在的痛苦完全是社会的不公所致，而未能为其提供良好条件的家人以及家庭条件明显好于自己的同学则会成为他们怨恨的对象，他们戴着有色眼镜看待社会，对社会充满敌视态度。

崇尚拜金主义的经济困难学生一般认为任何事情都可以用金钱来解决，因而金钱欲望十分强烈。由于家境优越的学生在物质消费、社交、见识等方面都与他们形成鲜明的对比，在"有钱可以享受更好的一切"的观念影响下，

---

① 张海玲，赵宇昕，李鹏. 高校贫困学生心理障碍与干预 [J].北京农学院学报，2009（A1）：88 - 90.

② 刘峰，田志鹏. 高校家庭经济困难学生中"心理贫困生"的心理援助 [J].黑龙江高教研究，2011（7）：137 - 139.

他们心里滋生出拜金主义的想法。有些经济困难学生在这种情况下为了寻求更好的经济条件，将过多的时间精力放在赚钱而不是学习上，舍本逐末，甚至葬送自己光明的未来。

4. 焦虑与抑郁的共存

经济困难学生在经济上较为匮乏，为了获得自我价值感，对于学习成绩的重视又会加重其精神上的负担，久而久之他们的心理承受能力就容易达到临界点，出现抑郁、焦虑等心理问题，造成心理承受能力的进一步减弱，从而形成恶性循环。

焦虑是由紧张、不安、忧虑、担心和恐惧等感受交织而成的情绪状态。经济困难学生的生活得不到稳定保障，必须承担经济、社交、家庭期望等压力。由于经济条件不好，经济困难学生往往会更珍惜来之不易的学习机会，理所当然会更加在意学习成绩，这是导致他们焦虑的原因之一。因为优异的学习成绩可以获得奖学金，可以减轻经济压力，还可以赢得大家的尊重和认可。根据耶基斯—多德森定律，随着动机水平的提高，学习成绩就会随之提高，超过一定限度，学习成绩随之降低，即学习成绩与动机水平呈现倒 U 形曲线关系。经济困难学生过高的学习动机，反而容易影响其正常水平的发挥，进而引起焦虑。而且由于家庭经济条件较差，很多经济困难学生要勤工俭学，无法把全部精力集中在学习上，这导致他们更加焦虑，而焦虑又会影响到后续的学习、社交、生活，继而陷入恶性循环。

贫困的生活条件给经济困难学生带来了巨大的影响，包括身体上和心理上的。从身体上看，由于长期营养不良、容易生病，一定程度上会影响学习成绩；从心理上看，由于物质条件与其他学生形成的鲜明对比和社交活动的处处碰壁，他们会觉得事与愿违是生活的常态，情绪状态也一直趋于负面，甚至觉得自己一无是处，继而消极看待所有事物、消极对待人生，慢慢出现自我封闭的倾向，整个人带有浓重的灰色调。经济困难学生也曾渴望通过自己的努力改变现状和未来，但现实与理想之间的距离使他们很难在短时间内实现目标，急于求成的心态使他们逐渐失去信心，感到悲观、压抑、丧失动力，进而导致抑郁，严重者甚至会产生轻生的念头。

（二）"心理贫困"的原因和援助思路

经济困难学生由"经济贫困"转变为"心理贫困"，是内因和外因共同决定的。外因包括社会因素、家庭因素、学校教育因素、同辈群体因素等；

内因即经济困难学生个体的心理因素，包括自我认知偏差、归因方式错误、自我防御机制不成熟、情绪调节能力较弱。以下主要介绍内因。

1. 自我认知偏差

长期处于贫困的家庭环境中，经济困难学生会逐渐形成"我是一个贫穷人家的孩子"的自我认知。这似乎只是对现实的阐述，并没有错，但进入学校后，有了与同学的对比，自我认知就会变成"我的家庭环境比不上别人"，最后慢慢发展成"我什么都不如别人"的自我认知偏差。心理贫困生的自我认知往往是通过他人评价和社会比较而得来的。当他们被贴上"经济困难学生"标签时，其自我概念往往会按这种标签来进行修订，更加强化了其心理贫困，致使自我认知出现偏差。此外，对于一个人能力水平的判断，除了他人的评价外，自身取得的成绩也是重要的评判标准。按照费斯廷格的社会比较理论，自我概念常形成于自我和他人的比较中。对于心理贫困生而言，他们常与比自己家境优越、成绩更好的同学比较，容易产生自卑感，甚至产生虚荣和嫉妒的心理。这种比较是自我认知偏差的一种表现方式。而且相对于其他学生来说，经济困难学生往往容易忽略自身优点、夸大自我不足，这也是自我认知偏差的一种表现形式。由于经济困难学生存在种种自我认知偏差，"心理贫困"悄然而生。

2. 归因方式错误

归因是对自己或者他人的外在行为表现的因果关系作出解释和推论的过程。行为归因往往很重要，因为人们在对自我和他人认知时，通常采用行为观察的方法。心理学家弗里茨·海德认为，行为的原因不外乎两种：一是内因，比如人格、能力、情绪、努力等；二是外因，比如运气、环境、任务难度等。一般人在解释别人的行为时，倾向于内归因；在解释自己的行为时，倾向于外归因。

心理贫困生的归因方式与一般人有同亦有异。同在于对他人的归因，异在于对自己的归因。心理贫困生对于其他同学的行为，通常采用内归因的方式。例如，同班同学取得好成绩，他们会认为这名同学的能力很强。这样的归因方式看起来似乎没有什么问题，但由于心理贫困生本身家境不如他人，若再认为别人能力强，会增强他们心里的"自卑感"。更重要的是，他们对于自己失败行为的解释也倾向于内归因，这是一种消极的、错误的归因方式。对于生活、学习等方面的失败行为，心理贫困生常理解为自己能力不足、性格不好、见识浅陋等内在原因，同时导致其心理问题的根本来源——"自卑感"在无限地蔓延。这种对自己对他人都采用内归因的方式,使心理贫困生衍生出一种灰色的处世观,从而导致各种心理问题的发生。

3. 自我防御机制不成熟

自我防御机制在很多情况下具有适应功能,调节自我与社会环境的矛盾冲突。自我防御机制有成熟与不成熟之分,成熟的防御机制包括补偿、升华、合理化作用等,而不成熟的防御机制包括压抑、回归、幻想、孤立、置换等。

心理贫困生往往由于不成熟的自我防御机制而出现心理问题,就拿"马加爵事件"来说,对于同学的讥讽,马加爵采用的是攻击这样极端的自我防御机制。对于心理贫困生而言,其他同学对自己嘲讽、取笑等行为或者自己不如人的感受,他们多数采用压抑、孤立等方式来应对。简单来说,就是把令自己不开心的事藏在心里并自责。经常采用不成熟的自我防御机制,会给未来埋下重大的危机。压抑总有一个限度,等达到某个点时,某件事会变成导火线,引发攻击等更为激烈的自我防御机制。可见,心理贫困生自我防御机制的不成熟,是导致其出现心理问题的原因之一。

4. 情绪调节能力较弱

心理贫困生的过激行为、心理问题还与其情绪调节能力有关。戈尔曼认为,情绪智力包括妥善管理情绪的能力和控制冲动的能力等。妥善管理情绪的能力是指能对情绪进行及时的觉察和适宜的调节,让情绪所对应的客观事件的性质强度和情绪的内部体验、外部表现相符合。而控制冲动的能力是指在感受到强烈负面情绪时,能够将情绪对自身的影响限制在合理范围,借此抵抗外界诱惑、增强延迟满足能力。

经济困难学生由于经济、学习以及生活等方面压力较大,无处宣泄,容易导致焦虑、抑郁、沮丧等消极情绪体验,而且往往会夸大这种情绪体验,更有甚者,采用攻击等冲动性的行为对抗情绪体验。他们通常不懂如何减轻这种消极的情绪体验,更加不懂如何积极地面对消极事件。心理贫困生的情绪调节能力较弱,加上性格孤僻、朋友较少等因素,更难以宣泄自己的心理压力,以乐观的心态面对人生百态。情绪调节能力较弱是"经济困难学生"转变为"心理贫困生"的一个决定性的关键因素。

一般来说,经济困难学生"心理贫困"的问题可以分为两点:一是心理贫困程度较严重的心理问题,二是心理贫困程度中等或中下的心理问题。那么,根据这两个问题的不同,志愿者可采用以下方法对经济困难学生进行心理援助。

第一类问题主要采用药物干预与行为治疗相结合的方法，如采用抗抑郁、焦虑或者减压的药物进行干预。药物治疗结合行为治疗，可以使治疗效果更佳。这类问题的处理需要求助医生，志愿者要能识别问题的性质并作出求医建议。

第二类问题主要采用认知改变和行为训练相结合的方式。采用认知重建改变经济困难学生的非理性认知，使其改变原有的非理性行为和情绪，获得适应性行为和情绪，消除"心理贫困"，恢复正常的心理状态。这种训练的关键在于直接改变经济困难学生的思维，教会他们学会理性思考，同时去攻击非理性认知，并结合放松训练控制压抑、焦虑等情绪和冲动性行为。志愿者可以采用个体辅导、团体辅导和心理自助等多种对策，对经济困难学生进行心理援助。

三、援助方法

（一）个体辅导对策

张伟由于家庭压力、学业压力、同伴关系压力等产生自卑心理，而且这种自卑心理逐渐根深蒂固，最终导致其产生攻击性行为。对此，志愿者建议教师和家长可采用开导的方式，促使其树立自信心。例如，教师可单独找张伟进行谈话，鼓励其努力学习、积极参加集体活动；家长可安慰张伟，鼓励他相信自己能行。虽然教师与家长的做法多种多样，试图让张伟不再自卑、抑郁、焦虑，但由于没有解决根本问题，因而效果并不能持续长久。在这种情况下假如配合专业的心理辅导，进行一对一的开导，张伟就有可能更好地面对现在的学习生活。

大体上来说，针对经济困难学生的个体心理辅导可以分为以下八个步骤：

第一步，了解受助者真实的生活情况和其遇到的具体问题；

第二步，和受助者一起制订具体计划来明确未来的目标；

第三步，使用心理辅导的技术来引导受助者回忆问题产生的具体细节；

第四步，让受助者进一步思考问题产生的本质；

第五步，让受助者学会用积极归因来替代不合理的信念；

第六步，重新建立受助者信心；

第七步，通过一些行为训练来降低负面情绪对受助者的直接影响；

第八步，巩固认知以强化之前的心理辅导效果。

下面针对张伟的案例说明如何通过个体心理辅导消除经济困难学生的"心理贫困"，使其恢复正常的心理状态。

第一步，志愿者与张伟进行单独会谈，了解其校园生活的基本情况以及心理状况。通过两到三次会谈，志愿者了解到，张伟自上大学以来，自卑心理逐渐增强。由于物质生活的差异，其产生了"家庭条件不如人"的自我认知，自卑感油然而生。随着与同学接触的加深，张伟更加感觉自己像井底之蛙，什么见识都没有，自卑感更甚。但是，张伟从来不会在别人面前表露自己的自卑，总是小心翼翼地呵护着自己的自尊。张伟对周围的一切都很敏感，总认为别的同学在他身边笑是在嘲笑他，其他同学说悄悄话是在说自己的坏话。每当这种时候，张伟总有想打人的冲动。长时间下来，张伟经常处于焦虑、抑郁的状态。在会谈后，志愿者与其教师和家长进行会谈，收集更多关于张伟的信息，这样有利于志愿者清楚地了解张伟的心理现状。

第二步，志愿者与张伟一起制定辅导目标和方案。目标分为近期目标和远期目标。近期目标为缓解焦虑、抑郁的情绪，通过调整自身的认知和固有观念恢复正常的心理状态；远期目标为学会调控自己的情绪，减轻敏感性，实现心理问题的彻底解决。对张伟来说，近期目标就是改变其对同学的笑和悄悄话的错误认知，减轻其自卑心理等；远期目标则是学会情绪调控，使焦虑、抑郁等负性情绪得到控制，能更好地应对相关情境。具体方案可以从认知和行为两个维度进行设计。在认知方面，志愿者和张伟进行深入的交流，帮助他找到那些与客观事实相左的想法，并启发其进行理性思考，自发地得出合理的观念。在行为方面使用多种训练疗法，如放松训练等可操作性强的方法，让张伟学会调节自己的情绪，使其心理问题得以真正解决，异常心理得以消失。

第三步，志愿者采用"盘诘技术"不断追问、挖掘张伟不理性的信念。首先了解其当前的自卑事件、焦虑事件、抑郁事件，然后采取纸笔记录的方式和其一起进行自我总结，具体项目包括起因、担忧、后续（内心感受和行为）、负面情绪的严重程度等。让其对过往的经历进行认真回忆，为提炼出其在相关情境中所反映出的核心矛盾、具体担忧的本质提供依据。例如，担忧："我经过教室后面的时候，看见有两个同学在说悄悄话，他们一看见我就停止了说话，他们肯定是在嘲笑我。"证据："他们说悄悄话的时候好像瞄了我一眼，而且我一经过，他们就停下来不说话，所以肯定是在说我的坏话，嘲笑我。"

　　第四步，和张伟一起理性地分析其担忧的本质，使其认识到这种担忧其实存在许多与现实不符的地方（证据、推论），并一起讨论得出更加合乎情理的思考方式，用"替代性观念"代替原有的不合理观念。例如，志愿者可以提问："同学的悄悄话，一定是在针对你吗？一定是在说你的坏话吗？有没有可能是其他的原因呢？"然后启发他找出替代性的观念，比如那两个同学只是在说他们彼此之间的秘密，不想被别人知道罢了。

　　第五步，进行合理的积极归因训练。归因训练包括说服与讲解、讨论、示范、情境演练。①说服与讲解：志愿者给张伟讲解其自卑、焦虑等心理中的正确信念和错误信念，以及说明努力程度对于成功的重要性。②讨论：志愿者与张伟一起讨论自信、乐观与成功的关系，能力、努力与成功的关系，以及影响成功的因素。③示范：志愿者假设情境，给张伟示范如何进行合理的积极归因。例如，在一场重要考试中失败了，可以把失败归因于自己不够努力，从而使学习动力增加，维持较高的成就期望，进而增强自己的坚持性。④情境演练：让张伟完成不同难度的任务和面对不同的会导致自卑、焦虑的情境，然后让其进行归因，志愿者给予进一步的指导。

　　第六步，向张伟讲述生活中实实在在的案例，让他意识到即使家庭条件不好的人也能获得成功，而他自己有着和别人不同的特点，也能够成长为一个优秀的人，这是摆脱异常心理的关键。志愿者首先向张伟讲述一些家境不好却获得巨大成功的人的例子，树立其自信心和正确的贫富观；接着，让张伟找出自己比别人优秀的地方，例如，比其他同学更用功、更勤奋，意志力更坚强，兴趣更广泛等。通过比较，张伟认识到自己的优秀之处，增强了自信心，也摆脱了自卑心理。

　　第七步，采用放松训练的方法，使张伟能够调控自己的情绪（放松训练的方法在主题9中已有详细的介绍）；接着采用情境模拟的方法，让志愿者和张伟一起模拟曾经在校园生活中引起焦虑、抑郁等的相关情境，志愿者先让张伟看一些相关情境的现场照片或者视频，制造出抑郁、焦虑的气氛，然后引导张伟进行放松训练，周期性地进行练习巩固，最终达到面对相似情境也能自然放松的效果，在实施情境模拟之前，一定要确保张伟已经做好面对相关情境的准备。

　　第八步，巩固张伟的认知，让张伟学会在现实中进行自我情绪调控，控制自己的冲动行为。在这一步中，布置家庭作业是必需的，让张伟记录自己担忧的事情，写下不合理之处，并进行纠正，等下次与志愿者交谈时，志愿者作出进一步的正确指导；另外，要求张伟对自己的情绪进行控制，记录下自己每天控制情绪的情况，包括不能控制的和能控制的情况。对于能控制的情况，张伟可以进行自我奖励；而对于不能控制的情境，与志愿者进行讨论，加强在这一情境下的模拟放松训练，直至能自我调控情绪。经过多次家庭作业，张伟的异常心理得到消除，其心理问题得到彻底的解决，恢复正常生活，积极面对人生。

志愿者进行个体辅导时，需要分阶段进行，第一、二、三步为第一阶段的辅导，第二、三、四阶段的辅导均以第四、五、六步为重点，第六步为个体辅导的关键，极其重要，第五、六阶段的辅导分别进行放松训练和情境模拟训练，第七阶段的辅导即完成第八步。

（二）团体辅导对策

有针对性地对经济困难学生群体进行团体心理辅导，结合行为训练，帮助他们正确认识自我，发现自己的优点，增强自信心，接纳自我，以正确的心态看待贫富，以乐观、积极的态度面对校园生活。团体辅导一般以 1~2 人为主持，6~20 名经济困难学生作为参与者，适用于异常心理程度浅或者中浅的群体，不适用于程度较深的群体。

1. 总目标

帮助团体成员接纳自我，形成正确的自我认知，同时训练其自信心。

2. 活动内容与方式

（1）进行热身活动与团队建设。

目标：让团体成员相互认识、了解，营造轻松的氛围，初步形成团队。

①热身活动。

每三人为一组，做"大树和松鼠"的游戏。大树由两人扮演，面对面站立并用双手围成圆圈；一人扮演松鼠，站立于圆圈的中央；其他未参与的成员则作为临时人员。团体领导者喊"松鼠"，"大树"不能移动，"松鼠"则要远离之前的"大树"，选择新的"大树"；团体领导者此时可随意进入"大树"内，没有在规定时间内进入"大树"内的成员要表演节目。当团体领导者喊"大树"，"松鼠"此时不能移动，"大树"则要远离之前的搭档，和其他人组成新的"大树"；团体领导者此时可随意与人组成"大树"，在规定时间内没有重新组成"大树"的成员要表演节目。当团体领导者喊"地震"，

"松鼠"和"大树"都要远离原来的位置,并找到其他人重新组合,而且角色可以互换,在规定时间内没有重新组合的成员要表演节目。

②团队建设。

男女各站一列,从 1 到 6 报数,同一数字的人为一组。团体领导者给每组人员发放纸笔,选出队长,起队名和口号,设计队徽、队形,最后每组轮流向大家展现团队风采。

(2)小组建设。

目标:进行能够建立稳定的小组关系、增强凝聚力的活动,使团体成员信任感增加,彼此能够坦诚相待。

①人椅。

所有成员围成一个大大的圆形,后方成员将两只手置于前方成员的肩膀上。在团体领导者的引导下,所有成员缓缓下蹲,并坐在后方成员的腿上。坐稳后,团体领导者引导大家齐声喊出预先准备的口号,如"团结一心,不怕困难"。该活动也可以采取组间比拼的模式,分成多个小组,比一比谁持续的时间更久。

②携手共进。

团体成员分成人数均等的小组,全员站在起跑线之外,在离起跑线 10 米处设置障碍物,每组的第一位成员从起点跑到障碍物,绕过障碍物后返回,拉着第二位成员的手一起绕过障碍物,两人回到起点后再拉上第三位成员。以此类推,直至所有成员一起绕过障碍物回到起点,用时最少的小组获胜。

(3)感谢贫穷。

目标:引导团体成员怀着感恩之心认识和接纳贫困,形成对贫困的正确认识。

观看一些优秀的经济困难学生的视频以及了解团体成员所在学校的优秀的经济困难学生;要求成员写下优秀的经济困难学生比自己做得好的地方,通过比较,让其明白经济困难不能代表失败,自己也可以一样优秀。

(4)自信心训练。

目标:进行自我接纳和自信心训练,让团体成员正确认识自我并发现自己的优秀之处。

①我是谁。

让团体成员花五分钟寻找一个最能反映自己性格特点或者体现自己身份的物品,如果可以的话将它拿在手上,向大家展示自己挑选的物品并讲解挑选的原因。例如，"我选的是杯子，因为它能在人们口渴的时候装水，给人解渴，我也希望做一个能帮助他人的人"。让团体成员在纸上写下 15 个 "我是……"的句子，轮流站在团体成员中心大声读出来。

②优点轰炸。

团体成员围成一圈，各自在纸上写出自己的二十个优点。团体领导者让一位成员站于圆圈的中央，其他成员要讲出这位成员的优点，如特长、爱好、学习、性格等。被称赞的成员对照自己写在纸上的优点，说出哪些优点是自己以前察觉到的，哪些是自己不知道的。所有成员均被表扬后，集体分享自己被称赞以及称赞别人时的感受。

（5）轻柔按摩操。

目标：通过成员间互助进行放松训练。

将团体成员分成两组，其中一组侧身围成一个大圆圈，成员之间依次将两只手臂置于左侧成员的双肩上；另一组成员在大圆圈内围成一个小圆圈，站位与大圆圈的成员反向，小圆圈的成员依次把两只手臂置于右侧成员的双肩上。首先由团体领导者带领成员跟随音乐做三次深呼吸，随后由团体领导者喊口令，其余成员为身侧的成员按摩：第一个动作是揉肩膀；第二个动作是捶背；第三个动作是捶腰。其次由团体领导者先引导小圆圈的成员为大圆圈的成员揉太阳穴，接着引导大圆圈的成员为小圆圈的成员揉太阳穴。最后，全体成员坐下，大圆圈和小圆圈面对面的成员组成一组，相互为对方按摩双腿。

（6）结束总结。

目标：引导团体成员思考在团体辅导活动中的收获。

让所有成员围圈坐下，报告自己当下的心理状况以及分享团体辅导活动中的收获，最后由团体领导者进行总结，升华主题。

（三）社会支持对策

学校和社会的支持对于消除经济困难学生异常心理具有重要作用，以下是通过学校和社会的适当措施来促进经济困难学生恢复正常心理的建议。

总体上来说，针对经济困难学生的社会支持可以通过社会资助、心理教育两个方面来进行。

第一，社会应进行隐性资助。要经济困难学生心理脱贫，恢复正常心理，首先满足其基本需求。而最基本的需要则是生理需要，即解决温饱问题。现代社会不少公益组织、慈善机构和学校采取了相应的措施进行资助，但多数为公开资助，更有甚者把经济困难学生的名单一一列举出来。这种资助方式会给经济困难学生这一群体贴上标签，有可能造成经济困难学生自尊心一定程度上的损害，也会使经济困难学生产生自卑心理。所以，为有效保护经济困难学生的隐私，对他们的资助方式应采用"润物细无声"的"隐性资助"操作方式，例如在私人场合进行资助或者以不公开方式向经济困难学生家庭寄一些生活上的必需品等。

第二，学校应注重心理健康教育。对于经济困难学生来说，他们的苦恼需要别人来倾听、开导。但由于经济困难学生孤僻的心理，他们朋友比较少，在校园里只有教师能够帮助经济困难学生。志愿者可建议学校对经济困难学生开展心理健康教育课程、讲座、座谈会等，同时教师需要花费更多的时间关注经济困难学生，特别需要关注经济困难学生的心理状况，进行及时的辅导。

（四）心理自助对策

志愿者可以给受助者提供一些自助的建议，让他们更好地恢复正常心理，增强自信心，比如让其记录每天的积极事件或者担任学生干部，多多参与社会实践，与他人接触。

技巧一：记录每天已完成的事，增强自信心。志愿者可以要求受助者给自己制定一个目标，记录下自己每天认为做得成功、满意的事情。如果记录的事情达到目标，受助者可以对自己进行物质的或精神的奖励，以此增强自信心。如果没有完成目标，则需要对自己进行负强化，以增强上进的动力。

技巧二：主动担任学生干部，参加社会实践。担任学生干部，不仅可以让受助者与更多的同学进行交流，还能在举办各种班级活动的过程中获得实践能力，增强自信心和自我效能感。同时，与其他同学的交流能使受助者走出孤僻状态，拥有越来越多的朋友，在需要开导的时候能获得帮助。

主题 19　经济困难学生人际交往技巧的心理援助策略

【案例导入】

　　小青是一名大一学生，学习成绩优异，但家庭经济较困难。开学一个月以来，她感到烦躁、焦虑、易发怒，注意力不能集中，夜间多梦或失眠，并且食欲减退，求诊并未发现身体疾病，遂到咨询室寻求帮助。在咨询过程中，小青描述说："同学们都不喜欢我，排斥我。在宿舍，即使主动和舍友说话，她们也是爱理不理的。舍友说的话题我有时听不懂，也不知道该怎么回应，特别是她们经常说买衣服或者恋爱的话题，我非常反感。最近，她们对我的态度越来越差了。我害怕在人多的地方说话，生怕说错话被别人看不起，跟同学相处的时候，总不能集中注意力，脑海中老是浮现以前与他人交往失败的情景。"

　　小青的舍友反映，小青脾气古怪，不爱和人说话，和别人说话时常常表现得很紧张。不愿意参加宿舍的活动，还常常做一些影响他人的事情，如经常很晚才回宿舍，回到宿舍后弄出很大的响声。大家对她提出过意见，但她依然我行我素。时间一久，宿舍同学都不喜欢她，也不愿和她说话，有时集体活动也尽量避开她。

　　学院老师介绍说，小青性格内向，很少与人交往，不积极参加集体活动，在学校经常跟同学发生矛盾。

一、问题背景

　　这是一个典型的经济困难学生人际交往障碍的案例。小青认为同学们都不喜欢自己，即便自己主动和同学交流，同学也没有回应。而对于同学们感兴趣的话题她都比较反感。随着同学们对她态度的恶化，她渐渐害怕在人多的地方说话，生怕说错话。从案例可以得知，由于家庭收入低，小青对恋爱、购物等话题没有兴趣，认为自己难以融入集体，也表现出对同学的聊天话题不感兴趣。缺乏陪伴使得她陷入负面情绪，对身体、生活造成较大影响，需要一定的疏导和帮助，以帮助其和同学建立正常的人际交往。

经济困难学生的人际交往存在被动性、封闭性和矛盾性。主观上，他们认识到交往的重要性，渴望与人交往，也非常愿意交朋友，但是受到自身性格等因素的影响，他们在现实生活中并不能也不愿主动与人交往。[①] 认知和性格上的障碍使得他们难以融入集体，但他们并没有发现自己下意识地躲避人群、表现出对同学聊天话题的无感在一定程度上也影响了同学与自己交往的积极性。因此，学校除了在经济上补助经济困难学生外，还应对他们进行"心理扶贫"，减轻并解决他们的心理问题，传授相关的人际交往技巧，帮助他们积极主动对待人际交往。

二、心理解析

（一）经济困难学生人际交往障碍

1. 认知障碍

认知障碍是指个体对自己的认知等方面出现偏差，主要包括对自我的认知偏差、对他人的认知偏差和对自我与他人关系的认知偏差。人际交往的认知障碍主要表现为过低或过高的自我评价，人际交往由于认知偏差而无法顺利进行。[②]

大部分的经济困难学生在人际交往中出现的问题主要体现在不能正确地认识自己，过低地评价自我，总觉得自己比不上别人，如在与人相处、工作

---

① 刘淑伟. 高校贫困学生人际交往障碍、成因及对策研究：以兰州大学为例 [D]. 兰州：兰州大学，2011.

② 陈雨润. 社会工作介入退役士兵入职后人际交往适应的研究：以无锡 Y 社区为例 [D]. 南京：南京农业大学，2015.

能力、学习生活环境、经济条件等方面不如别人。① 这样过低的评价让他们无法看到自身的价值，低估了自己的交往能力，使其在人际交往中会不自觉地害怕、退缩回避，从而出现交往障碍。这类经济困难学生大多数会对失败的人际交往进行内归因，认为交往失败的问题出在自己身上，觉得自己不懂社交，这样往往造成或者加重其自卑心态。

也有少数经济困难学生在交往中表现出一副高高在上的姿态，盛气凌人、狂妄自大，看不起别人。当人际关系出现裂痕时，他们往往会进行极端的外归因，认为全部的错误都是别人造成的。他们缺乏与他人沟通的能力与技巧，常常以自我为中心，认为所有人都要理解自己，或者认为别人根本不理解自己，没有必要进行交往，这样极端的自我认知往往也影响了人际交往。

这些过低或过高的自我评价均是经济困难学生对自我的错误归因。由于他们只是一味地与同学进行比较，并没有通过多种途径获取关于自我的概念，导致了对自我的认知出现偏差。因此，志愿者在对受助者进行心理辅导时，应当鼓励他们从多个角度全面地认识自己，形成正确的自我概念。

此外，部分经济困难学生在人际交往中会出现一定程度的"文饰心理"。这类学生对自己内心想要却未能得到的痛苦经历编造出一个看似合理、自己能够接受的解释。一般情况下，文饰心理一般分为三种：酸葡萄、甜柠檬和推诿。经济困难学生一般是"酸葡萄"心理，即对自己所追求的东西因自身的原因得不到的时候而对其进行打击和贬低。例如，认为穿着时尚、家境富裕的同学只是表面光鲜亮丽，背后承受的压力一定比自己还要大，生活得更痛苦，不用心学习，只知道玩乐，浪费父母的一片苦心。然而绝大多数家境好的学生并不像他们想象的那般，他们只是利用这种"酸葡萄"心理使自己内心能够平衡一些。

2. 情绪障碍

情感是萌发人与人之间相互交往的重要因素，也是人际交往的主要特征。② 交往中情感色彩浓厚是经济困难学生人际交往的一大特点。由于家庭经济困难等原因，在人际交往中，他们往往表现出自卑、羞怯、恐惧、嫉妒、孤僻、自闭、虚荣等负面情绪，人际交往的情感障碍由此产生。

---

① 刘淑伟. 高校贫困学生人际交往障碍、成因及对策研究：以兰州大学为例［D］.兰州：兰州大学，2011.

② 刘淑伟. 高校贫困学生人际交往障碍、成因及对策研究：以兰州大学为例［D］.兰州：兰州大学，2011.

自卑是一种过低的自我评价，其表面的感受是觉得自己被别人瞧不起，而在深层的体验里是经济困难学生认为自己事事不如人，自己瞧不起自己。[1] 经济困难学生由于生活拮据，经济压力大，与经济条件优越、出手大方的同学形成巨大的反差，导致他们产生过重的心理压力，害怕主动与人交往，甚至出现退缩回避的情况。在经济困难学生的人际交往中，与自卑相伴随的，常常还有恐惧心理，具体表现为害羞、脸红、不自然、说话紧张、声音低而小。由于他们表达能力差，总是不能充分表达自己的意愿和情感，容易被人不理解甚至误解，最终导致交往失败。而交往的失败又会进一步加深他们对交往的恐惧，从而造成恶性循环。

在经济困难学生人际交往的情感障碍中，还存在着嫉妒心理。黑格尔认为，"嫉妒是平庸的情调对于卓越才能的反感"，是经济困难学生在才能、成就、名望或者机遇方面不如他人而产生的负面情绪体验。嫉妒常常表现为见不得别人好，在别人获得成绩时，不但不替别人开心，还会因此以负面的心态看待别人、挖苦别人，甚至贬低、攻击别人以维持自己的心理平衡。经济困难学生在这方面的问题会比较突出，他们因为觉得自己不如别人，反而憎恨别人，这种心理不仅使自己备受困扰，也妨碍了与他人的正常交往，影响身心健康。

3. 人格障碍

人格是个体表现出来的稳定的心理特征，它包括气质、性格、兴趣、爱好、能力、需要等。每个人的人格特征都不尽相同，人格差异是人与人之间最大的差异，因此不同的人格特征也会造成交往障碍。据研究，经济困难学生喜欢与热情、真诚、友好的人交往。但是，大多数的经济困难学生性格内向、沉闷、不喜欢与人打交道，由于家庭经济条件的限制和生活内容的单一，他们往往不能很好地培养和发展自己的个性，将自己优秀的一面表现出来，因此在人际交往中存在一定的障碍。

4. 沟通障碍

经济困难学生缺乏沟通技巧，主要表现为表达能力不足。部分经济困难学生语言表达能力不佳，无法让谈话对象明白自己想表达的意思，造成双方沟通出现困难，进而影响人际交往。因此，有些经济困难学生封闭自我，不

---

① 刘淑伟. 高校贫困学生人际交往障碍、成因及对策研究：以兰州大学为例 [D]. 兰州：兰州大学，2011.

愿表达自己的心理感受，长此以往，导致其沟通表达能力难以得到锻炼，影响人际交往。据调查，经济困难学生人际交往的范围狭窄，交往对象数量少，交往对象大多数都是同龄人，主动跟老师接触的情况也是极少的。此外，他们的学习压力较一般学生大，为了减轻家里的经济负担，在繁重的学习之余还要进行勤工俭学，这就导致他们很少有充足的时间与人交往，从而使人际交往的范围更加狭小。

由于缺乏人际交往的经验，特别是成功交往的经验，即使经济困难学生想主动交往，也不知如何与人交往，如何恰当地展现自己，更不用说与各种不同的对象交往。他们与人交往的模式往往简单、僵化，缺乏人际交往的技巧，这样容易造成人际交往的失败。

（二）经济困难学生人际交往不良的成因

1. 个体因素

认知偏差是导致经济困难学生人际交往不良的最主要原因，另外，上述所提及的情绪问题、人格问题和沟通问题也是原因之一。

经济困难学生人际交往应对方式的不正确和不完善引发了其自卑、封闭、嫉妒等心理。贫困带来的巨大精神压力，使他们在人际交往中处于封闭状态，并导致种种心理困惑的产生。[①] 经济困难学生属于社会弱势群体，他们对社会和人际交往持极端的观点，偏见让他们无法对社会产生客观、科学的判断和评价，敏感和绝望的情绪由此产生。经济困难学生不愿主动与人交往，生活封闭，这严重地影响了他们的人际交往，也极易导致其心理失衡。

2. 环境因素

与其他同学的家庭经济条件相比，经济困难学生产生较大的心理落差，而经济窘困的状况也会引发严重的心理冲突。不成熟的思想和看待问题的偏激角度更有可能增加经济困难学生的心理压力并导致其心理失衡，同时对社会不公产生敏感和绝望的情绪。[②] 特别在遇到人际交往困难时，经济困难学生更易产生较强的沉郁、压抑、焦虑等消极情绪。与他人的对比是经济困难学生消极情绪不断积累的重要原因之一。与其他同学的对比，更易导致经济困

① 刘淑伟. 高校贫困学生人际交往障碍、成因及对策研究：以兰州大学为例［D］. 兰州：兰州大学，2011.

② 曹光德. 关注贫困大学生心理健康 创建和谐校园［J］. 黑龙江高教研究，2005（12）：67－68.

难学生感到自卑、不满，他们因此容易对他人产生羡慕、嫉妒、敌意、仇视等情绪，从而影响其人际交往。

随着市场经济和商品经济的繁荣和发展，不良的社会风气影响了人们原有的价值观念，并逐渐影响人们的日常生活，这种风气甚至蔓延到了学校。在学校里，部分学生存在严重的攀比思想，从衣着打扮到学习用具，一律追求名牌。与同一个学校里，尤其是同一个宿舍里乐于消费的其他同学相比较，经济困难学生在经济上的窘困状况使他们形成了巨大的心理落差和沉重的心理负担，并且认为自己低人一等，怯于与人交往，无法融入群体中，从而阻碍了人际交往的正常进行。

家庭教育是人格形成的重要影响因素。在童年时期，经济困难学生受到家庭教育的影响，特别是父母的影响，这些影响会一直伴随着他们的成长过程，并影响他们的思维方式与行为方式。在经济条件困难的家庭里，父母往往重视子女在物质上的需求，而忽视了其人格与兴趣的发展与培养，这样容易造成个体人格上的缺陷。同时，很多经济困难学生在成长过程中，父母忙于改善生活条件，忽视了对子女的关爱，甚至有些经济困难学生从小就不在父母身边生活，缺少父母的关爱，致使他们缺乏安全感，不信任他人，不愿与他人交往。

此外，心理辅导工作的不到位也是影响经济困难学生人际交往的主要因素。学校教育对学生个性的形成具有至关重要的作用，但是在学校里，针对经济困难学生这个群体，学校更多的是关心他们的经济问题，而往往忽略了他们的心理问题。经济困难学生也由于性格内向、胆小，在人际交往方面出现问题时，不知道如何寻求帮助，从而使很多小问题演变成大问题。

（三）心理干预思路

经济困难学生出现人际交往问题的主要原因是对人际交往的事件产生非理性的观念和想法，因此，对于经济困难学生人际交往问题的心理辅导，志愿者主张以艾利斯的合理情绪疗法指导为主。合理情绪疗法中的不合理信念主要包括"绝对化的要求""过度概括化的评价"和"糟糕至极的结果"三个方面。

绝对化的要求是指个体忽略客观事物自身的发展规律，而从自己的意愿出发，一心认定某事物必定发生或不发生。当事物的发展与个体对事物的绝对化要求相悖时，个体会感到巨大的心理负担，极易陷入情绪困扰中。它一般表现为将"希望""想要"等绝对化为"必须""应该"或"一定"等。在人际交往的认知中,经济困难学生往往会出现绝对化的信念。部分经济困难学生常常以自我为中心,在人际交往中要求别人一定要理解他,否则就会认为他人不值得并且没有必要进行交往。

过度概括化的评价是一种以偏概全的不合理思维方式,典型特征是个体仅凭某一件事或者某几件事来对自己或者他人进行不合理评价,个体往往把"有时""有的"过分概括化为"总是""所有"等,这在出现人际交往障碍的经济困难学生中表现得尤为突出。经济困难学生在经济条件上较其他学生困难,经济困难学生往往会把这种"不如人"的想法泛化到其他事情上,认为自己的家庭条件不如人,学习、能力等各个方面也不如人,过低地评价自己,过度地概括化。在出现人际交往困难时,部分自卑、胆怯的经济困难学生往往会进行内归因,把所有的错误都归于自己身上,认为自己事事、处处不如人,是自己的"笨拙懦弱"导致了人际交往的失败。而人际交往的失败也会让他们觉得自己什么都干不好,进而产生自卑、恐惧、退缩、躲避的心理。

糟糕至极的结果是指个体认定不好的事情的发生必将会引发非常可怕和糟糕至极的后果。部分经济困难学生性格内向、敏感、自卑,其负面情绪的易感性也较普通学生高,因此,"糟糕至极的结果"对其人际交往的影响非常大。在人际交往中,与同学产生一点小摩擦,例如与舍友发生小矛盾,他们就会非常焦虑,害怕同学会从此不喜欢自己、排斥自己,从而产生很重的心理负担,认为自己在人际交往方面糟糕透了,这也说明经济困难学生为什么害怕坦露自己的心声、表达自己的想法和情绪。

合理情绪疗法可以帮助存在人际交往困难的经济困难学生认识到自己的非理性想法和信念并进行驳斥。有些经济困难学生最主要是对社交存在焦虑和恐惧,要想帮助他们真正走出人际交往困境,还应结合系统脱敏方法和相关人际交往技巧训练。

三、援助方法

(一)个体辅导对策

前文已对合理情绪疗法的具体实操过程有详细介绍,故在本主题不再赘述，只是简单地介绍如何运用这个理论，其过程主要分为判断、领悟、修通、再教育四个阶段。

第一阶段，志愿者首先要与受助者建立互相信任的良好咨访关系，并对受助者存在的问题和具体情况进行详细的了解和判断。

第二阶段，运用合理情绪疗法对不合理信念进行顺序分析。首先，了解诱发事件 A 的客观依据。其次，受助者是如何对事件 A 作出感觉体验的。再次，受助者需对产生的恐惧、悲伤、愤怒的情绪反应作出归因，找出造成不良情绪的不合理信念。最后，分析受助者对事件 A 同时存在的合理和不合理想法，并将两者区别开来。

第三阶段是辅导中最重要的阶段，主要通过辩论的方式对抗受助者的不合理信念。通过反复不断的辩论，使受助者理屈词穷，无法为其不合理信念自圆其说，使其真正认识到原有的不合理信念是不现实的、不符合逻辑的，也是没有事实依据的，促使受助者开始分清何为合理信念，何为不合理信念，并用合理信念取代不合理信念。

此外，辅导过程中还可结合认知和行为理论，如布置家庭作业，记录日常生活中出现的不合理信念，并自主进行辩论，或进行放松训练（呼吸法、音乐法、运动法）以增强辅导效果。

再教育是辅导的最后一个阶段，主要训练受助者用理性方式训练思维，建立新的积极的情绪反应，使其学习并逐渐养成与不合理信念进行辩论的方法。在这一阶段，志愿者可以帮助受助者学会用理性的思维作情绪反应，并掌握一定的人际交往技巧。

下面以小青为例，具体说明该如何进行个体心理辅导。

从案例中，志愿者可以得知小青是一名经济困难学生，性格内向，不擅长与人交往，存在人际交往障碍，最近还与舍友发生了矛盾，这种负面的情绪严重影响了她的生活与学习。

接下来，运用合理情绪疗法进行分析。从小青和其舍友的描述中可以得知，小青每天学习到很晚才回宿舍，并影响到了舍友的休息，因而与舍友发生了争执。这是诱发事件 A 的客观依据。小青对事件 A 的体验是难过、焦虑、烦躁，并导致了失眠、食欲不振。志愿者需要帮助小青找出焦虑、烦躁等负面情绪产生的原因。

小青认为是同学们都不喜欢她，连舍友也排斥自己，所以故意挑起矛盾事端。志愿者可以使用面质的方式问小青"是舍友故意挑起事端的吗"，并帮助其分析为什么舍友不喜欢她。舍友故意回避是因为小青以自我为中心，屡次影响舍友休息，并且不听劝告，依旧我行我素，这是小青自己造成的后果，所以并不是舍友故意挑起事端，而是小青确实存在需要改正的地方。

在辅导过程中，志愿者可以要求小青找出具体的例子说明"为什么同学们都不喜欢我"和舍友故意挑起矛盾事端的证据。志愿者需要用夸张或挑战式的发问要求小青回答对事件 A 持不同看法的证据或理论。

（二）团体辅导对策

1. 团体辅导

团体领导者针对团体成员人际交往中自卑、焦虑，缺乏交往技巧的现状，可以考虑从沟通、信任、合作三个方面对团体成员进行团体辅导训练，整个训练过程共分为三个阶段：

（1）学会沟通。

①特殊的菱形。

目的：学会倾听，做好团队配合。

将团体成员平均分为若干小组，每个小组有一条 5 米长的绳子，以比赛的方式要求小组成员在蒙眼的情况下将绳子连同人摆成一个菱形。先给 5 分钟的讨论时间，之后大家都要戴上眼罩，开始操作。完成的小组可以取下眼罩，团体领导者验收并计分排名。

②驿站传书。

目的：考察团队的配合度，考验团体成员的耐心，以及思考如何进行有效沟通。

每个小组排成一队，然后由团体领导者告诉这组的最后一个人一个数字（三位数以内，数字也可以替换成词语或者成语），然后一个接一个地往前传，由排在第一位的成员写出这个数字，整个过程成员不能说话、嬉笑、作弊。团体领导者在旁进行监督和计时。

（2）彼此信任。

①风中劲草。

目的：体验互相信任的感觉，倒下的成员体验信任其他成员的感觉，接住同伴的一方体验被信任的感觉。

所有成员以弓步站立，围成一圈，双手向前平举。团体领导者选出一名成员站在圆心。该成员环抱双手，闭上双眼放松身体，然后问同伴："准备好了没有?"同伴答:"准备好了!"成员说:"那我倒了。"成员往后倒下,靠在身后同伴的手上,体验被同伴支撑的感觉。

②一路有你。

目的:让团体成员体会信任和被信任的感觉,作为被引导的一方,应全心全意信任对方,在对方的指引下大胆行动。而作为引导者,应对伙伴的安全负责,应保证对每一个动作的指令准确、清楚。如果指令出错,信任一旦崩塌就很难重建。

以两人为一组,一个人戴上眼罩,扮演盲人,另一人扮演跛子。盲人背起跛子,在跛子的指引下,盲人要通过一系列的障碍物,最快并准确地到达终点的队伍获胜。

(3)团队合作。

①非常任务。

目的:体验如何进行有效合作,探讨影响合作的因素,实践在遭遇阻碍时队员间如何进行沟通。

以两人为一组,完成以下三个任务:A. 两人先用一条绳子将自己的一只手绑在一起(如甲的左手和乙的右手),再将两个人的腿绑在一起(如甲的左腿和乙的右腿),绑腿时不可以用绑着的手辅助。B. 两人按规定路线绕行一圈。C. 合力打开一个瓶盖(不可以用绑着的手辅助)。

②坦克攻城。

目的:体验团队分工与合作,在合作中学习沟通。

4～10人为一组,在规定时间内用报纸制作一条环形"履带",制作完成后所有人员站在"履带"上前进一定距离。如果行进过程中"履带"撕裂,需停下来修补。最先到达终点的队伍获胜。

2. 心理剧

心理剧是由维也纳精神科医生 J. L. Moreno(1889—1974)创立的,它能帮助参与者将心理事件,通过一种即兴与自发性的演剧方式表达出来。Dayton(1994)对于心理剧的定义为,"心理剧是一种治疗方法,是随着人们进入他们的内在现实,让他们描述,并以他们看到的情形去运作。通过戏剧行动,演心理剧的人将长期埋藏的情境带到表面,以释放情绪压力,他通过分享、支持与接纳创造一个能掌控的环境,然后让心灵自然疗愈的力量和情绪上的自我继续运作"①。

此外，作为一种团体训练方法，其实施也需依照团体训练的过程。然而，作为一种特殊的方法，心理剧有其独特之处②，主要由舞台、主角、导演、配角和观众组成，目的是帮助团体成员建立正确的人际认知。另外，应注意的是，团体领导者在准备和开展心理剧的过程中，只起到引导的作用，而团体成员才是剧场组织的主要力量。③

针对团体成员人际关系问题，心理剧的各阶段实施情况如下：

（1）准备阶段。团体领导者要进行团体成员的筛选与分类、剧本的编写和舞台的设计。团体成员的筛选可利用日常观察和心理测量工具进行。团体领导者可将筛选出来的成员根据人际关系问题分为不同类型。此外，剧本的编写需要根据团体成员的需求和问题情况而定，可根据团体成员在现实生活中的经历进行适度的改编。

（2）暖身阶段。创造与培养团体自发性的气氛是此阶段最重要的任务。为了改善人际关系，团体领导者常常使用自我介绍方式或相互认识方式，通过让团体成员发现自己与他人有着同样的体验，从而提高其安全感并降低心理防御。

（3）表演阶段。按照剧本的要求，就团体成员的焦点问题进行表演。为处理人际关系问题，这一阶段经常使用角色转换方式。在这个过程中，团体成员从不同的角度看待问题，会导致认知的冲突，进而引起反思，转变团体成员的意识和情绪状态。

（4）分享与讨论阶段。这是十分关键的阶段，在此阶段，团体成员能表达他们此时的心理感受。未来投射技术在这一阶段很常用，即让团体成员将当下的心理体验带到未来人际关系的真实世界。④

（三）社会支持对策

社会支持主要来自学校、校外社会工作，志愿者可根据受助者具体情况

① 李帮琼. 心理剧：有效的学校团体心理咨询方式 [J]. 教学与管理，2007（10）：44-45.
② 宋兴勇，朱海. 心理剧在改善大学生人际关系中的运用 [J]. 新课程研究（中旬刊），2009（10）：142-143.
③ 李帮琼. 心理剧：有效的学校团体心理咨询方式 [J]. 教学与管理，2007（10）：44-45.
④ 宋兴勇，朱海. 心理剧在改善大学生人际关系中的运用 [J]. 新课程研究（中旬刊），2009（10）：142-143.

给相关的学校或机构提供合适的建议。

学校方面的支持主要包含以下几个方面：

1. 定期做好心理排查工作，关注遇到的障碍

学校需要结合测评工作和学生平时的生活表现，时刻了解学生的心理动态。对于受助者可以加大关注度，及时了解并解决问题，针对不同受助者出现的不同问题，采取合适的解决方法。当受助者遇到人际交往或其他方面的心理困惑，可以及时向心理咨询中心寻求帮助。

2. 以心理课为依托，提升情绪调节能力

依托心理健康教育课程，学校可通过开设团体辅导、情绪管理专题讲座、个案工作等方式，训练受助者对情绪性实践进行合理化解释和重新定义，改变他们对情绪问题的不良认知，用合理的信念替代不合理的信念，尽可能减少情绪受到不合理信念带来的不良影响①，提升他们的情绪调节能力，从而促进受助者人际交往能力的提升。

3. 积极引导，树立正确价值观

学校不仅仅要教授学生学业，也要培养学生的道德品格，完善学生的人格，使他们能全面发展。学校可以通过思想道德教育、树立楷模等方式，激励受助者自立自强，引导他们树立正确的价值观、人生观和世界观，在人际交往过程中少一些偏见、仇富或拜金心理，多一些自信和平等观，从而更好地进行人际交往。

校外社会工作介入处理受助者人际交往障碍，有较强的实践价值和社会意义，但是需要秉承以下工作理念：助人自助、尊重平等、服务。具体的社会工作介入方法有以下三种：

（1）个案工作。

个案工作是直接对受助者提供物质和心理方面的支持和服务，从社会工作专业的角度出发，与受助者共同制订方案并提供有针对性的帮扶计划，使其形成正确的自我认知，提高人际交往能力，树立自信心，进而为解决他们在人际交往中遇到的困难提供支持。

（2）小组工作。

小组工作属于社会工作的一种专业实践模式，将具有相似困惑的受助者

---

① 吴正龙，马娟，齐敏华. 高校经济困难大学生的心理分析及援助策略［J］.高校辅导员，2012（3）：53－56.

集中在一起开展活动。为了使受助者在小组中获得成长，提升人际交往的能力和增强信心，小组为其提供与人交往的基本技巧，开展人际交往行为的情境训练。

（3）社区工作。

主要针对受助者开展服务社会的公益活动，有益于受助者在服务过程中与社会产生高频率的互动，进而提升口头表达能力，加强沟通意识，提高交往过程中的自信心。[①]

（四）心理自助对策

志愿者也可以给受助者提供一些自助的建议，让他们通过自己的努力学习人际交往技能，学会真诚待人，正常地进行人际交往。

技巧一：记录自己与同学的交流情况。

记录可以使受助者再次回顾与同学交往过程中做得好的和不好的地方，从而发现自己在人际交往中存在的问题，在之后的交流中注意改善；同时，记录良好的表现可以积攒经验，同时建立信心。

技巧二：主动寻求老师或志愿者的帮助。

除了更加主动地与同学交流外，在生活中或人际交往过程中，如果由于自身性格或不理解同学等原因而产生疑惑或消极情绪，受助者可以主动寻求帮助，以更好地理解他人，并逐渐形成积极的人际交往风格。

对受助者进行人际交往技巧和能力的培养可以使他们更好地融入集体，虽然外在环境可以提供一定帮助，但受助者自己也要有改善的决心。

---

① 何一明. 基于社会工作视阈的高校贫困生人际交往障碍及介入方法研究 ［J］. 高教学刊，2019（6）：75－77.

主题 20　经济困难学生社会支持的心理援助策略

【案例导入】

小西是一名高二的学生，家中年迈的爷爷常年卧病在床，父母已逾五旬，哥哥早已结婚分家。家中只靠父母种田维持生计，家庭月收入不足 500 元，哥哥虽有新的家庭但并不富裕，不能为家人提供经济支持。

班主任反映，小西性格内向，行为孤僻，待人处事较冷淡，鲜少与同学来往，也极少参加班级活动。他总是低头走路，见到老师和同学很少打招呼。此外，他的情绪波动大且频繁，动辄对周围的同学发脾气，甚至动手打人。在开学的班级大扫除中，他不小心把水溅到另外一个同学脸上，当被要求道歉时，他却不愿意妥协。最后，他用力地踹开装满水的桶，生气地跑开了。最近，小西与同学的矛盾愈发尖锐，班主任不得不带着小西来到心理咨询室寻求帮助。

在咨询中，小西提到，他有时觉得上天很不公平，为什么他家的经济条件那么差，他觉得生活上的窘迫给了他很大的心理负担，他怕别人看不起自己，经常会因为别人的一句话而感到受伤。其实，他也渴望拥有良好的人际关系，但友谊总是被自己的坏脾气破坏了。

一、问题背景

小西家境贫困，在与人交往时，表现得自卑、敏感、烦躁，这是经济困难学生典型的个性特征。情感支持在社会关系网络中对个体的身心健康发展起着至关重要的作用。从案例中可以得知，家庭收入低，且父母年迈，使小西缺乏社会支持，尤其缺乏情感上的支持。其实，对于像小西这样的经济困难学生来说，他们迫切希望得到学校、社会的重视，精神上非常需要家庭的支持、老师的鼓励和同学的帮助。

社会支持在解决经济困难学生的经济和情感问题方面发挥着重要的作用，但现实中存在支持力度不足、忽视情感功能、人际网络间缺乏联系等问题。从性质来看，社会支持主要包括客观可见的实际支持和主观体验到的情感支持。客观可见的实际支持一般是指直接的物质援助及良好社会关系的存在和社会参与，而情感支持则指个体因在社会中感受到尊重、支持和理解而获得的情感体验和情感满意度。① 现今社会对经济困难学生这个弱势群体的支持大多数来自经济上的资助，如学校每个月会固定给经济困难学生发补贴，且每个学期都会设置一定数额的助学金，但是忽视了经济困难学生的"心理需要"，缺少了情感上的安抚。因此，经济困难学生的心理问题会较普通学生突出。重视经济困难学生人际交往的需要，营造良好的人际交往环境，为其提供社会支持是非常重要的。

二、心理解析

（一）社会支持与人际交往网络

社会支持以个体为核心，是指来自他人的关心和支持。社会支持网络是由个体和他人通过接触，获得支持性行为所构成的人际交往网络。它的研究对象是心理失调的社会原因，即社会成员如何受到互动、社会网络和社会环境对心理挫折感和剥夺感的影响。② 从广义上讲，社会支持是指由社会各方提供的，以社会弱势群体及社会生活有困难者为对象的无偿救助。从狭义上讲，从社会心理刺激与个体心理健康之间关系的角度出发，通过社会联系为个体提供能减轻心理应激反应、缓解精神紧张状态、提高社会适应能力的行为的总和被称为社会支持。总体而言，社会支持是指以社会网络为中介，各种社

---

① 张建波，张秀敏．基于社会支持视角的贫困生心理健康教育［J］．学理论，2010（32）：292-293.
② 张建波，张秀敏．基于社会支持视角的贫困生心理健康教育［J］．学理论，2010（32）：292-293.

会关系对个体产生主观或客观的影响。[1]

社会支持的本质是各种有形的（如物质、金钱或者其他的工具）和无形的（如感情、指导、亲密的社会交往、尊重等）可以利用的社会资源，主要可分为五类：①尊重支持，指的是个体被他人尊重和接纳；②信息支持，指给予某些信息或者某项技能来帮助解决问题；③情绪性支持，主要指提供精神鼓励方面的支持，包括关心、信任与同情心；④工具性支持，指提供财力帮助、物质资源或所需的服务，这是最直接也是最容易获得的一种资源，特别是对于低收入者来说尤为重要；⑤友伴支持，指个体通过与其他人一同从事休闲或娱乐活动，感受亲和力，转移注意力，增进正向心情，从而减轻压力。

社会支持具有心理保健的功能。作为社会心理刺激的缓冲因素，社会支持间接保护个体健康；此外，社会支持对个体的主观感受亦有直接作用[2]，使个体维持良好的情绪体验，保持其健康所需的平衡心态。可以说，社会支持是人与人之间的一种特定关系，其基础就是良好的人际关系和社会交往，获得社会支持，也就意味着能够获得尊重和关照。[3]

个体在社会网络中越重要，越容易获得社会支持，此外，个体的社会支持网络规模越大，越可能提供社会支持。[4] 社会支持对经济困难学生心理的健康与发展至关重要，有利于经济困难学生克服自卑，增强自信，主动寻求社会支持，从而形成良性循环。此外，社会支持水平的高低也会对个体的人格特征造成影响。社会支持水平较高者的积极心理特性程度较高，如聪慧性、稳定性、兴奋性、有恒性、敢为性、独立性和自律性，而其消极心理特性程度会相对低，如焦虑水平、紧张水平和敏感性。[5] 对于经济困难学生而言，他们解决矛盾或应对困境的能力在获得更多社会支持时越高，心理健康水平也就越高，身心健康会朝着良性的方向发展；反之，心理健康水平会随着社会支持水平的降低而降低。[6] 目前，经济困难学生所获得的社会支持较普通学生

① 杨晓春，徐鑫芬，洪水玲. 子宫内膜异位症患者术后自我管理行为与社会支持相关性研究 [J]. 浙江预防医学，2011，23（6）：24-26.
② 曹宝云. 不良心理社会因素对癌症发病的影响 [J]. 齐鲁护理杂志，2003，9（8）：624-625.
③ 张建波，张秀敏. 基于社会支持视角的贫困生心理健康教育 [J]. 学理论，2010（32）：292-293.
④ 李瑾. 贫困大学生归因特点与寻求社会支持关系的研究 [D]. 重庆：重庆大学，2008.
⑤ 王立金. 医学院贫困生社会支持与心理健康及人格特征的相关研究 [J]. 安徽电子信息职业技术学院学报，2011，10（4）：97-99.
⑥ 李瑾. 贫困大学生归因特点与寻求社会支持关系的研究 [D]. 重庆：重庆大学，2008.

少，社会支持网络存在经济力度支持不够、忽视情感性支持等问题。

经济困难学生的社会支持系统主要由三个方面构成，包括家庭、学校和社会。经济困难学生大多由于巨大的家庭经济压力而较少能够感受到来自家庭的支持；社会支持是一个比较模糊的概念，学校、同学、老师、朋友等非正式的社会支持网络是经济困难学生主要的交往圈子和人际支持的来源，这些关系构成了他们最主要的人际关系和情感支持来源。不断优化校园心理健康教育环境，为经济困难学生提供更多的社会支持是优化其心理素质的必要措施。①

构建经济困难学生社会支持系统，大力培育其自我价值感、改善其认知模式、增进其人际交往能力，有利于经济困难学生的成长、成才与学校的和谐稳定。

（二）人际关系网络建立的心理干预思路

社会支持对经济困难学生的主观幸福感和人格特征有着重要的影响作用。提高经济困难学生的主观归属感和幸福感，一方面可以使他们的人际关系得到有针对性的改善②；另一方面可以培养他们健全的人格，帮助他们在人际交往时克服自卑，降低焦虑和恐惧感，主动与人交往。

此外，归因方式对经济困难学生人际关系网络的建立和社会支持水平的程度也存在影响。积极的归因方式可以让他们找到更准确的、适合自己性格的社会支持路径，建立并扩大人际关系网络。正面的归因方式会使经济困难学生的社会支持路径更为准确和有效；归因方式越负面，经济困难学生越怀疑自己寻求社会支持的动机和行为，这不仅会破坏自己的人际关系，也会给社会带来不安定因素。③ 此外，高社会支持者拥有积极健康的归因观念，二者相互作用、相互影响。

研究表明，经济困难学生的归因特点主要表现为：对于正性事件，经济困难学生倾向于作出外部的、局部的和不稳定的外部归因；而对于消极的事件，经济困难学生更倾向于作出内部的、整体的和稳定的内部归因。经济困

① 张建波，张秀敏. 基于社会支持视角的贫困生心理健康教育 [J]. 学理论，2010（32）：292 - 293.

② 王立金. 医学院贫困生社会支持与心理健康及人格特征的相关研究 [J]. 安徽电子信息职业技术学院学报，2011，10（4）：97 - 99.

③ 李瑾. 贫困大学生归因特点与寻求社会支持关系的研究 [D]. 重庆：重庆大学，2008.

难学生在客观支持维度上的支持渠道单一且集中；在主观支持维度上获得的支持水平较低；很少利用支持，且很少产生主动寻求社会支持和帮助的动机和行为。① 经济困难学生可以通过积极的归因方式指引自己规避归因偏差，寻找更为有效、合适的社会支持路径。因此，针对如何对经济困难学生寻找恰当的社会支持方式进行心理辅导的问题，建议志愿者帮助他们进行积极正确的归因训练。通过归因训练，经济困难学生的认知会改变，更加客观地认识自我，积极参与社会实践活动，融入集体生活，心理健康水平得到提高。②

三、援助方法

（一）个体辅导对策

归因训练是指按照一定的训练程序，通过对某种归因技能的学习掌握，改变训练对象原有的不良归因方式，形成积极的归因倾向；它能联系内部认知过程与外部行为表现、主观状态与客观实际。目前，韦纳的成败归因训练模式是进行归因训练的主要理论依据。韦纳十分重视归因对后续行为的作用，这种动力作用主要是通过期望变化和情绪反应起作用，对事件的成败结果归因，从而指向动机和情绪。③

韦纳的成败归因理论主要分为内外性、稳定性、可控性三个维度（如表1所示）。一次行为结果后，察觉到的原因的稳定性导致期望的改变。如果将失败归因于稳定性因素，如能力差、任务难，个体就很难克服导致失败的内、外条件，会失去对未来取得成功的信心，并降低期望值；反之，若将失败归因于不稳定性因素，会增强对今后成功的期望。④ 总的来说，能力是内部的、稳定的、不可控制的因素，而积极归因模式包括在失败归因时选择不稳定性的外部因素，如运气、外界条件等；成功归因时选择稳定性的内部因素，如能力与身心状态等，以增加对成功的期望。

① 李璀. 贫困大学生归因特点与寻求社会支持关系的研究［D］. 重庆：重庆大学，2008.
② 王立金. 医学院贫困生社会支持与心理健康及人格特征的相关研究［J］.安徽电子信息职业技术学院学报，2011，10（4）：97－99.
③ 韩仁生. 韦纳的归因训练理论模式及其实施［J］.齐鲁学刊，2003（1）：56－58.
④ 刘玉琳. 学习不良初中生归因训练的实验研究［D］.曲阜：曲阜师范大学，2012.

表1　韦纳成败归因理论

	内外性		稳定性		可控性	
	内在	外在	稳定	不稳定	可控	不可控
能力高低	√		√			√
努力程度	√			√	√	
任务难度		√		√		√
运气好坏		√		√		√
身心状态	√		√			√
外界环境		√		√		√

　　韦纳的成败归因训练主要包括不期望归因模式与期望归因模式。不期望归因模式主要表现为以下两种：①将成功归因于外部，如不稳定、不可控制的运气，缺少情绪刺激，无法增加成功期望导致缺乏成就任务的倾向；②将失败归因于能力低，消极情绪降低成功的期望导致缺乏坚持性，回避成就任务，这是一种消极的归因模式，志愿者在治疗的过程中，应尽量避免受助者出现这种归因模式。期望归因模式则表现为：①将成功归因于内部，如稳定、可控的能力因素，产生积极情绪，增强成功期望，进而趋向成就任务；②将失败归因于内部，如不稳定、可控制的缺少努力，产生动机性情绪，维持较高的期望进而增强坚持性，趋向成就任务，这种积极的归因模式可增强受助者的动机以及对成功的期望，增加其正面积极的情绪体验①。志愿者在对受助者人际关系网络的建立与主动寻求社会支持的心理干预中可使用期望归因模式。

　　在学校情境中，归因训练的对象可以是个人，也可以是集体，其实施步骤如下：

　　第一，按照归因训练的目的，通过访谈或者归因量表对受助者进行测量，了解并指出受助者不理性、不正确的归因方式。

　　第二，按照规定的训练程序，有计划、有目的、有针对性地进行归因训练，改变受助者消极的归因方式。

---

　　① 高群，陈思远. 归因训练在提高组织公正感中的应用［J］. 中国商界（下半月），2008（9）：153－154.

第三，训练效果评定与巩固，加强受助者在实际生活中对积极归因的有效运用。志愿者可给受助者布置任务，要求对其他事件进行积极归因，以检测并巩固学习效果。此外，针对经济困难学生寻求社会支持的问题上，志愿者可提供一定的生活技巧，以更好地帮助受助者找到恰当的处理方式。

下面以小西的例子，具体说明该如何进行个体心理辅导。

小西性格内向，喜欢独来独往，在与同学发生矛盾冲突时，他觉得是因为自己家庭条件不好，所以别人看不起他。小西将失败的行为进行内归因，认为矛盾的根源是自己，这样容易增强他的自卑感，挫伤自尊心，严重时会导致其对交际的退缩和回避。志愿者可以引导小西将失败进行外归因，如把与同学发生矛盾这件事情的原因解释为，那个同学刚好心情不太好，可能考试没考好，才会在被水溅到的时候，与他发生矛盾，其实那位同学可能只是需要一个心理安慰。此外，志愿者还需要引导小西进行可控的归因，如矛盾的发生并不是因为小西的家庭背景因素，而是因为小西自身做得不够妥当，如果小西通过自身的努力，改变为人处事的态度与方法，是可以改变这种状况，避免矛盾发生的。为了巩固训练效果，志愿者可要求小西对其他事件进行积极归因。志愿者可提供一定的生活技巧，以更好地帮助小西建立人际关系网络和寻求社会支持，找到恰当的处理方式。

（二）团体辅导对策

此外，团体辅导中也可以使用归因训练。归因训练需得到教师、家长的配合，志愿者也可以结合合理情绪疗法、行为训练等多种方法，使辅导效果更显著。

1. 总目标

培养积极的归因方式，提高人际交往成功的可能性。

2. 活动内容与方式

第一，由团体领导者向团体成员讲解专题，如说明在人际关系网络建立中的正确信念和错误信念，指出人际交往的成功与否很大程度上是由个体自身的努力程度，如主动性和交往技巧所决定的，阐述自信对人际交往的重要性，并引导成员根据实际情况选择适合自身的人际交往的方式。

第二，组织团体成员分若干小组讨论，讨论的问题可围绕如何寻求社会支持，如何建立人际关系网络，影响因素有哪些等。

第三，让团体成员观看录像，观察并了解他人在成功和失败时是如何进行归因的，团体领导者需陈述积极的归因方式，并让团体成员进行讨论，使他们加深对自己平时的人际交往情况的认识，接受归因反馈，形成积极的归因倾向。

第四，在规定的时间内，要求团体成员完成不同难度的任务，并在不同的归因因素中做出选择，对任务的完成情况做出归因。[①]

（三）社会支持对策

在人际关系网络建立上，学校可以采取以下几个方面的策略：

1. 以线下活动为载体，提供人际交往平台

提高受助者的人际交往能力，可以通过举行线下活动，为其创建人际交往平台；通过强化线下校园活动的丰富性和吸引力，采取多种途径改善和提升受助者人际交往能力；可以为受助者提供人际交往课程，介绍人际交往基本知识，突出拉近人际关系的技巧和方法，以"理论＋实践"的方式引导受助者进行正常的人际交往。

2. 提供更多的人际交往关怀

针对受助者在人际交往中自卑、敏感，无法融入同学聊到的涉及娱乐、消费等话题的问题，老师可以引导学生谈话氛围，使谈话聚焦于学习、运动等对受助者而言没有差异压力的内容，以减轻受助者因对话题不熟悉而感到的不安，从而促使受助者参与交流中。

（四）心理自助对策

志愿者也可以给受助者提供一些自助建议，让他们通过自己的努力学习人际交往技能。

技巧一：尝试主动、真诚地和同学、老师交流。将人际交往的理论知识运用到实际中，主动和身边的人交往，在交往过程中可以直接询问对方对自己的看法，使自我认知更全面，进而在人际交往过程中扬长避短，探索自己的人际交往风格。

技巧二：积极参与学校举办的志愿活动、勤工俭学活动等，担任班干部或加入社团；通过集体活动，增加与人交往的机会，同时学习身边的人是如何进行人际交往的；通过共同活动能更容易和别人进行沟通，从而逐渐认识

---

① 韩仁生. 韦纳的归因训练理论模式及其实施 [J].齐鲁学刊, 2003（1）: 56 – 58.

更多的人。

良好的人际交往对学生的成长非常重要，拥有良好关系的朋友能提高受助者的自信，减轻消极特性。想要通过良好的人际网络和环境支持改善受助者人际关系障碍，主要还是在于受助者的主动参与。志愿者需要对受助者进行鼓励与正面反馈，以促使他们接受他人帮助。

灾变援助篇

主题 21　重大交通事故后的心理援助策略

【案例导入】

　　杨女士从小热爱舞蹈，以优异的成绩从知名高校的舞蹈系毕业。她的梦想是当一名舞蹈老师，这个梦想在她大学毕业之后顺利实现了，她进入市里一家小学担任舞蹈老师，负责教学与表演节目的编排。可是半年前突然降临的车祸，将她的美丽梦想彻底打碎。杨女士在车祸中失去了右腿的下半肢。刚刚满 30 岁的她本来正处于事业上升期，这个转变让她从原本的坚强乐观变得低落悲观，不仅辞去了舞蹈老师的工作，也和交往多年的男朋友分手了。杨女士的母亲反映，辞职后的三个多月来，杨女士的情绪时好时坏，好的时候愿意借助支架由母亲陪着在楼下走走，坏的时候容易发怒，不愿意踏出自己房间，也不愿意吃饭。而且，杨女士的母亲发现，杨女士自从出了车祸之后，只要新闻里播出有关交通事故的消息，她就会十分焦虑，每当想起自己遭遇车祸的场景就会十分痛苦。杨女士的母亲希望通过专业人士的疏导，缓解杨女士的情绪，帮助她渡过难关。

一、问题背景

　　交通事故是指车辆、船舶、飞行器等交通工具在运行中因过错或者意外等原因造成人身伤亡或者财产损失的事件。快捷的交通工具在给人类带来极大便利的同时，交通事故发生率也呈上升趋势，影响着经济发展和社会稳定，这一现象受到各国的高度关注。

　　在水、陆、空三大交通事故中，车祸造成的死亡人数占死亡总人数的

90% 以上，海难、空事每年死亡人数仅及车祸的 1/50，但单案死亡数量巨大，动辄百人、千人，影响深远，对人类心理的刺激程度更甚。① 这些灾难后的场面对于旁观者而言是触目惊心的，更何况是从这些灾难中九死一生，逃过一劫仍心有余悸的幸存者。他们经历的，除了躯体上强烈的痛苦之外，还有常人难以想象的心理上的创伤。这些心理上的创伤一部分会随着时间慢慢地消失，也有一部分会深深刻在幸存者的脑海中，成为他们的梦魇。经历过重大交通事故的人们常常会忽略获取心理上的辅导，导致焦虑、不安的消极体验无法有效地缓解。严重的甚至会影响个人的社会功能，例如人际交往、日常工作等。

二、心理解析

交通事故是一个突发的应激事件，由于每个人的特质和经历各不相同，所以人们在这个过程中有各种各样的心理体验，受到的创伤程度和不良后果也各不相同。一般来讲，人在经历了可怕的交通事故之后，都会有一定的急性压力反应。为了应付突如其来的灾变，每个人都会动员所有的力量来适应急剧变化的环境刺激，维护机体功能的完整性。虽然人们在应对突发事件的过程中，出现应激反应是正常的现象，但是如果这些反应持续的时间过长或受到的创伤程度太深，就会严重影响身心健康。

1. 心理后遗症

（1）急性应激障碍（ASD）。

经历了交通事故这样的创伤性事件后，幸存者在事件发生后的一个月内出现的短暂的应激反应被称为急性应激障碍②，以焦虑和分离症状为主，包括与创伤性事件相关的想象和思考，主观麻木感、分裂性遗忘，也有可能回避相关创伤性事件，还可能出现焦虑、易怒等情绪反应。

（2）创伤后应激障碍（PTSD）。

由异乎寻常的威胁性或灾难性心理创伤导致出现长期持续的精神障碍称为创伤后应激障碍，即经历了创伤以后，个体反复重现创伤性体验或梦境，

---

① 金磊．祝你一路平安：20 世纪中国交通灾害回顾［J］．中国统计，1999（9）．
② 杜建政，夏冰丽．急性应激障碍（ASD）研究述评［J］．心理科学进展，2009，17（3）：482 – 488.

或因面临与刺激相似或有关的境遇，而感到痛苦和不由自主地反复回想。个别患者有强烈的避免提及事件的意向，同时出现睡眠障碍、社会退缩以及强烈警觉的焦虑障碍等。这种心理障碍常常发生在受到强烈精神打击的人群身上，比如失去亲人或目睹亲人去世场面的人，受到躯体剧烈创伤致残的人等。在应激事件发生后的很长一段时间内，患者头脑中会反复出现当时的场面，对创伤有关的信息反应强，生活中被不时闪回的灾难画面折磨，伴随痛苦、紧张、无助等复杂情绪的长期负性体验。

（3）神经症。

除了 PTSD，幸存者还有可能出现恐怖性神经症、焦虑性神经症、强迫性神经症等。其中，恐怖性神经症是指对本不该恐惧的事物、场景、话语等外界信息表现出恐惧，不仅是内心体验，躯体上也会有明显的紧张表现，如出汗、颤抖等，会因此出现各种各样的逃避与退缩行为。焦虑性神经症分为惊恐发作和广泛性焦虑障碍。这两种都会出现与现实情况不相符的过度紧张、焦虑。惊恐发作更集中、急性和严重，有濒死感。强迫性神经症包括强迫思维和强迫行为，自我强迫与反强迫并存，比如知道自己所乘坐的车是安全的，但仍然担心会出车祸，告诉自己不要去想它却又控制不住，内心矛盾痛苦。

2. 行为反应

创伤幸存者可能会运用进食障碍、物质滥用、自残行为等不良应对方式来缓解创伤性事件带来的痛苦。

3. 生理反应

身体上的反应包括疲乏、发抖、失眠、反复出现创伤性体验、创伤性内容的噩梦、呼吸困难、心神不宁、注意力不集中等。

三、援助方法

（一）个体辅导对策

经历了重大交通事故后的个体心理援助与一般的个体心理援助有所不同，它更具有主动性，志愿者要熟练地使用干预技巧介入问题，并且要更注重倾听，让受助者尽情地把故事讲出来，这样才能帮助他重新振作起来，重塑强大的自我。在双方熟悉后，志愿者可以选择暴露疗法帮助受助者处理创伤记忆。暴露是提取、修改恐惧结构和减少回避的直接途径。志愿者在咨询室给受助者提供一个安全可控的环境，逐步进行重复暴露，让受助者观察到恐惧的强弱变化，有助于受助者对创伤事件进行重新评价并形成新的应对方式。

在本案例中，志愿者对杨女士进行了为期两个月的心理辅导，前期 5 次面谈每次持续 1 个小时，每次辅导间隔 3 ~ 4 天，之后每周电话回访一次。下面以杨女士为例，说明如何对车祸后受到强烈身心创伤的受助者进行个体心理辅导。

杨女士在母亲的陪伴下来寻求帮助。初次见面，杨女士的精神状态尚佳，在志愿者的建议下，杨女士愿意单独接受志愿者的个体心理辅导。因为杨女士经历了重大车祸后做了截肢手术，且尚未从接受期中走出来，所以志愿者的辅导工作应更加小心谨慎。初次会面的重点在于了解杨女士的具体情况，收集资料，询问杨女士希望得到什么样的帮助。志愿者以聊天的形式建立杨女士对自己的信任，简单地对杨女士的情况作评估。经过志愿者对心理辅导性质的解释，说明了志愿者与杨女士双方的责任和权利，杨女士表示愿意配合志愿者的工作。见面结束后，双方约定了下一次会面的时间。

第二次会面，杨女士如约而至，这让志愿者感到非常欣慰。因为车祸致残或受到其他强烈精神刺激的人往往情绪波动比较明显，不能很好地配合心理辅导，会出现面谈迟到、早退、失约等阻抗现象。针对这次会面，志愿者首先从杨女士的病情切入，逐渐转移到引导杨女士思考并描述在车祸发生之后失去的东西以及仍拥有的东西。这时杨女士过分地沉浸在自己失去右腿下半肢的悲痛中，产生了关于车祸的一些消极和错误认知，比如杨女士认为，她再也无法从事一直追求的舞蹈之路，自己再也找不到合适的工作。志愿者需要着力于帮助她形成以现实为基础的合理认知，比如虽然不能跳舞，但是以她多年的经验，可以从事舞蹈编排等工作，帮助杨女士从这次经历中领会和发现一些正面的积极因素。接着，志愿者继续让杨女士通过积极理性的思考，回答以下问题："在你面临的现实状况面前，哪些是不能改变的，哪些是可以改变的？"志愿者根据杨女士的回答，将杨女士的关注焦点从当下转移到未来，询问她针对可以改变的现状的近期目标以及远期目标分别是什么。志愿者尽量用委婉的语言提醒她，如果能回答得越详细越好，而且目标应是可操作的、可实现的，然后帮助她以分点的形式在纸上记录下来。这次会面主要目的是让杨女士能够较为理性、清晰地思考自己所遇到的问题，以及寻找解决问题的方法。

第三次会面，志愿者根据杨女士的母亲描述的情况以及杨女士的自述，针对杨女士听到与交通事故有关的新闻时，会感到焦虑的情况进行心理干预。志愿者首先让杨女士舒适地靠在沙发上，要求其全身处于放松状态，重点是面部肌肉的放松，经过几次尝试之后，杨女士学会了放松。接着，志愿者找出所有让杨女士感到焦虑恐惧的事件，并将她报告的焦虑恐惧事件按等级排列，各等级之间级差均匀。比如，自己经历车祸是 100 分，看到车祸场面是 90 分，听到别人谈论或者新闻报道交通事故是 60 分等。接着，志愿者告诉杨女士，下面需要她用想象的方式来进入这些让她感到焦虑的场景，而她需要学会让自己放松，如果可以做到就努力坚持配合。志愿者让杨女士闭目靠在沙发上，按照焦虑等级从高到低，逐一描述这些场景，让杨女士想象自己身处其中，志愿者记录她的主观困扰程度，并鼓励其坚持进行，直至焦虑或恐惧自然下降。

有了第一次尝试，在第四次会面时，志愿者打开了咨询室里的电视，播放了一小段关于车祸的新闻报道。杨女士认为自己还是有点紧张，不希望看到这样的新闻，但是相比之前，焦虑程度已经没那么严重了。志愿者告诉她，她已经有所进步，鼓励她继续用自己的信念战胜焦虑。接着志愿者与杨女士聊了最近的生活情况，让她多写写日记，这对心理辅导有所帮助，同时提醒杨女士要多与医生沟通，接受医生的建议，使自己的身体尽快恢复。最后志愿者对杨女士进行心理知识培训，因为问题的解决主要靠杨女士自己进行心理自助和自我调节，所以掌握一些基本的心理自救技术方法，及时解决问题是很有必要的。

第五次会面以及随后的电话回访，主要以杨女士自己的叙述为主，她谈了最近的生活状况、身体恢复的情况，并且在医生与家人的耐心说明下准备安装假肢，也乐观地谈到自己接下来的安排，针对一些困惑也能够顺畅地表达出来，说明杨女士已经能够比较正面地面对生活，车祸带给她身体与心灵的创伤也正一步步愈合。

（二）团体辅导对策

如果要组织同样经历了交通事故的人群进行团体心理辅导，首先要考虑参与成员的自身条件与参与目的，根据具体情况设计辅导方案；视成员情况，可以选择观看影视节目、创作绘画、制作手工作品等。

团体领导者可以选择合适题材的影视节目，组织团体成员一起观看，观后发表自己的看法。影视节目的题材最好与成员的生活有密切联系，且有一定的启发意义。影视节目以形象生动和身临其境之感，给人视觉和情感上的感染力和震撼力，这是其他媒体难以达到的。

创作绘画、制作手工作品，可以采用个人完成与小组完成的形式。个人完成的活动可以充分发挥想象力，小组完成则更加注重配合度。在创作的过程中，着重将成员的注意力从复杂沉重的生活压力中暂时转移到创作作品时的简单快乐上，一般而言，创作的作品都取自团体成员的生活题材，完成作品的过程也是成员自我心理修复的过程。

除了手工作品，团体成员还可以尝试更高难度的拼图。拼图需要更有耐心，花费的时间也更长，但相应地，它带给团体成员的是完成后更大的满足感和成就感。因为是小组游戏，在这个过程中更加考验成员间的通力协作。

因为经历了交通事故的人也有情绪、压力管理上的困惑，所以除了以上提到的几种团体辅导的形式，前文所提到的团体辅导模式也可以根据具体情况应用于本主题所针对的人群。

（三）社会支持对策

1. 给予独处的时间和空间

当遭受交通事故的受助者面对自己的不幸遭遇时，容易沮丧、退缩，不愿意与人沟通，这时最好不要强迫受助者参加不愿意参加的活动，而应提供一个让其独处的空间。当受助者遭遇了不幸，身体逐渐进入恢复期，心理的恢复期却还未到来时，这个时候他们需要独处的时间和空间，需要消化发生在自己身上的负性事件。如果这时候身边的家人、朋友都以不同的方式给予关心，他们是没有心情和精力去一一应对的。这些不合时宜的过度安慰和关心对他们来说是一种负担，强加到他们身上可能会适得其反。所以受助者的家人、朋友应该给予其一定的时间和空间。

2. 倾听受助者的烦恼

虽然受助者渴望独处，但是也非常希望得到亲人、朋友的理解和关心。特别是在交通事故发生后的一段时间内，受助者会有一些关于交通事故的身体感受和内心想法渴望向人倾诉。这时，其亲人、朋友切不可表现出不耐烦，而是应该鼓励其将这些画面描述出来，说出感受和想法，耐心倾听，给予情感支持。

3. 协助受助者制订计划

作为亲人、朋友，可以根据受助者的近期、远期目标，协助其制订活动计划表，从小事开始记录，完成后就从表格中划去。随着表格中的待办事项越来越少，受助者可以体会到自己的进步。不要小看这种待办事项表格，它将茫茫未知的目标分成阶段性目标，变得直观、可操作。

4. 向专业人士寻求帮助

除了由亲人朋友开导、鼓励受助者之外，还可以鼓励受助者向心理志愿者、社区心理健康中心寻求帮助。因为受助者的亲人朋友有可能也是这次交通事故的受害者，本身心灵就遭受了巨大的创伤，如果处理不好可能会传播消极情绪，造成反效果。所以，如果由心理学专业人士进行心理疏导，让受助者接受更为专业的心理辅导，参加专门设计的心理游戏、团体辅导，会更有益于受助者的心理恢复。

（四）心理自助对策

（1）了解并接纳自己的身体感觉。

遭遇了交通事故后，受助者需要处理平时不曾遇到的问题，加上自己身体痛觉的信息，大脑会比以往更加容易疲劳；除此之外，还会有食欲减退、睡眠减少、梦魇、头痛、过度悲伤等常见反应。

很多反应持续一到两个星期就会消失，那么应该被视为正常反应；而有些反应可能会持续比较久的时间，比如长时间的失眠、抑郁等，给受助者的身心造成不良影响，这时就需要积极主动地向专业人员寻求帮助。

（2）将想法讲述给周围的人。

有些经历了车祸的人，常常会想起车祸时的场景，受助者认为这种想法是可怕的，所以会拼命地想要抑制住，但是这样做常常适得其反。其实，有关车祸的回忆对于受助者而言是刻骨铭心的，给受助者造成的精神冲击也是巨大的，短时间内常常回忆起来也是正常的情况。这时，不要对自己常常想起车祸场面产生精神负担，可以把自己当时经历的身体感觉和内心感受讲述给周围的人听。当受助者讲述时，大脑会把这些断断续续的片段整理成一个完整的故事，其中包含受助者对这个故事的体会和认识。讲述故事不仅有助于受助者排解不良情绪，还有助于其理性地认识突降的灾难，负面的情绪体验也会逐渐淡化。

（3）尝试帮助别人，肯定自我价值。

在接受别人帮助的同时，也要尝试帮助别人。当因车祸致残时，受助者面对生活的信心骤降，无能感和无助感增强。如果此时受助者能够帮助他人渡过难关，在帮助的过程中会增加对自身价值的认识，意识到"还有很多人需要我去帮忙，虽然我的身体残缺，但是别人并不会因此看不起我"，因而重拾生活的勇气。

（4）发展爱好，主动调整状态。

充分意识到自己身上的优点，明确自己的爱好也是调整状态的方法。比如杨女士虽然已经无法再跳舞，但是仍然可以尝试与跳舞有关的职业，比如舞蹈节目编排、舞蹈教练，或者舞蹈服装设计等。外在的身体条件和环境无法恢复，但是她仍然可以保持对未来生活的期盼，仍然可以选择自己喜欢的生活方式。

主题 22　异常自然灾害后的心理
援助策略

【案例导入】

小刘今年 9 岁，一家四口人居住在海边的一个村子里。他是家中长子，还有个弟弟。小刘一家靠父亲在水泥厂打工维持生计。生活虽然简单朴素，却很踏实。小刘所在的这座海滨城市一到夏季就经常有台风暴雨来袭，今年的一场强台风让这个家庭从此不再完整。刮台风那天学校放学得早，小刘没有等弟弟放学就自己先回家了。父亲回来时已经是下午 6 点，发现弟弟还没回家，就往学校赶去。后来弟弟被老师安全送回家，可是父亲再也没回来。小刘的父亲被发现时已经是雨势稍缓后的第三天。据乡亲推测，突降的暴雨让村子旁边的小河水位猛涨，河水漫过路面，小刘的父亲应该是在雨中分不清方向，加上路面与河道之间没有防护栏，所以失足掉进河中。消息传开后，乡亲们替这个不幸的家庭感到悲伤，纷纷提供帮助，政府与社会慈善机构也伸出援手。虽然日子勉强支撑了下来，可是父亲的离世给年幼的小刘留下了巨大的创伤。小刘难以接受，甚至认为父亲的离世是自己的过错。在之后一段时间里，小刘出现了不愿上学、无端哭闹的情况，老师也上门家访了几次，效果不尽如人意。

一、问题背景

自然灾害是指给人类生存带来危害或损害人类生活环境的自然现象，包括干旱、洪涝、台风、冰雹、暴雪、沙尘暴等气象灾害；火山、地震灾害，山体崩塌、山体滑坡、泥石流等地质灾害；风暴潮、海啸等海洋灾害，森林、草原火灾和重大生物灾害等。

灾难影响行为和精神健康的方式有多种：

（1）灾难会造成实质性的创伤和精神障碍；

（2）绝大多数的痛苦在灾后一两年内消失，人们能够进行自我调整；

（3）由灾难引起的慢性精神障碍非常少见；

（4）有些灾难可能会增强社会的凝聚力；

（5）灾难扰乱了组织、家庭以及个体生活。①

自然灾害会引起压力、焦虑、压抑以及其他情绪和知觉问题。在洪水、龙卷风、飓风以及其他自然灾害过后，受害者会表现出恶念、焦虑、压抑和其他情绪问题，这些问题严重的话会持续一年甚至更久。

对于经历了灾难的人，心理创伤给他们带来的是持久性的应激刺激，对他们的身心健康产生长期的影响。他们当中患抑郁症、焦虑症、恐惧症的比例高于正常值，甚至高达3~5倍。他们当中很多人失眠多梦、情绪不稳定、紧张焦虑，患高血压和脑血管疾病的概率也大于正常人群。所以，灾难造成的心理创伤如果不能得到及时有效的舒缓，会伴随人的一生，使其出现各种心理问题，极端的甚至会出现暴力行为与自杀行为。自然灾害的发生并不少见，如2008年的汶川大地震、2020年中国南方洪涝灾害等。灾难后的心理援助至关重要。

二、心理解析

在灾害事件发生后，灾害的幸存者、目击者通常会出现灾害后特定情境下的特定反应。之所以会出现这样的反应，主要是因为灾害破坏了人们原来的生活。在灾害后立即出现的严重心理障碍多半是急性应激障碍（ASD），在各种心理症状持续出现一个多月后，才演变为创伤后应激障碍（PTSD）。

其中，急性应激障碍（ASD）是指灾害后幸存者或者目击者很快出现的极度悲伤、痛哭流涕、呼吸急促以及对外界刺激反应迟钝等表现，主要有茫然不知所措、注意狭窄、定向困难、暂时性意识丧失等特点，随后出现各种

---

① 自然灾害防治常识手册 ［EB/OL］.（2010－12－22）［2010－05－18］. https：//www.docin.com/p－109817676.html.

形式的症状，如愤怒、恐惧、焦虑、抑郁、绝望等。①

　　创伤后应激障碍（PTSD）是指超乎寻常的灾难性事件引发的精神障碍，通常在创伤事件发生后一个月出现，也可能延迟到数月甚至数年后发作。《精神疾病诊断和统计手册》认定的 PTSD 包括三种典型的症状：反复体验创伤性事件、保护性的反应和高度警觉。反复体验创伤性事件是指侵入性的回忆和反复出现的噩梦等；保护性的反应是指回避与创伤相关的刺激、情感麻木等；高度警觉是指惊跳反应和过度警觉等。

　　受灾人群中的特殊群体是儿童和妇女，他们的情绪比较容易波动，此外老人以及残疾人也需要更多的关爱和照顾。志愿者要特别关注这几类人群。其中，儿童对改变的适应能力不及成人，独自摆脱困境的能力非常有限，需要成人的帮助才能理解灾难造成的变化。他们常常会对发生的事情产生误解，这样错误的理解给他们痛苦的经历增加了恐惧和不安感。如案例中的小刘认为父亲是因为自己的过错才遇难的，这样错误的归因会增加他的恐惧和痛苦情绪。经历过灾难的儿童通常会出现各种行为和情绪问题，比如睡眠障碍、食欲下降、寻求独处、脾气暴躁、不听话、格外焦虑、行为退缩、害怕与家人分开、自责内疚等。

　　灾难后的压力和被破坏的社会支持系统会让妇女更容易产生挫败感和丧失感。当面临失去孩子、丈夫、难以再孕等问题，她们通常会感到抑郁、身体不适、罪恶感和焦虑，常常过度哭泣、否认事实、做噩梦、情感麻木退缩。志愿者要从婚姻建设、家庭建设、提高自我意识等几个方面入手，让她们尝试关注自我价值，关注自我需要，合理表达自我感受，帮助其建立自助小组，获取社会资源等。

三、援助方法

（一）个体辅导对策

　　从灾难刚刚结束时的麻木，到后来的愤怒、悲伤，再到逐渐正视事实，心理变化通常会经历这样一个过程。针对灾难后的心理危机干预，志愿者需

---

① 邓明昱. 急性应激障碍与灾难心理危机干预 [J]. 国际中华应用心理学杂志，2009，6（1）：3-9.

要注意以下几点：在干预会谈中，应该重在倾听，不要轻易发表自己的看法，持中立不评判的态度，具体情况具体分析，尊重受助者的隐私。

下面以小刘为例，具体说明如何对受灾后的儿童进行个体心理辅导：

这个案例的心理辅导总共经过四次面谈，每次面谈时间为 1.5 小时，每周两次。在第四次面谈之后，小刘的情况有了明显好转，随后志愿者进行了每周一次的回访，持续时间为一个月。

第一次面谈，志愿者观察到小刘沉默寡言，对志愿者提出的问题甚少回答。只是偶尔回答"是""不是""不要"，出现明显的阻抗现象。小刘之所以会如此是因为他不久前经历了丧父之痛，无法准确地表达自己的看法，只能用不说话、少说话来应付。志愿者应与小刘拉近距离，从其爱好、正在做的事情开始交谈，不应急于直奔主题。

第二次面谈，小刘情况有了好转，慢慢愿意跟志愿者多说说自己的想法了。

第三次面谈，志愿者带来了纸和画笔，并告诉小刘："今天要一起画画，画的内容是房子、树木和人。"小刘接过纸和画笔认真地画了起来。小刘画的图大概如下：房子在画面的右边，小小的一间，里面画了三个人。在画面的左下角，画了一棵树，树干笔直，树叶茂盛。小刘画完后，志愿者请他讲讲画了些什么。小刘说，这棵树是村子前的大树，这个屋子是他的家，家里有三个人，妈妈、自己和弟弟。说到这里，他停顿了下来，然后说本来是要画爸爸的，可是爸爸不在了。妈妈告诉他，爸爸去了很远的地方，以后才会回来，但他知道爸爸不会回来了。接着，小刘开始讲述当时发生的事情以及他对这件事情的看法。志愿者耐心倾听，并鼓励小刘表达害怕的感受，对于小刘在学校的表现和出现暂时的退步表示理解。志愿者发现，小刘对于父亲因为意外去世这件事情，认为是自己造成的，如果自己在学校等弟弟一起回家，父亲就不会去世。志愿者慢慢开导小刘，告诉他这件事并不是他的错，是一场意外，帮助他修正错误归因。志愿者告诉小刘，他可以将痛苦与难过都说出来，没有人会因为这件事情而责怪他。

第四次面谈，志愿者主要针对小刘出现的退缩行为采用了强化疗法。志愿者与小刘约定，如果他能够一整个星期都按时上学，那么下次见面时就可以得到小礼物。志愿者也请老师予以协助，多关注小刘的变化，有异常状况及时联系。

后续一个月的辅导，志愿者主要采用回访的形式，其目的是了解小刘的近况以及心理恢复的程度。

在经过一个半月的心理辅导之后，小刘的状况有了明显的改善，能够准时上学，在学校里的表现也逐渐恢复到正常状态。

对于遭遇灾难、亲人离世的受助者，志愿者主要鼓励受助者用画画的方式表达自己内心的恐惧和不安；此外，鼓励受助者尽量多与好朋友沟通，不要把自己封闭起来。如果是年纪较大的受助者，志愿者可以鼓励其学会接纳自己的负性情绪，合理地发泄悲伤的情绪。此外，志愿者可以使用玩具和积木等让受助者进行角色扮演，让他们能够更好地理解自然灾害。

对于失去孩子的受助者，志愿者要鼓励他们将自己的想法和情绪与配偶沟通，避免由于孩子的不幸造成双方的矛盾，加深对彼此的伤害。志愿者应注意不要随便给出建议和定论，生活的规划应当由受助者自己来设定，志愿者只能够起到辅助的作用；另外要特别注意不要对刚刚失去孩子的受助者说"不要紧，忘掉过去，你们还会有孩子的"，这样的话会让受助者觉得反感。

除了上述情况的心理援助，下面几种类型的心理援助也是在自然灾害中会遇到的：

（1）伤者：他们除了内心的创伤，还有身体上直接的伤痛。志愿者首先要让他们配合医生的治疗，使身体尽快康复起来。特别是因灾难致残的伤者，志愿者要鼓励他们接受医生的建议，尽快治疗，包括截肢手术以及安装假肢等。志愿者对伤者的心理辅导要着重鼓励他们逐步接纳现实，重拾生活的信心，要让他们意识到尽管身体残缺，但仍然可以在生活中找到快乐。

（2）目击者：灾难的目击者常常会不断地想起灾难来临时的场景，感到焦虑、恐惧与不安。志愿者可以建议他们不要刻意去克制这样的想法，顺其自然就好，空闲的时候，可以将脑海中出现的画面和内心的想法记录下来，与身边的人分享。

（3）财产损失者：巨大的灾难可能会让人损失大半辈子积累下来的财富，对于这些人，志愿者要用心倾听他们的心声，了解他们的困难，帮助他们找到相应部门寻求社会支持，另外也要让他们评估自己现有的可用资源，如何利用这些资源来保证接下来的生活。

（二）团体辅导对策

团体心理辅导是让有相同遭遇的人适时地聚在一起，相互交流，相互鼓励。因为有相似的遭遇，所以团体成员能够更好地体会对方的心情，可以利用集体的力量舒缓彼此的压力，分担痛苦。下面列举一个针对异常自然灾难后的团体辅导方案。

1. 总目标

舒缓灾难后的压力，帮助团体成员走出困境。

2. 活动内容与方式

（1）躯体放松。

目标：在灾后辅导中，躯体放松运动看似简单，效果却很明显，因为灾难会使团体成员的情绪处于一种焦虑麻木的状态，通过躯体放松运动，团体成员的注意力可从灾难的痛苦中暂时转移到自己身上，从而缓解焦虑。

找一个宽敞的地方，最好是草地。团体领导者让团体成员围成一个大圆圈，团体领导者先示范一个动作，动作难度应适中，便于模仿，让团体成员模仿做出来。示范几次之后，再让每个成员依次想出一个动作，并做示范，大家跟着模仿。无论什么动作都能达到放松、缓解紧张气氛的作用。

（2）吐露心声。

目标：让团体成员对灾难、当下以及未来进行更深入的思考，帮助他们认清自身，明确未来的目标。

团体领导者需拟定一个主题，比如"心中的向日葵"，将团体成员进行分组，每个小组7～8个人，每个组需要有一个团体领导者进行指导。团体领导者将便利贴发给成员，让成员对自己当下的生活和未来进行深入思考，用书写的方式表达自己的看法：当下生活中我认为最美好的三件事，以及我觉得最痛苦的三件事。团体领导者将所有便利贴收集起来，打乱之后让每个成员从中抽取一张，念出上面的内容，并把自己想对这张便利贴的主人说的话说给大家听，其他成员也可发表看法。

（3）借助媒体。

目标：通过媒介，引导团体成员关注自身，发表自己的想法。

在团体辅导中，音乐、视频、电影等常常被用来作为媒介引发和激励成员。每次组织成员观看或者欣赏时，时间应控制在20～25分钟，讲述的内容应该以故事为主，与团体成员的生活背景相符，最好是描述他们生活中的日常事件，内容明确、清晰，中间应当设置一个引发思维冲突或者矛盾的点，便于之后的讨论。观看完毕，团体成员自由发言，讨论该片段带给他们的感受以及想法。

（三）社会支持对策

当遭遇灾难时，除了自身勇敢地面对困境之外，也可以坦然接受他人的帮助，积极寻求社会支持。

首先，是家庭支持。如果家里的孩子经历了灾难，家长要多关注孩子的行为反应、情绪变化，以宽容的态度理解孩子，虽然家长可能会是灾难的受害者，但是孩子的理解能力有限，共情能力有限，难以体会到家长的感受，所以家长要将自己的情绪和对待孩子的态度区别开，尽量保持耐心和关爱，使孩子有安全感。如果是丧失亲人的孩子，要根据孩子的年龄、接受能力向其简单明了地解释，不能含糊带过。而家里的大人之间，同样需要理智冷静，彼此多沟通、交流，接纳对方与自己不相同的情绪表达方式，鼓励对方表达自己的感受，尤其不要互相埋怨，这样不但解决不了问题，还会激化矛盾。如果家人能够携手共渡难关，以后的生活会更加亲密和谐。

其次，是学校支持。如果灾害事件袭击校园，学校应在第一时间求救，并召集应对校园危机事件的应急管理队队员，保障师生生命安全。学校应在平时提前做好灾害事件的预警方案，预警信息的发布、调整和解除都要专业规范。学校要及时对受灾学生、教师进行心理评估，在灾害后的校园内建立积极的心理环境，包括救护伤者、经济补偿和灾后校园重建等。除此之外，学校还要开展多种途径的心理健康宣传教育活动。

最后，是社区援助。安全社区必须制订针对所有居民、环境和条件的积极的安全预防应急方案；建立政府、卫生服务机构、志愿者组织、企业和个人共同参与的安全工作网络等。建立临时居住点是灾后重建首要的任务，因为灾民需要暂时的住所、衣服、食物和药物等物资，需要他人协助寻找失踪的亲人，申请经济补助、医疗服务等。等到把人们都安顿下来，社区就可以开展有利于心理重建的社区活动，比如团体辅导、互动讲座等。

（四）心理自助对策

突如其来的灾难打乱了人们正常的生活规律，加重了人们的心理负担，面对亲人离世、家园被毁等现实，人们会出现一系列暂时性的认知能力的变化，如思维缓慢、记忆减退、注意力不集中、注意狭窄等。所以，掌握正确的心理调节方法对受助者是有帮助的。

1. 身体放松与唤醒

对于手臂、大腿等四肢部位肌肉的放松可以采用"先紧后松"的方法，先握紧拳头或者绷紧大腿肌肉，坚持 5 秒，想象自己的肌肉收缩得非常紧、非常酸，然后张开五指，放松大腿肌肉，甩甩手和腿。这种做法是通过肌肉的充分紧张与松弛来体验躯体放松，对于肩部的放松可以采用"耸肩夹紧—放松"的交替方法。

2. 调整心态

可以通过下面三个步骤来使自己的情绪逐渐平稳下来：首先理性评估自己的处境，结合自己的情绪看看是否与处境相符，情绪波动是否为自己过度夸大面临的困境引起的；其次要意识到灾难过后，这些情绪波动和心理压力都是有可能发生的，不仅在自己身上会出现，在其他遭遇灾难的人身上也会出现；最后要尝试着放松自己的身体，找到适当的途径表达自己内心的感受，如在空旷的地方大声哭泣，进行较大强度的运动锻炼等。

3. 找回安全感

经历了灾难之后，不仅是孩子，很多成人都会变得脆弱，患得患失，担心自己变得孤单。如果出现这种情况，成人可以尝试将自己珍视的东西列成清单，担心的时候看看清单，孩子可以尝试入睡时把喜欢的玩偶放在床边。

4. 克服无端焦虑与失眠

尝试简单的瑜伽动作与冥想，可以有效降低焦虑水平；也可以将注意力集中在工作上；睡前适当的运动可以帮助睡眠。如果失眠就起身做自己想做的事情。

不管哪种心理调节方式，都应该与正常的饮食相搭配，经历灾难之后出现的食欲下降往往让人身心疲惫，难以应对接下来的生活，所以正确的做法是保证一日三餐准时进食，维持身体机能正常运转，这样才能在身体状态良好的情况下进行心理调适，适应灾后新的环境与生活。

主题 23 创伤后应激障碍的心理
援助策略

【案例导入】

玲玲今年 8 岁，一天，她和妈妈在小区的花园散步。路上，妈妈遇到了认识的阿姨，并与她愉快地交谈，玲玲便在一旁玩玩具。突然，一只凶恶的大狗挣脱了狗绳，咆哮着将玲玲扑倒在地。大狗发疯似的用爪子抓玲玲。待玲玲妈妈反应过来时，玲玲已经被咬伤了。玲玲吓坏了，不断地尖叫着。在前往医院的路上，玲玲不断哭喊着，浑身发抖，一旦被别人触碰就拼命挣扎，以至于医生不得不把她固定在垫板上处理伤口。两个多月过去了，玲玲仍然经常做噩梦，难以入睡，并且出现退行的表现，比如吮吸手指、夜间尿床，甚至抗拒和别人有过多的亲密接触。

一、问题背景

创伤后应激障碍（PTSD）是指在创伤事件后产生严重而持久的情绪、行为的失调和精神障碍，是一种对严重创伤性事件的病态的反应性疾病，其主要症状表现为警觉性持续增高、闯入性再体验反复发生、反应麻木冷淡。战争、躯体或性虐待、绑架、被扣为人质、严重的车祸、地震和龙卷风、沦为战争难民、患有致命危险的疾病等，都极易引发 PTSD。①

根据《诊断与统计手册：精神障碍》，入睡困难以及梦境内容反复重现创

---

① 陈中明，张锐利，胡培阳. 创伤后反应性精神障碍的临床分析 [J]. 现代中西医结合杂志，2006（17）：2331–2332.

伤性事件是 PTSD 的重要特征。能引起 PTSD 的事件通常使人感到害怕、无助或恐惧，此后，经历过创伤事件的受害者经常在回忆或梦魇中重现创伤性事件的画面。当回忆发生得很突然，受害者发现自己仿佛又经历了一次那样可怕的事情，称为"闪回"。于是，受害者回避能让他们联想到创伤的任何事物，显现出人格上的局限或情感交流的冷漠，这对其日常的人际交往造成了严重的影响。他们不能回忆起事件的某些部分，会在无意识中趋向回避这些情绪体验，因为相同的负面情绪体验会让他们回忆起曾经的创伤性事件。受害者通常会出现过分激动、易受惊吓及易躁易怒的症状。儿童与成人一样会反复体验事件发生的过程，儿童对创伤事件的体验，会较多地表现在绘画、故事和游戏的过程中，较少受到视觉闪回的冲击。儿童往往会在放松状态下重复灾难性经验，如睡觉前后、看电视时，而成人通常会在紧张的状态下重现灾难性经验。

此外，创伤事件过后，受害者会对脑海中有关创伤事件的回忆加以修饰。如案例中提到的玲玲，她可能会想象有一个超级英雄去营救她。这些深入的记忆容易受到外界的影响，很可能发生改变。

PTSD 是一种病因明确的心理障碍。在创伤性事件的受害者中，PTSD 的发病率非常低，但其发病的因素异常复杂，涉及了生物学、心理学和社会学等多个领域。从泛化生物学和心理学易感性的角度看，个体易感性越强，越有可能患上 PTSD，如家族成员中有这种特质的个体，其家庭群体产生这种心理障碍的概率会更高。此外，社会和文化因素在 PTSD 的发病过程起到了主要的作用，其中，社会支持的作用效果尤为明显，得到社会支持的个体，在遭遇创伤性事件后，PTSD 发生的概率将会大大降低。

二、心理解析

（一）诊断标准

美国精神病学会从 1952 年起制定了《诊断与统计手册：精神障碍》（DSM）。DSM 的一整套临床工作用的诊断标准对临床工作和科学研究都有很大帮助，随着精神医学的迅速发展，DSM 的内容也在不断地完善，现已更新到了第五版。根据 DSM－Ⅴ的临床描述，创伤后应激障碍的诊断标准如下：

A．以下述 1 种（或多种）方式接触实际的或被威胁的死亡、严重的创伤或性暴力：

1．直接经历创伤性事件。

2．目睹发生在他人身上的创伤性事件。

3．获悉亲密的家庭成员或亲密的朋友身上发生了创伤性事件。在实际的或被威胁死亡的案例中，创伤性事件必须是暴力的或事故的。

4．反复经历或极端接触创伤性事件的令人作呕的细节中（例如，急救员收集人体遗骸；警察反复接触虐待儿童的细节）。

注：诊断标准 A4 不适用于通过电子媒体、电视、电影或图片的接触，除非这种接触与工作相关。

B．在创伤性事件发生后，存在以下 1 个（或多个）与创伤性事件有关的侵入性症状：

1．创伤性事件反复的、非自愿的和侵入性的痛苦记忆。

注：6 岁以上儿童，可能通过反复玩与创伤性事件的主题或某一方面有关的游戏来表达。

2．反复做内容和/或情感与创伤性事件相关的痛苦的梦。

注：儿童可能做可怕但不能识别内容的梦。

3．分离性反应（例如，闪回），个体的感觉或举动好像创伤性事件重复出现（这种反应可能连续出现，最极端的表现是对目前的环境完全丧失意识）。

注：儿童可能在游戏中重演特定的创伤。

4．接触象征或类似创伤性事件某方面的内在或外在线索时，产生强烈或持久的心理痛苦。

5．对象征或类似创伤性事件某方面的内在或外在线索，产生显著的生理反应。

C．创伤性事件后，开始持续地回避与创伤性事件有关的刺激，具有以下 1 项或 2 项情况：

1．回避或尽量回避关于创伤性事件或与其高度有关的痛苦记忆、思想或感受。

2．回避或尽量回避能够唤起关于创伤性事件或与其高度有关的痛苦记忆、思想或感觉的外部提示（人、地点、对话、活动、物体、情景）。

D．与创伤性事件有关的认知和心境方面的负性改变，在创伤性事件发生后开始或加重，具有以下2项（或更多）情况：

1. 无法记住创伤性事件的某个重要方面（通常是由于分离性遗忘症，而不是诸如脑损伤、酒精、毒品等其他因素所致）。

2. 对自己、他人或世界持续性放大的负性信念和预期（例如，"我很坏""没有人可以信任""世界是绝对危险的""我的整个神经系统永久性地毁坏了"）。

3. 由于对创伤性事件的原因或结果持续性的认知歪曲，个体责备自己或他人。

4. 持续性的负性情绪状态（例如，害怕、恐惧、愤怒、内疚、羞愧）。

5. 显著地减少对重要活动的兴趣或参与。

6. 与他人脱离或疏远的感觉。

7. 持续地不能体验到正性情绪（例如，不能体验快乐、满足或爱的感觉）。

E. 与创伤性事件有关的警觉或反应性有显著的改变，在创伤性事件发生后开始或加重，具有以下2项（或更多）情况：

1. 激惹的行为和愤怒的爆发（在很少或没有挑衅的情况下），典型表现为对人或物体的言语或身体攻击。

2. 不计后果或自我毁灭的行为。

3. 过度警觉。

4. 过分的惊跳反应。

5. 注意力有问题。

6. 睡眠障碍（例如，难以入睡或难以保持睡眠或休息不充分的睡眠)。

F. 这种障碍的持续时间（诊断标准B、C、D、E）超过1个月。

G. 这种障碍引起临床上明显的痛苦，或导致社交、职业或其他重要功能方面的损害。

H. 这种障碍不能归因于某种物质（例如，药物、酒精）的生理效应或其他躯体疾病。

标注是否是：

伴分离症状：个体的症状符合创伤后应激障碍的诊断标准。此外，作为对应激源的反应，个体经历了持续性或反复的下列症状之一：

1. 人格解体：持续地、反复地体验到自己的精神过程或躯体脱离感，似乎自己是一个旁观者（例如，感觉自己在梦中；感觉自我或身体的非现实感或感觉时间过得非常慢）；

2. 现实解体：持续地、反复地体验到环境的不真实感（例如，个体感觉周围的时间是虚幻的、梦幻的、遥远的或扭曲的）。

注：若考虑这一亚型，其分离症状不能归因于某种物质的生理效应（例如，一过性黑蒙、酒精中毒的行为）或其他躯体疾病（例如，复杂部分性癫痫）。

标注如果是：

伴延迟性表达：如果直到事件后至少 6 个月才符合全部诊断标准（尽管有一些症状的发生和表达可能是立即的）。

PTSD 可分为慢性和急性，急性 PTSD 在创伤性事件发生一个月后就可以诊断出来，如果持续时间超过三个月，则为慢性。慢性 PTSD 经常伴有更加明显的回避行为，也伴随着更多的其他症状，如社交恐惧症、特殊恐惧症等。在延迟发作的患者中，症状在创伤性事件后几乎没有表现。但是随着时间推移，甚至是几年以后，他们就会表现出典型的 PTSD 症状。对此，目前的科学研究还没得出统一的解释。

此外，DSM－Ⅴ中还提及了急性应激障碍（ASD），这实际上是指创伤性事件发生后一个月以内出现 PTSD 表现，而在名称上有所区别主要是为了强调一些人在创伤性事件发生后马上就出现的严重反应。类似 PTSD 的症状经常伴发严重的分离症状，如对创伤性事件全部或者部分的记忆丧失、情感麻木、现实感缺失或者产生非现实感。如果患有 ASD 的患者出现了强烈的激动和情感麻木症状，则其发展成为 PTSD 的可能性会更大。

（二）心理干预的思路

PTSD 的恢复过程包括紧急或呐喊期、情感麻木与否认期、重复侵入期、反应转折期、整合期等五个阶段。从心理学的角度来看，大部分咨询师都主张 PTSD 患者应面对原始的创伤性事件，从而产生有效的应对方法来克服障碍。在精神分析疗法中，这种重新经历感情创伤，以此来减轻情感痛苦的方法被称为"宣泄"。因此，在心理干预中，咨询师最主要的任务是倾听，让受害者宣泄灾难引起的抑郁、焦虑、恐惧等负性情绪，而不是压抑、回避。并且要使他们意识到自己的某些痛苦体验，别人也曾经或正在遭受，自己并非孤独地面对这些不幸。"宣泄"的关键在于咨询师如何掌握"重新暴露"这一步骤，这样才能使治疗起到正面的效果，而非给受害者带来二次伤害，但是一次创伤事件很难被再次模拟，因此这种方法极少被使用。近年来，使用得比较普遍的是"满灌疗法"，让受害者回忆或者联想创伤的内容，然后应对与之伴随的情感。

一般受害者经常会压制那些关于痛苦事件的回忆，这往往是自动的、无意识的。但经过心理咨询辅导，受害者的记忆会大量涌现，而且会重复经历那段时间的情节。虽然这对受害者和咨询师来说很可怕，但若处理得当，则可以推动治疗的进展，对治疗起到非常有效的作用。因此，在应激阶段进行系统的心理危机干预是创伤后应激障碍心理治疗的最佳时期，可以有效地阻止 PTSD 的发展。

在以往的 PTSD 治疗案例中，一部分受害者的症状会伴随着沉重的内疚感与负罪感，主要表现为"如果我有能力（如果我当时……）事情就不会发生"，在谈话中会重复出现自责的语句，这种愧疚感多与其不合理信念有关。因而，在治疗过程中，咨询师亦可结合艾利斯的合理情绪疗法，找出受害者的不合理信念，并进行反驳辩论。

三、援助方法

（一）个体辅导对策

延长暴露疗法（PE）是被广泛研究与应用于 PTSD 治疗的方法，是基于情绪加工理论（EPT）建立的。EPT 认为情绪是以认知网络的形式在记忆中进行表征，该认知网络结构包括刺激、情绪反应和意义表征。一般正常的情绪结构中，刺激、情绪反应和意义表征都是与现实相符的，比如车子冒烟意味着危险。而对于病理性的情绪结构，这三者之间有错误的联系，比如半夜出门遇害是自己的错。PTSD 患者的创伤记忆是以病理性情绪网络来表征的。

PE 治疗有两个主要的治疗技术：想象暴露和现实暴露。想象暴露指的是在治疗过程中，志愿者要求受助者回忆并叙述其创伤经历，而现实暴露是让受助者再次接触其回避的与创伤相关的情境与物件，该方法一般是以家庭作业的方式让受助者去完成。在安全的环境中，受助者的恐惧情绪被激起，志愿者通过引导受助者纠正错误的认知，帮助受助者恢复心理健康。该疗法提供正确的信息，以改变受助者错误的认知。

下面以玲玲的例子，具体说明该如何运用 PE 技术辅导受助者：

第一次面谈，志愿者首先给玲玲讲述 PTSD 的相关理论知识，并且向其解释维持 PTSD 症状的两个因素：①回避与创伤性事件相关的事物与情绪、想法；②错误的认知观念。向玲玲解释延长暴露疗法的基本原理，想象暴露和现实暴露都是在辅导过程中改变错误的认知，以此达到辅导效果。通过会谈，志愿者找出玲玲的"标志性创伤"，即对其造成最大伤害和痛苦的事件，对于玲玲来说"标志性创伤"是被狗咬伤。最后，志愿者教授玲玲慢速呼吸的放松方法，让她在日常生活中练习，以减少应激反应。

第二次面谈，志愿者和玲玲一起聊了她对创伤的反应，以便了解她的症状。接着志愿者向她介绍现实暴露，即要接触她回避的情境、物件和人物等，然后让她按照痛苦等级进行评分。玲玲一到小区花园就浑身不自在，她把这个定为轻度痛苦等级；她十分抵触和别人接触，这是中度痛苦等级；一看见狗就浑身发抖、脸色发白，这对于她来说是重度痛苦等级。一般现实暴露采取的是循序渐进的方式，先从轻度痛苦的事情开始尝试，逐渐向中度、重度等级过渡。在这次面谈的最后，志愿者给玲玲布置了家庭作业，让她用现实暴露的方法，先尝试去做轻度痛苦的事情，比如去小区花园逛逛，如果成功了就接着尝试做下一个等级的事情；同时让她做一些行为激活的项目，比如外出看看电影、交朋友等，这些激活项目可以帮助她重新建立新生活。

第三次面谈，在完成家庭作业的同时，志愿者让玲玲学习做呼吸训练。经过练习，她觉得呼吸训练很有效果。在这次会谈中，志愿者主要运用想象暴露的方法。首先，志愿者向玲玲介绍想象暴露的原理，接着让她回想标志创伤性事件，要求她闭上眼睛，讲述创伤的过程、想法、感觉等。持续暴露一段时间后，进行 15～20 分钟的加工，以此将新的信息和感受注入玲玲的记忆中，提供一个更全面的视角。在加工期间中，玲玲提到"如果当初不和妈妈外出就好了，那么事情就不会发生"，她后悔自己外出，如果不外出，就不会被狗咬。然而她又提到"但是我和妈妈每天都会外出散步"，她意识到事情的发生并不在意料之中，她只是每天循例外出散步而已。会谈结束，志愿者让玲玲继续做现实暴露的家庭作业，同时要求她完整地听一次这次会谈的录音并且每天听想象暴露的那部分内容。

接下来的辅导，都是回顾上一周的家庭作业，然后反复进行想象暴露。通过一次又一次回忆，让玲玲意识到被狗咬伤这件事情并不在自己的掌控中，这是个意外。玲玲表示想象暴露越来越简单，感觉没那么痛苦了。在辅导结束后，玲玲回归了正常生活。

（二） 团体辅导对策

团体辅导对于志愿者有一定的要求。首先志愿者要对团体辅导和 PTSD 有深入的了解，最好有两个志愿者参与团体辅导，能够相互支持鼓励。如果在团辅过程中，团体成员不愿意重新回顾创伤事件，不要强迫他们，团辅结束后，要对团体成员进行回访，防止其出现替代性创伤。

团体辅导对参与的成员也有一定的要求。有抑郁倾向或者对团辅活动有偏见者，不适合参与团辅活动，这可能会给其他成员产生负面的影响，处于急性悲伤状态的人也不适合参与团体辅导。

PTSD 患者的团体辅导针对的是经历了同一个创伤事件的成员，整个团辅过程需两个小时左右，分为六个阶段。

第一阶段，团体领导者向团体成员介绍团体辅导的相关规则，并且强调辅导的保密性，让团体成员分别进行自我介绍，或者进行一两个热身小游戏，打破团体成员之间的隔阂。

第二阶段，团体成员分别重述创伤性事件和创伤性事件发生时自身的状况；团体领导者接着追问成员在创伤性事件中看到了什么、做了什么、有什么感受。在这个过程中，他们会对创伤性事件建立整体的认识。

第三阶段，团体领导者询问团体成员在创伤性事件发生时的感受，现在的感受，以及以前是不是也有类似的感受。

第四阶段，团体领导者询问团体成员的应激反应、在创伤性事件发生过程中以及目前有什么不同寻常的感受；同时询问创伤性事件发生后，团体成员生活有什么改变，对他们的家庭以及学习、工作有什么影响。

第五阶段，团体领导者向团体成员介绍常见的应激方式以及模式，给团体成员提供参考；鼓励团体成员之间互相支持，将应激反应常态化；与团体成员讨论应对应激反应的方法，找出积极的应激方式以及适应方式；同时提醒团体成员在这个过程中可能会出现并存问题，比如通过酗酒来舒缓紧张情绪；团体领导者根据团体成员的具体情况给出相应的策略，来减轻他们的应激反应。

第六阶段，团体领导者回答团体成员的提问，总结整个团体辅导过程，强调成员间的共同反应，讨论进一步的行动计划，提醒成员间互相帮助。

（三）社会支持对策

社会支持系统不仅仅可以为受助者提供物质上的帮助，还能够有效地缓解受助者的心理问题，帮助其调整自我、改变负面认知、提高社会适应能力。

首先，是家庭支持。创伤过后受助者的心理状态与家庭的支持密切相关，家人的理解、支持与鼓励，可以在一定程度上减轻受助者的症状。如果家人的支持不足，那么受助者患 PTSD 的概率会增大。在日常生活中，家人对受助者多点关爱，对受助者症状的缓解有一定的帮助；同时，对受助者要有耐心，在其康复过程中，家人要保持积极的态度，表现出充分的理解与支持。

其次，是社区援助。社区的心理援助工作者应加强自身的心理援助能力。同时，对于重大自然灾难和公共社会性事件，社区的心理援助工作者要做好相关排查工作，对社区居民进行心理辅导，筛查出患 PTSD 的居民，对他们进行针对性的心理援助。

（四）心理自助对策

受助者掌握一定的心理自助对策，对于自我康复能起到一定的作用。

（1）意识到自己不是孤独的。学习 PTSD 的相关知识，了解 PTSD 的患病比例，明白自己并不是孤独的，这个世界上还有很多人和自己一样饱受 PTSD 的困扰；同时，认识到自己的应激反应是正常的，是人们对于灾难的正常应激行为。

（2）与他人倾诉自己的想法与感受。多和自己的朋友、家人或者医生沟通，讲述自己的感受，当出现自杀念头时，及时和家人、朋友或者医生联系。

（3）转移注意力。前文已有具体讲述，此不赘述。

主题 24 突发公共事件后的心理援助策略

【案例导入】

小雪是一名普通中学生，在居家隔离期间一直关注着新冠肺炎疫情的相关信息，从一开始时不时关注新闻，发展到无时无刻不在关注疫情的相关新闻，并且越看越焦虑。她通过网络了解了患上新冠肺炎的症状，因此疑神疑鬼，总觉得网上列举的症状她都符合。逐渐地，她食欲和睡眠都受到了影响，吃不下东西，晚上睡不着觉。后来，小雪的同班同学被确诊患上了新冠肺炎，她更加害怕了。尽管小雪的核酸检测结果为阴性，但是她的焦虑和恐惧并没有消失。她怀疑自己是不是还在潜伏期，是不是无症状感染者，每天焦虑不安，无法入睡，家人的安慰也起不了作用。一个人独处的时候，她会不自觉地回想自己看到的新冠肺炎患者的例子，觉得自己得病了，因而陷入恐慌中。针对小雪的情况，其家人找到心理志愿者寻求帮助。

一、问题背景

突发公共事件指的是突然发生、造成或可能造成重大人员伤亡、财产损失、生态环境破坏和严重社会危害，危及公共安全的紧急事件。例如，2003年的 SARS 事件、2008 年的三鹿奶粉事件、2020 年的新冠肺炎疫情等。本主题所指的突发公共事件主要指社会安全事件和公共卫生事件。

突发公共事件有以下特征：

1. 突发性

突发性指的是突发公共事件是不可预测的、始料未及的，什么时候发生、在哪里发生、严重性如何等都是无法预测的。事件在发生之前没有明显的迹象，或者是被人们忽略了。

2. 破坏性

突发公共事件往往会造成人员伤亡和财产损失，甚至给人们心理造成一定的损伤。

3. 特殊性

突发公共事件事发突然，没有以往的例子可以借鉴，往往缺少完备的处理方案。

由于突发公共事件的特性，个体和社会群体往往会产生一系列生理、心理和行为的反应，伴随着较大程度的负性情绪，如沮丧、焦虑、紧张、恐惧等，且一般带有认知、行为上的改变。突发公共事件给公众带来的最大的伤害往往是看不见、摸不着的，因此及时的心理危机干预是必需的。案例中所提到的公共卫生事件中，受伤害的不仅是伤亡人员的家属，还有千千万万个间接经历或者间接了解事件的人们，他们都受到不同程度的心理创伤。对于这种大范围的社会群体的心理创伤，开展针对性的心理干预十分迫切。

自2003年SARS事件之后，我国加速了突发公共事件应急机制的建设，至2006年1月8日，《国家突发公共事件总体应急预案》正式施行。然而，该预案并没有明文规定针对相关突发事件的心理援助的法律条文。时至今日，对突发公共事件的"心理援助"的实施不仅屈指可数，且大部分属于非政府组织的志愿服务行为，不仅没有统一的组织和规范的技术标准，也不成规模。①

可见，如何对经历突发公共事件后的个体和群体，乃至全社会进行心理援助是一个意义重大的课题。在志愿服务中，这是一项需要提高重视程度的内容，具有普遍性、实用性。

二、心理解析

（一）突发公共事件后的创伤心理

突发公共事件发生后，因为事件的不确定性、时间上的紧迫性，同时在

---

① 张艳芳. 地方政府突发公共事件应急管理机制研究 [D].济南：山东大学，2014.

事件发生时，大众的认知能力下降，对外界判断能力下降，导致大众出现恐慌，当公共事件产生的压力超过个体所能承受的极限时，便会造成心理创伤，且这种创伤心理对个体的影响具有持久性。相关研究表明，在经历公共事件的初期，个体会产生强烈的焦虑、恐惧情绪，处在一种敏感、紧张的状态之中，且会对环境中的不确定因素较为关注，可能会对公共事件的相关事件反应过度。灾后产生心理应激反应对个体有保护的作用，由于个体易感性不同，某些个体即使在稳定、安全的环境下，仍会保持高度的警惕，长期下去会导致个体心理能量的衰竭，进而影响其正常的学习和生活。①

突发公共事件所造成的心理创伤，可能会在个体或群体的认知、情绪以及意志这三个层面上表现出来：在认知层面上，个体会产生不安感和无助感，表现为个体或群体认为突发事件随时随地会再次发生等；在情绪层面上，个体会产生紧张、焦虑、恐惧等大量负性情绪，表现为个体或群体警觉性高、睡眠质量下降、食欲较差等；在意志层面上，个体会产生注意力涣散、逃避、过度依赖他人等行为，表现为个体或群体不由自主地想起经历过的突发事件、逃避与突发事件相关的地点场所、避免一个人独处的情况等。如案例中的小雪就出现了典型的创伤心理，经历突发公共事件后，她出现了焦虑恐慌的情绪，吃不下也睡不着，独处时会回想突发事件。在突发公共事件发生后的初期，人人都有创伤心理，这属于正常现象。然而，创伤心理长期存在会给个体或群体带来不好的影响，如干扰其正常学习工作或者影响其社交活动等，严重者会引发创伤后应激障碍（PTSD），甚至走上自杀等极端道路。所以，对突发公共事件经历者进行事后的心理援助十分重要，这样可以减弱并逐渐消除创伤心理带来的负面影响。

（二）创伤心理产生的原因和干预思路

创伤心理主要受以下三个方面影响：

第一，突发公共事件的严重程度。事件的严重程度通常是指事件的发生对社会实物（如房屋、公共设施等）破坏的严重程度、对人们的财产和身体安全的损害程度，以及对人们心理所造成的紧张、焦虑与恐惧的程度。一般来说，如果一场突发公共事件给社会带来严重的损害，威胁到人们生命和财

---

① 逯野，杨春江. 突发公共事件对个体、群体及公众心理影响的作用和传播机制研究［J］.电子科技大学学报（社科版），2012, 14（6）：37－42.

产安全，如房屋大面积损毁、多人受伤或死亡，将在一定程度上加剧人们心理的恐慌程度。对于严重程度较低的公共事件，人们心理的创伤较浅，易愈合；而面对严重程度较高的公共事件，人们在长时间内难以摆脱事件带来的阴影。这表明，事件虽已平息，但人们对此仍然心存畏惧，严重程度较高的事件对人们心理造成的创伤在短期内较难愈合。

第二，个体自身心理素质以及易感性的高低。个人心理素质的高低是影响自身心理的重要因素，一般来说，心理素质高的个体，较容易采用一种理性的态度面对事件，从而能很好地掌控自己的心理，使心理的创伤迅速愈合；相反，心理素质低的人，容易受事件的影响，产生恐惧、焦虑、不安的心理，引起心理失衡，造成心理创伤，对生活产生一定的不良影响。同时，个体的易感性也会影响到个体自身的心理。易感性是指由遗传基因所决定的个体患病的风险。对于易感性较高的个体，突发事件后的创伤心理程度会较其他人更深，不易愈合。

第三，社会和家庭支持系统。社会和家庭支持系统在个体或群体应对突发公共事件时发挥着重大的作用，是一种重要的缓冲因素。社会和家庭支持系统所提供的精神支持的数量和及时性是个体或群体能否恢复社会安全认识和减弱心理障碍的重要影响因素。重新获得社会安全意识、建立新的人际关系等，可以将个体或群体的心理创伤最小化，并能在一定程度上缓解负性情绪，起到抑制创伤记忆及重新体验伴随情绪的作用。

有关突发公共事件后的创伤心理问题分为两个层次：一是严重程度较大的心理创伤，二是严重程度中等或较轻等的心理创伤。

第一类问题主要采用药物干预和认知行为治疗相结合的方法，如利用抗焦虑或者松弛肌紧张的药物作干预。药物治疗结合认知行为治疗，可以使治疗效果更加稳定。这类问题需求助医生，志愿者要能识别问题的性质并作出求医建议。

第二类问题的干预主要是认知改变和行为训练相结合。采用认知重建方法改变经历者的非理性认知，使其改变原有的非理性行为和情绪，获得适当性行为和情绪，消除心理创伤，能够积极面对人生、面对未来。这种训练的关键在于直接改变心理创伤者的思维，教会他们学会理性思考的同时去攻击不合理信念，并结合放松训练平静情绪，可以采用个别辅导、团体辅导和自我训练多种对策。这类是志愿者可以直接处理的问题。

三、援助方法

（一）个体辅导对策

对于突发公共事件的心理援助要注意以下几点：

1. 了解受助者的心理反应

志愿者首先要了解受助者在事件发生时和发生后的应激反应，同时还要深入了解这个事件对受助者的影响。在心理援助过程中，志愿者要引导受助者说出他在事件中的经验与感受，使其明白在公共事件中出现恐惧心理是正常的反应。

2. 寻求社会支持

志愿者要帮助受助者明确自己的社会支持网络，哪些群体或个体可以给他提供帮助，比如家人、朋友、同学和老师等，同时要了解这些人能够给其提供哪些帮助。

3. 学会积极应对突发事件

在心理援助过程中，志愿者要帮助受助者学习用积极的方式应对突发事件，同时帮助其认识消极应对方式带来的后果，以此提高受助者在危机事件发生之后的适应能力。

下面针对小雪的具体心理辅导案例来说明应该如何通过个体心理辅导提升个体的心理素质，使创伤心理最小化。

小雪经历突发公共事件后，虽然身体上没有受到伤害，但心理的创伤却不小，总是处于一种应激状态，表现出焦虑、紧张、不安的情绪，对其生活造成了极大的影响。对此，朋友和家人应多采用安慰和支持的态度。例如，朋友可安慰小雪不用过于害怕；或者以转移注意力的方式让其停止对事件的联想；家人也应尽量多花点时间与小雪待在一起，陪其逛街吃饭、看电影等，尽量减少小雪独处时间，以此来减少和转移小雪对创伤记忆的回想。但这些方法都只能起一时的作用，并不能维持长久的效果。下面介绍一种比较系统的个体心理辅导方案。

第一阶段，多次会谈，准确了解其身心等方面的状况。因为居家隔离期间无法进行面谈，所以志愿者只能通过电话与小雪进行单独会谈，了解其生活的基本情况以及心理状况。通过两次会谈，志愿者了解到，小雪自从居家隔离以来就一直处于紧张的情绪状态下，害怕与陌生人接触，怕被传染新冠肺炎。学习上，她总是感到力不从心、疲惫；生活上，她的警觉水平提高，入睡困难、睡眠质量变差，容易惊醒。小雪知道自己总是这样紧张不安是不好的，但是无法控制，一安静下来就不自觉地想到相关的事件。长时间下来，小雪也感到很难受，但就是没有办法。

第二阶段，与受助者共同协商制订辅导目标和方案，其作用在于：一是提高受助者的动机，以此来提高受助者的参与度；二是使制订辅导的方案对受助者更具有针对性。根据志愿者在第一阶段中收集到的资料，与小雪共同确定了近期目标和远期目标。近期目标是改变不良认知观念，减轻焦虑、紧张的情绪，能够恢复正常的睡眠和生活；远期目标是学会调控自己的情绪，使心理问题得到彻底解决，以便应对下一次的突发刺激。具体来说，小雪的近期目标是需要改变陌生人是不安全的错误认知，以及随时会患上新冠肺炎的不良想法；远期目标则是让小雪学会调控情绪，使焦虑、紧张等负性情绪得以控制，从而能更好地应对下一次事件。根据目标，确定采用认知改变与行为训练相结合的方式进行辅导，协助小雪找出那些不合理、负性想法和假设，以及其中的逻辑错误，使其明朗化、意识化，并向其挑战，得出合理的观念；同时辅以行为训练，如放松训练等可操作性强的方法，让小雪学会调节自己的情绪，即使在突发事件相关情境下，也能够应对自如。

第三阶段，使用合理情绪疗法，"挖掘"受助者在事件当中的不合理信念，必要时结合其他心理技术进行辅导。

第一，了解其当前的担忧。

第二，指导她填写记录表并整理担忧的内容，具体项目有诱发事件、担忧、结果（感受和行为）、焦虑程度，让她把所有的担忧、紧张都写下来，和她一起整理，把实质相同的内容合并起来。

第三，寻找担忧内容的证据。例如担忧："我鼻塞、流鼻涕，我肯定得了新冠肺炎。"证据："新冠肺炎的症状包括鼻塞、流鼻涕。"

第四，引导小雪对自己的担忧进行合理性分析，使她认清不合理信念的不合理性，从而推翻原有的信念，得出合理信念，并不断强化使之内化为自己的信念。志愿者先针对整理的信息情况，采用"剔除负性的想法和证据"的方法，找出"替代的想法"来帮助她改变原有的认知。例如提问："鼻塞、流鼻涕就一定是得了新冠肺炎吗？其他病是不是也有这样的症状？"然后志愿者引导她找到其他合理的替代性想法，如感冒的症状也有鼻塞、流鼻涕，可能只是感冒了，不是感染了新冠肺炎。通过会谈，小雪认识到了自己的不合理信念，并且逐渐学会用合理信念对抗不合理信念，其应激程度得到减轻。

第五，采用放松训练的方法，使小雪学会调控自己的情绪。放松训练方法具体操作如下：让小雪坐在舒适的椅子上，双手放在扶手或大腿上，身体保持自然的姿势。松开衣带使身体不受约束，微闭眼睛，避免一切干扰；把右拳逐渐握紧 3～5 秒钟，体会紧张的感觉，然后放松 10～15 秒钟，体会这时的感觉；重复一遍刚才的动作，再次体会紧张与放松的感觉；用左手重复以上做法，达到放松的目的；按照同样的程序与体验过程进行手臂、小腿、胸、腹等身体部位的放松；最后，活动全身，完成放松训练的全过程。

第六，采用情景模拟（仿真训练）的方法。熟练掌握了放松训练方法后，志愿者和小雪一起模拟曾经在突发公共事件后感到焦虑、紧张、不安等相关情境。志愿者先让小雪看一些突发事件的现场照片或者视频，制造出紧张、焦虑的气氛，然后用语言提示引导小雪进入情境，实施放松训练，这样重复多次以达到完全放松的目的。在实施情景模拟之前，志愿者一定要确保小雪已经做好面对创伤事件的准备。

第七，巩固小雪的认知，让她学会调控自我情绪。布置家庭作业是必需的，让小雪记录在现实生活中遇到的担忧，并写下不合理之处，然后自己进行纠正。等下次与志愿者交谈时，志愿者与其进行讨论，并作出进一步的指导。另外，志愿者要求小雪对自己的情绪进行控制，记录下自己每天控制情绪的情况，包括不能控制的和能控制的情况。对于能控制的情况，小雪可以进行自我奖励；对于不能控制的情况，可以与志愿者进行讨论，加强在这一情景下的模拟放松训练，最终实现自我调控情绪。通过多次家庭作业，逐渐消除小雪的心理创伤，彻底解决小雪的心理问题，使小雪恢复正常生活，积极面对人生。

志愿者进行个体辅导时，需要分阶段进行：第一阶段的辅导主要是收集资料，了解情况，建立良好的咨访关系；第二阶段的辅导在于确定目标，把握干预的方向；第三阶段的辅导一共有七个小步骤，其中以第四步，即对不合理信念进行辩驳为重点，同时，也需要重点关注第七步辅导效果的巩固，只有辅导的效果在生活中得到延续和应用，才是心理辅导的意义所在。

（二）团体辅导对策

突发公共事件后的团体辅导主要针对群体的情绪调节，让群体能够调控自己的负性情绪，并作出正确的情绪和行为反应。团体辅导适用于创伤程度轻或者较轻的群体，不适用于创伤程度较重的群体。

下面以一个创伤程度较轻群体的团体辅导方案为例。

1. 总目标

帮助团体成员宣泄负性情绪。

2. 活动内容与方法

（1）热身活动：一团和气。

目标：让成员舒缓紧张的心情，使得现场气氛变得融洽。

全体成员围成一个圈，团体领导者站在中间，公布游戏规则，比如说"3"，大家要迅速凑成三人组合，然后成员都背靠背蹲下，看哪个组起身得快。最快的一组和最慢的一组谈感想，同时最慢的小组要接受惩罚，没有组合成三人一组的成员也要接受惩罚，由团体领导者决定惩罚的内容。

（2）分组。

目标：进行分组，培养团体成员的团队意识。

男女分开各站一列，从1到6开始报数，同一数字的人为一组，可分为六组。发纸笔，选组长，起组名和口号，设计组徽、组形，最后各组轮流向大家展现团队风采，并将组徽纸夹在绳子上。

（3）团队建设。

目标：进行建立稳定的小组关系、增强小组凝聚力的活动，使团体成员间信任感增强，彼此能够坦诚相待。

①解手链。

各组成员围圈站立，团体领导者指导各小组成员搭好手链（握着其他人的手，但只能握一只手，不可同时握左右两边人的手，否则这个结是解不开的），手链搭好后当团体领导者说"开始"，便可开始解结。成员可以用穿、转、爬等方法，但握着的手不可松开，直到两人一组手拉手站好，则这一小组成功解结，若有的小组始终解不开结，则直接进入讨论阶段，让该组成员好好思考原因。最后，确定各组的名次并予以公布。

②性命相托。

各组选出一名成员站在桌上，背对其他成员，两手于胸前交叉，该组其余成员在其身后分两列站立，拉手搭建救护网。

桌上成员问："大家准备好接我了吗？"其余成员答："我们准备好了，请相信我们！"桌上成员笔直朝后倒下，其余成员接住，然后轮换其他成员，直至全员完成（向后倒的成员在倒下过程中不得展开双手，否则重来）。

注意：成员需解下身上金属物品；应有人负责稳住桌子，防止侧翻。

（4）宣泄情绪。

目标：引导团体成员分享自己经历的创伤性事件，以此宣泄压抑在心中的情绪，

在播放缓和音乐的背景下，成员各自分享自己的创伤性事件，从而宣泄情绪。

（5）轻柔按摩操。

目标：主题 19 已有详述，此不赘述。

（6）总结升华。

目标：通过团体成员分享，引导大家进行思考。

让所有成员围圈坐下，每个成员报告自己的情绪以及分享团体辅导中的收获。

（三）社会支持对策

家人的支持和陪伴、大众传媒对谣言的遏制对解除群众恐慌心理具有重要作用，同时发挥社会公益组织优势，对群众的帮助更具有针对性。

第一，家人需长期陪伴在受助者身边，给予精神上支持，使其尽量减轻心理障碍、恢复社会安全认识，有效地缓解负面情绪，从而回归正常生活。

第二，发挥传媒的功能，遏制谣言、流言的扩散。公共事件的发生具有突发性，谣言的产生难以避免，这时及时、准确地掌握信息能缓解群众的恐慌心理和焦虑情绪，树立应对公共事件的正确心态，增强信心。在这个过程中，大众传媒应通过各种渠道，如微信、电视、报纸等途径来宣传、科普公共事件相关的知识和信息，遏制谣言的散布，揭露真相，让群众安心。

此外，媒体披露的公共危机事件的真相，应该越详细越好，越真实越好。遏制流言蜚语，最关键的一点是披露真实事件，即讲述突发公共事件的真实状况，不要遮遮掩掩。假如媒体报道突发事件的过程不完整或者不真实，民众就会自己进行猜测，从而产生流言，使恐慌心理进一步蔓延。

第三，发挥社会公益组织对特殊困难群体的援助优势。特殊困难群体如残疾人、孕妇、孤寡老人、留守儿童等，应对事件能力相对较弱，这些特殊的人群需要更多的关怀与帮助。社会组织的灵活性、民间性、公益性使得它能够及时进行广泛的社会动员，凝聚社会民间资本，形成合力，抗击公共事

件。此外，社会公益组织由于其公益性，会更多地关注弱势群体，同时这些社会组织在针对这一群体的帮助时更具有专业优势。因此，在公共事件发生之后，社会组织可以发挥优势，给予特殊困难的群体更具有针对性的帮助和精神支持。

（四）心理自助对策

志愿者也可以给受助者提供一些建议，让他们更好地调控自己的情绪：

技巧一：学会放松。在这个过程中，受助者可以参照个体辅导中的放松训练，使自身的情绪稳定，心境逐渐平静下来。在日常生活中，受助者可以选择一些自己喜欢、让自己肌肉放松的活动。例如，听听音乐、打打羽毛球，或者看书等。

技巧二：转移注意力。当受助者想起相关的创伤记忆时，他们可以通过完成一些高难度的任务来转移注意力，或者选择一些需要高度集中注意力的活动。例如，完成一幅拼图。通过转移注意力，受助者会暂时忘记创伤性事件。

在发生突发公共事件后，有效的心理策略能够帮助人们做好自身的情绪调控，找到更好的应对刺激的适应性状态，积极面对生活与未来。

主题 25　新冠肺炎疫情下的心理援助策略

【案例导入】

　　小王是一名留守儿童，父母离异，爸爸一直在外务工，平时都是爷爷奶奶照看。他每年最开心的时候就是过年，因为爸爸会回家过年，陪他玩。本来小王开开心心地等爸爸回家过年，但是爸爸乘坐的车里有人被查出感染了新冠肺炎，所以爸爸被隔离了。小王在网上查看疫情相关的新闻，了解了新冠肺炎的传染性与严重性，他感到很害怕，害怕爸爸会因此离开自己，所以每天食欲不振，经常失眠或者做噩梦。在家上网课时他也经常注意力不集中，作业完成质量很差，有时候甚至不交作业。小王的班主任觉察到小王的异常，通过其爷爷奶奶了解了情况，最后班主任建议小王接受心理辅导。

一、问题背景

　　新型冠状病毒肺炎，简称"新冠肺炎"，其传染性强、传播速度快，潜伏期为 1～14 天，症状主要以发热、干咳、乏力为主，少部分患者会有鼻塞、流涕、腹泻等症状。重症患者在一周后会出现呼吸困难的症状，严重的可能会发展为急性呼吸窘迫综合征、脓毒症休克、难以纠正的代谢性酸中毒和凝血功能障碍及多器官功能衰竭等。[①]

　　新冠肺炎的传播途径有：

---

　　① 董童，杨迪. 新冠肺炎与流感，该如何区分？［EB/OL］.（2020 - 03 - 14）［2021 - 11 - 02］. http：//health. people. cn/n1/2020/0314/c431683 - 31631665. html.

（1）直接传播。

即近距离吸入新冠肺炎患者打喷嚏、咳嗽产生的飞沫或呼出的气体导致感染。

（2）气溶胶传播。

即吸入飞沫混合物形成的气溶胶导致感染。

（3）接触传播。

即接触到飞沫沉积的物品后，再接触口、鼻、眼等导致感染[①]。

二、心理解析

（一）心理援助的目标人群

根据 2020 年 1 月印发的《关于印发新型冠状病毒感染的肺炎疫情紧急心理危机干预指导原则的通知》（肺炎机制发〔2020〕8 号），心理危机干预将目标人群分为四级：

第一级人群为新型冠状病毒感染的肺炎确诊患者（住院治疗的重症及以上患者）、疫情防控一线医护人员、疾控人员和管理人员等。

第二级人群为居家隔离的轻症患者（密切接触者、疑似患者），到医院就诊的发热患者。

第三级人群为与第一级、第二级人群有关的人，如家属、同事、朋友，参加疫情应对的后方救援人员，如现场指挥、组织管理人员、志愿者等。

第四级人群为受疫情防控措施影响的疫区相关人群、易感人群、普通公众。[②]

案例中的小王即为第三级人群，其父亲为第二级人群。

（二）疫情下出现的心理问题

疫情来势汹汹，让大众措不及防，在这种情况下，大众难免会产生一些

---

① 陈羽，黄子娟. 军队医疗专家解析新型冠状病毒病［EB/OL］. （2020 - 02 - 06）［2021 - 11 - 02］. http：//military. people. com. cn/n1/2020/0206/c1011 - 31574075. html.

② 疾病预防控制局. 关于印发新型冠状病毒感染的肺炎疫情紧急心理危机干预指导原则的通知［EB/OL］. （2020 - 01 - 27）［2021 - 11 - 02］. http：//www. nhc. gov. cn/jkj/s3577/202001/6adc08b966594253b2b791be5c3b9467. shtml.

生理和心理上的应激反应。

1. 情绪反应

（1）紧张焦虑。

实时更新的新冠肺炎相关报道、不断增加的确诊人数，让大众逐渐焦虑了起来。一方面，大众知道了新冠肺炎的传染性与严重性；另一方面，又无法预计什么时候才是安全的。同时，居家隔离期间大众娱乐生活减少，心情无法得到调节，难免会焦虑。在等待复工期间，因为经济压力，民众的不安与焦虑感加剧；而学生在等待复学期间，因为学业上的压力，也难免产生焦虑感。

适度的焦虑是正常的应激反应，但是过度的焦虑会影响人们的正常生活，从而导致吃不下、睡不着、注意力无法集中等问题。

（2）害怕恐惧。

在遇到灾难时，人们会产生恐惧、害怕等情绪。新冠肺炎的传播性较强，大家担心自己和家人的健康受损，害怕自己和家人被传染；同时，因为接触大量与疫情相关的消息，导致人们的认知能力下降，对信息的判断能力降低，恐惧感加剧。

（3）心情低落。

在居家隔离期间，有些人会出现情绪低落的症状，经常感到无助、疲惫，对周围的事物失去兴趣，提不起劲，影响正常生活。

（4）愤怒。

人们过多地关注疫情的消息，容易被网上的谣言带偏，产生愤怒、不满等负性情绪。在这种情况下，人们应该多关注官方新闻，保持理智，调整好心态。

（5）替代性创伤。

替代性创伤指人们直接或者间接看到、听到他人的经历而产生大量的消极情绪，导致心理创伤出现。

2. 行为反应

（1）强迫症状。

如有些人反复洗手、反复消毒、反复测温，还有反复查看疫情相关的新闻，反复对照自己是否有新冠肺炎的症状等。

（2）回避行为。

有些人害怕被传染，不敢乘坐电梯、不敢去公共场所、不敢与别人交流等，甚至回避与疫情相关的信息。

（3）物质依赖。

有些人可能会频繁地喝酒、抽烟，以此转移注意力，有些人甚至会出现药物依赖，以此缓解焦虑的心情。

（4）生活作息紊乱。

居家隔离期间，有些人放纵自我，沉迷于网络游戏、影视剧等，不加节制，导致生活作息紊乱，缺乏体育锻炼，身体免疫力下降等。

（5）家庭矛盾增加。

与家人相处时间过长，交流较平时增多，容易出现摩擦，导致矛盾的发生。

（6）坐立难安。

部分人会出现躁动的症状，坐立难安。

3. 生理反应

（1）睡眠障碍。

因生活作息问题，部分人会出现睡眠问题，如难以入睡、睡眠时间缩短、睡眠质量差、多梦等。

（2）食欲不振。

受不良情绪的干扰，有些人会出现食欲不振的症状。

（3）躯体疼痛。

有些人出现莫名的疼痛，如背部、手臂、腿部等部位。

（4）自主神经功能紊乱。

有些人出现头晕、口干、胸闷、心慌、气短、呼吸困难、尿频、尿急、月经紊乱等症状。

（5）原有精神疾病复发或者加重。

对于原先患有精神疾病的患者来说，疫情的暴发会刺激他们病情复发或者加重。同时，居家隔离期间，患者不能及时去医院就诊、取药，导致病情无法及时得到控制。[①]

（三）疫情得到有效控制后出现的心理问题

疫情逐渐得到有效控制，感染新冠肺炎的患者逐渐减少，通过治疗康复

---

① 莫雷，何先友. 家庭抗疫心理自助指南［M］.武汉：华中科技大学出版社，2020.

的患者逐渐增多，各大城市逐渐解封，人们回归岗位上班，学生返校上学。从居家隔离到回归正常生活，也可能会出现一些心理问题。

1. 情绪问题

（1）恐惧。

虽然城市解封了，但是部分人对于新冠肺炎还存有恐惧心理，害怕出门被别人传染，害怕疫情卷土重来。经历了长时间的居家隔离，要重新返回岗位、学校，部分人会出现分离焦虑，也不习惯与这么多人相处，甚至可能出现人群恐惧。

部分新冠肺炎康复患者会出现恐惧心理，虽然生理上得到了治愈，但是在心理上他们觉得自己身体里可能还存在新冠肺炎的病毒，害怕自己被病毒夺去生命，也害怕传染给家里人。

（2）无助感。

部分人直接或者间接经历了生离死别，可能会出现无助感，觉得生命很脆弱，对未来失去信心，对生活失去兴趣，心理抑郁，自暴自弃，甚至出现自伤自杀的行为。

（3）伤心。

部分人因失去亲人或朋友而感到悲伤，甚至出现内疚感，觉得自己的幸存很罪恶，想替代亲人或朋友死去。

2. 认知问题

（1）记忆障碍。

部分人记忆力衰退，容易遗忘事情，甚至出现记忆丧失，完全遗忘了与疫情相关的记忆。

（2）注意障碍。

部分人在回归单位或学校后可能会出现适应困难，注意力无法集中在工作或学习上。

3. 行为问题

（1）过于敏感。

部分人警觉性过高，一接触与新冠肺炎相关的事物，就食欲下降、睡眠质量差。

（2）强迫行为。

部分人经常反复洗手、消毒，反复检查口罩佩戴是否规范，害怕被感染。

（3）回避行为。

部分人不敢到人群密集的地方，害怕乘坐电梯，有些人甚至不敢出门。尤其是新冠肺炎康复患者，他们害怕自己会出现"复阳"的症状，所以将自我封闭起来，不与他人交往。

三、援助方法

（一）个体辅导对策

在新冠肺炎疫情背景下，个体可能会出现各种情绪和行为反应，从而影响其正常生活。归结原因，大部分是个体的错误认知导致。针对这些问题，志愿者的主要任务是帮助个体纠正错误的认知，学习积极、乐观地应对困难，可以采用合理情绪疗法进行辅导。该方法主要集中于找出不合理信念，用新的、积极的、合理的信念替代不合理的信念。

在个体辅导中，首先要了解受助者在此次事件中的心理反应，产生了什么应激反应，影响程度是否严重。志愿者可以通过问卷进行评估，引导受助者说出在此次事件中的所思所想所感，让他们理解身体产生的各种感受都是正常的应激反应，从中挖掘不合理信念，并且用合理的信念进行替代。

其次，要帮助受助者了解自己的社会支持网络，知道自己可以从哪里寻求帮助，比如家人、朋友、同学、老师以及志愿者等，并且知道这些人可以提供哪些帮助，同时鼓励他们寻求帮助，并且建立完善的社会支持网络。

最后，让受助者学习积极的应对方式，思考自己的应对方式是否妥当，有没有带来不良的后果，鼓励其选择积极的应对方式，提高应对能力。

下面以小王的例子，具体说明该如何进行个体心理辅导。

第一步，在居家隔离期间，志愿者无法进行面对面的个体辅导，所以通过视频的方式进行面谈。志愿者先通过问卷测量小王的心理状况，焦虑量表结果显示他有轻度的焦虑，失眠量表结果显示他有轻度的失眠，抑郁量表结果显示他有轻度的抑郁。通过面谈，志愿者了解到了小王的具体情况，本来小王开开心心等爸爸回家过年，但是因为疫情爸爸没办法回家，自己又只能待在家里，不能出门。而且通过网络，小王对新冠肺炎有了一定的了解，知道病症严重的患者可能会失去生命，因此陷入了焦虑与恐惧中，害怕爸爸也感染了新冠肺炎，害怕爸爸离他而去。因此他白天上课时无法集中精神，饭也吃不下，觉也睡不好，或者经常做噩梦。

第二步，了解了小王的基本情况后，要引导小王理解自己的反应都是正常的应激反应，志愿者可以通过列举他人的例子帮助小王理解。但是长期处于这样的状态，对于小王的身心发展有害无益，所以志愿者可采用认知改变与行为训练相结合的方式，帮助小王找出他的不合理信念，用合理的信念来替代它们。

第三步，首先通过提问挖掘出小王的不合理信念，让小王记录下来，包括自己的想法、情绪体验等，比如，小王觉得爸爸可能会患上新冠肺炎离他而去，因此产生害怕、焦虑等情绪。然后，志愿者引导小王明白这些信念是不合理的，应推翻不合理的信念，建立新的、合理的信念，如提问："坐同一辆车就一定会被传染吗？"引导小王找出其他合理的信念，如那天爸爸戴了口罩，有可能没被传染，现在只是暂时的隔离观察。通过引导，让小王意识到自己信念的不合理性，并且用合理信念替代不合理信念，以此减轻应激反应。接着辅助家庭作业，志愿者让小王记录日常生活中遇到的担忧，写下觉得不合理的地方，并且寻找合理的信念替代。

第四步，帮助小王找出自己的社会支持网络，学会向他人寻求帮助。让小王回想之前遇到困难时自己是如何解决的，遇到不开心时自己是怎么调节情绪的；引导小王在遇到困难时，可以寻求别人的帮助，比如朋友、老师、同学、志愿者等，找其他人倾诉，抒发情绪，不要压抑在心里。

通过多次辅导以及家庭作业的方式，小王找到了自己的不合理信念，建立了新的、合理的信念，最后小王的情况得到了改善，学会了积极应对困难，生活逐渐回归正轨。

（二）团体辅导对策

疫情期间，因管控要求，团体辅导无法在线下实现，下面列举一个以社区隔离居民为主的团体辅导方案。

1. 总目标

寻找情绪与行为问题背后的原因，抒发情绪，建立社会支持网络。

2. 活动内容与方式

（1）预期阶段。

目标：安抚团体成员的负性情绪，帮助他们识别情绪背后的原因。

首先通过微信群建立联系，之后再发展为视频团体辅导。团体领导者邀请社区居民进入微信联系群，帮助居家隔离的居民梳理自己的情绪问题和困扰，辨识自己的负面情绪及产生的原因。比如有些居民因为生活物资分发出现错误，会反应过激，这时团体领导者要帮助他们认识到产生这种负面情绪不仅仅是因为工作人员的失误，还有可能是疫情使他们产生了应激反应。

同时，团体领导者要观察微信群里每个居民的情绪反应，对于情绪反应较为激烈的居民进行个体辅导。

（2）准备阶段。

目标：带领团体成员体会压力，表达情绪，放松紧张的身体，建立信任关系，为最终实现从微信群团体辅导转为视频辅导做铺垫。

让团体成员通过绘画，表达自己在疫情期间的所思所想所感，然后分享自己画作背后的意义，也可以通过他人的分享得到启发。

向团体成员开展征集意见活动，调动大家的参与度，活跃群内气氛，提高归属感，为之后的视频辅导奠定基础。

在群内招募团体辅导参与者，把同质团体分为一组，比如老年人、儿童、中年人、孕妇等。

（3）探索阶段。

目标：开放、面对自身的负面情绪，促进积极态度，发掘自己社会支持系统中的资源。

以视频的方式，让团体成员进行正念冥想和身体扫描，以此让他们关注当下的感受，关注自己的内在体验。

让团体成员回想自己遇到困难后的解决方法，然后在群内分享，对比大家的解决方式有什么不同；再让团体成员思考：之前遇到的问题是否寻求了他人的帮助，和以前对比现在寻求帮助的方式是否有所改变，对此有何感受，以此引导他们发现自己的社会支持系统。

最后，让团体成员学习手语歌《感恩的心》，以此表达对身边人的感谢。

（4）发展阶段。

目标：改善关系，建立团体成员的社会联系网络，包括家庭成员、朋友、邻居、志愿者等关系。

首先，让团体成员绘制并分享家谱图，思考自己是否接收了家人的某些资源，分享此时的感受与收获。

其次，探索自己与朋友或者同事的关系，比如遇到困难时最先想到谁，与他们发生矛盾时是如何解决的。

最后，让团体成员绘制个人的社会支持资源图，探索自身的社会支持网络，思考如何发展自己的社会资源。

（5）结束阶段。

目标：发展稳定生活的能力，培养维持社会支持网络的能力。

首先，通过正念训练，提高团体成员的自我觉察、反思能力。

其次，对团体成员提问："你是怎么看待这次疫情的？在这次疫情中，你是如何将困扰发展成为社会支持资源的？"鼓励团体成员写出各自的想法并且分享。

再次，让每个成员在团体中选择一个要感谢的人，并对他说一句话，比如"我最欣赏您具有××品质，感恩生命中遇到你"。

最后，以手语歌《感恩的心》才艺比赛结束本阶段的团辅。

在团体辅导的最后，志愿者要对整个团体辅导过程进行总结，让团体成员有所体会与收获。①

（三）社会支持对策

在疫情之下，面对大众出现的心理问题，媒体的恰当报道、社区的科普宣传、家人的支持与陪伴，都可以有效地帮助大众。

第一，媒体要基于事实，进行客观报道。媒体在报道时切忌使用一些带有煽动情绪的字眼，应客观真实。

第二，社区可以进行相关的科普宣传。部分大众不了解新冠肺炎，对新冠肺炎存在一定的误解，社区可以印发相应的科普手册，消除居民的误解。同时要重点关注社区的新冠肺炎康复患者的心理问题，帮助他们走出困境，让他们不仅生理上痊愈，心理上也康复。

第三，家人的支持与陪伴，可以帮助人们度过这段心理煎熬时期。部分人可能因为各种原因被迫居家隔离，在这种情况下，家人的理解与支持还有陪伴，可以帮助他们更好地度过这个时期。

（四）心理自助对策

疫情之下，大众普遍会出现身体和心理上的变化，对于这些变化，人们可以通过各种方式去调节。

---

① 柴美静. 疫情期间的网络团体辅导［EB/OL］.（2020－02－19）［2020－11－03］. http：//shaoer. cctv. com/2020/02/19/VIDE2YkMpQKoLqAflZU5v7od200219. shtml.

（1）保持良好的生活作息。

让自己的作息保持规律，按时吃饭，保证充足的睡眠时间。

（2）适度运动。

居家隔离的人员可以在家里做运动，锻炼身体，不要长时间坐着或者躺着。适当的运动，可以让身体保持健康，同时也可以让心情愉悦起来。

（3）与朋友倾诉。

居家隔离期间，可以与朋友多联系；当心情不好时，可以选择向朋友倾诉，不要自己独自消化不良情绪。

（4）避免过度关注疫情相关信息。

多关注官方消息，不要听信小道消息，同时对于疫情的信息不必过度关注，适量即可。

（5）接纳消极情绪。

适度的消极情绪有利于人们保护自己，例如为防止感染，人们会采取措施保护自己，戴口罩、勤洗手等。所以，适度的消极情绪对人未必有害处，人们应学会接纳这些消极情绪。

（6）转移注意力。

部分人每天花大量时间浏览相关新闻，导致身心疲惫，为了缓解这种疲劳，可以选择看书、听音乐、看电影之类的活动转移注意力。